华西医学大系

U0254952

解读"华西现象"

讲述华西故事

展示华西成果

代谢性疾病相关肾脏病的诊治新策略

DAIXIEXING JIBING XIANGGUAN SHENZANGBING DE
ZHENZHI XINCELÜE

主 编 邱红渝

四川科学技术出版社
·成都·

图书在版编目（CIP）数据

代谢性疾病相关肾脏病的诊治新策略 / 邱红渝主编.
-- 成都：四川科学技术出版社, 2023.3
（华西医学大系. 学术精品系列）
ISBN 978-7-5727-0924-1

Ⅰ. ①代… Ⅱ. ①邱… Ⅲ. ①代谢病－诊疗②肾疾病
－诊疗 Ⅳ. ①R589②R692

中国国家版本馆CIP数据核字（2023）第049423号

代谢性疾病相关肾脏病的诊治新策略

主　编　邱红渝

出 品 人	程佳月
策划编辑	钱丹凝
责任编辑	李　栎
责任校对	王天芳
封面设计	经典记忆
版式设计	大　路
责任出版	欧晓春
出版发行	四川科学技术出版社
地　　址	成都市锦江区三色路238号　邮政编码：610023
成品尺寸	156 mm × 236 mm
印　　张	23　字　数　460 千
印　　刷	成都市金雅迪彩色印刷有限公司
版　　次	2023年6月第1版
印　　次	2023年6月第1次印刷
定　　价	79.00元

ISBN 978-7-5727-0924-1

本书编委会

主　编　邱红渝

副主编　陈肖蕾　王婷立

秘　书　赵生美

顾　问　刘　芳

编写人员（以姓氏拼音首字母为序）

　　　　陈肖蕾

　　　　彭宇浩

　　　　邱红渝

　　　　王婷立

　　　　赵生美

《华西医学大系》总序

由四川大学华西临床医学院/华西医院（简称"华西"）与新华文轩出版传媒股份有限公司（简称"新华文轩"）共同策划、精心打造的《华西医学大系》陆续与读者见面了，这是双方强强联合，共同助力健康中国战略、推动文化大繁荣的重要举措。

百年华西，历经120多年的历史与沉淀，华西人在每一个历史时期均辛勤耕耘，全力奉献。改革开放以来，华西励精图治、奋进创新，坚守"关怀、服务"的理念，遵循"厚德精业、求实创新"的院训，为践行中国特色卫生与健康发展道路，全心全意为人民健康服务做出了积极努力和应有贡献，华西也由此成为了全国一流、世界知名的医（学）院。如何继续传承百年华西文化，如何最大化发挥华西优质医疗资源辐射作用？这是处在新时代站位的华西需要积极思考和探索的问题。

新华文轩，作为我国首家"A+H"出版传媒企业、中国出版发行业排头兵，一直都以传承弘扬中华文明、引领产业发展为使命，以坚持导向、服务人民为己任。进入新时代后，新华文轩提出了坚持精准出版、精细出版、精品出版的"三精"出版发展思路，全心全意为推动我国文化发展与繁荣做出了积极努力和应有贡献。如何充分发挥新华文轩的出版和渠道优势，不断满足人民日益增长的美好生活需要？这是新华文轩一直以来积极思考和探索的问题。

基于上述思考，四川大学华西临床医学院/华西医院与新华文轩出版传媒股份有限公司于2018年4月18日共同签署了战略合作协议，启动了《华西医学大系》出版项目并将其作为双方战略合作的重要方面和旗舰项目，共同向承担《华西医学大系》出版工作的四川科学技术出版社授予了"华西医学出版中心"铭牌。

人民健康是民族昌盛和国家富强的重要标志，没有全民健康，就没有全面小康，医疗卫生服务直接关系人民身体健康。医学出版是医药卫生事业发展的重要组成部分，不断总结医学经验，向学界、社会推广医学成果，普及医学知识，对我国医疗水平的整体提高、对国民健康素养的整体提升均具有重要的推动作用。华西与新华文轩作为国内有影响力的大型医学健康机构与大型文化传媒企业，深入贯彻落实健康中国战略、文化强国战略，积极开展跨界合作，联合打造《华西医学大系》，展示了双方共同助力健康中国战略的开阔视野、务实精神和坚定信心。

华西之所以能够成就中国医学界的"华西现象"，既在于党政同心、齐抓共管，又在于华西始终注重临床、教学、科研、管理这四个方面协调发展、齐头并进。教学是基础，科研是动力，医疗是中心，管理是保障，四者有机结合，使华西人才辈出，临床医疗水平不断提高，科研水平不断提升，管理方法不断创新，核心竞争力不断增强。

《华西医学大系》将全面系统深入展示华西医院在学术研究、临床诊疗、人才建设、管理创新、科学普及、社会贡献等方面的发展成就；是华西医院长期积累的医学知识产权与保护的重大项目，是华西医院品牌建设、文化建设的重大项目，也是讲好"华西故事"、展示"华西人"风采、弘扬"华西精神"的重大项目。

《华西医学大系》主要包括以下子系列：

①《学术精品系列》：总结华西医（学）院取得的学术成果，学术影响力强；②《临床实用技术系列》：主要介绍临床各方面的适宜技术、新技术等，针对性、指导性强；③《医学科普系列》：聚焦百姓最关心的、最迫切需要的医学科普知识，以百姓喜闻乐见的方式呈现；④《医院管理创新系列》：展示华西医（学）院管理改革创新的系列成果，体现华西"厚德精业、求实创新"的院训，探索华西医院管理创新成果的产权保护，推广华西优秀的管理理念；⑤《精准医疗扶贫系列》：包括华西特色智力扶贫的相关内容，旨在提高贫困地区基层医院的临床诊疗水平；⑥《名医名家系列》：展示华西人的医学成就、贡献和风采，弘扬华西精神；⑦《百年华西系列》：聚焦百年华西历史，书写百年华西故事。

我们将以精益求精的精神和持之以恒的毅力精心打造《华西医学大系》，将华西的医学成果转化为出版成果，向西部、全国乃至海外传播，提升我国医疗资源均衡化水平，造福更多的患者，推动我国全民健康事业向更高的层次迈进。

《华西医学大系》编委会

2018 年 7 月

前言

　　本书将近年来代谢性疾病相关肾脏病的诊治新进展介绍给大家，以我的微薄之力为代谢性肾脏病的临床发展做出一点贡献。在本书的编写过程中，尽量突出新颖性、实用性，力求内容简单明了、重点突出。

　　本书是一本临床代谢性疾病和肾脏病方面的专著，全书共六章，第一章为代谢性疾病相关肾脏病概述；第二章为糖尿病和肾脏疾病，包括糖尿病肾脏疾病的早期筛查、诊断、病理分型、早期预防，以及根据慢性肾脏病分期进行的精准治疗、营养和运动治疗；第三章为高血压和肾脏疾病；第四章为高尿酸血症和肾脏疾病；第五章为肥胖和肾脏疾病，介绍了肥胖相关性肾病的诊治进展；第六章为血脂异常和肾脏疾病。本书的特点在于关注代谢性疾病相关肾脏病新的临床诊治进展和新的指南，对代谢性疾病相关肾脏病的传统治疗和更新推荐作了较全面的论述。

　　由于我们水平有限，可能存在疏漏、错误，敬请读者批评指正。

四川大学华西医院肾脏内科

四川大学华西医院肾脏病研究所　　　　邱红渝

2023年2月

目　录

第一章

代谢性疾病相关肾脏病概述

代谢性疾病主要包括糖耐量受损、糖尿病（diabetes mellitus, DM）、高血压（hypertension, HTN）、高尿酸血症（hyperuricemia, HUA）、肥胖及高脂血症等疾病。近年来因代谢性疾病引起的肾脏病逐渐增多。

一、代谢综合征

代谢综合征是一组以肥胖、高血糖（糖耐量受损或DM）、血脂异常［（高甘油三酯血症和（或）低高密度脂蛋白胆固醇血症］以及高血压等为表现的严重影响健康的临床症候群，是一组在代谢上相互关联的危险因素的组合，这些因素直接促进了动脉粥样硬化性心血管疾病（atherosclerotic coronary artery disease, ASCVD）的发生，也增加了发生2型糖尿病（type 2 diabetes mellitus, T2DM）的风险。代谢综合征患者是发生ASCVD的高危人群。

1. 代谢综合征的诊断标准

（1）腹型肥胖（中心性肥胖）：腰围男性≥90 cm，女性≥85 cm。

（2）高血糖：空腹血糖≥6.1 mmol/L 或糖负荷后血糖≥7.8 mmol/L 和（或）已确诊为DM并治疗者。

（3）高血压：血压≥130/85 mmHg[①]和（或）已确认为高血压并治疗者。

（4）空腹甘油三酯（triglyceride, TG）≥1.70 mmol/L；空腹高密度脂蛋白胆固醇（high-density lipoprotein cholesterol, HDL-C）<1.04 mmol/L。

以上具备3项或以上即可诊断代谢综合征。

2. 代谢综合征的防治

代谢综合征防治的主要目标是预防ASCVD和T2DM的发生。防治原则是采取积极的生活方式，如果不能达到目标，可采取相应药物治疗。

（1）生活方式干预：保持理想的体重、适当运动、改变饮食结构以减少能量摄入、限盐、减少含糖或代糖饮料摄入、戒烟、不过量饮酒以及保持良好情绪等。积极的生活方式管理不仅能减轻胰岛素抵抗和高胰岛素血症，也能改善糖耐量异常和减少其他心血管疾病（CVD）危险因素。

（2）药物治疗目标：体重在1年内减轻7%～10%，争取达到正常体重指数（body mass index, BMI）和腰围；空腹血糖<6.1 mmol/L，糖负荷后2小时血糖 <7.8 mmol/L及糖化血红蛋白（glycosylated hemoglobin, HbA1c）<7.0%；DM患者血压<130/80 mmHg，非DM患者血压<140/90 mmHg；低密度脂蛋白胆固醇（low-density lipoprotein cholesterol，LDL-C）<2.60 mmol/L，TG<1.70 mmol/L，HDL-C>1.04 mmol/L（男）或>1.30 mmol/L（女）。

二、代谢性疾病及代谢性疾病相关肾脏病

1. 糖尿病和肾脏疾病

糖尿病肾脏疾病（diabetic kidney disease，DKD）是由慢性高血糖所致的肾脏病，病变可累及肾小球、肾小管、肾间质及肾血管等，临床上以持续性白蛋白尿和（或）肾小球滤过率（glomerular filtration rate，GFR）进行性下降为主要特征，可进展为终末期肾脏疾病（end-stage renal disease, ESRD）。临床上符合DM诊断标准，有明确的DM病史，同时与尿蛋白、肾功能变化存在因果关系，并排除其他原发性、继发性肾小球疾病与系

[①] 1 mmHg=0.133 kPa，全书同。

统性疾病，符合以下情况之一者，可诊断DKD：①随机尿白蛋白/肌酐比值（UACR）≥30 mg/g或尿白蛋白排泄率（UAER）≥30 mg/24 h，且在3～6个月重复检查UACR或UAER，3次中有2次达到或超过临界值，同时需要排除感染等其他干扰因素；②估算肾小球滤过率（estimated glomerular filtration rate, eGFR）<60 mL/（min·1.73 m²）持续3个月以上；③肾活检符合DKD病理改变。如果DM患者无明显微量白蛋白尿或突然出现大量蛋白尿或eGFR下降速度较快，或在无尿路感染情况下尿常规检查突然出现大量红细胞、白细胞或细胞管型，应考虑DM合并非糖尿病肾脏疾病（nondiabetic kidney disease, NDKD）。临床上一部分DM患者仅表现为eGFR降低，而尿白蛋白在正常范围内，临床称为正常白蛋白尿糖尿病肾脏疾病（normoalbuminuric diabetic kidney disease, NADKD）。DM患者出现微量白蛋白尿之前可以检测出病理异常，当临床诊断有困难，或者考虑存在NDKD病变时，肾活检病理检查有重要价值。国际肾脏病理学会研究委员会将DKD分为四型。Ⅰ型，肾小球基底膜（glomerular basement membrane, GBM）增厚：在光学显微镜（简称光镜）下可见GBM增厚，无肾小球系膜增生，系膜基质无结节性增生或球形肾小球硬化程度小于50%。Ⅱ型，肾小球系膜细胞增生：分为轻度（Ⅱa）和重度（Ⅱb）肾小球系膜细胞增生，球形肾小球硬化程度不足50%。Ⅲ型，结节性硬化：至少有1个肾小球系膜基质结节增大（K-W结节），但球形肾小球硬化程度不足50%。Ⅳ型，糖尿病性肾小球硬化：DKD导致球形肾小球硬化程度超过50%。DKD的治疗包括对多种危险因素如血糖、血压、血脂和血清尿酸的干预，可有效减少DKD的发生和进展。主要治疗包括：①控制血糖：良好的血糖控制可改善DKD预后。控制HbA1c≤7%，老年患者HbA1c≤9%。选择有独立肾脏保护作用的降糖药，如钠-葡萄糖共转运蛋白2（sodium-glucose linked transporter-2, SGLT-2）抑制剂，代表药物有达格列净、恩格列净和卡格列净等。一些大型临床研究显示，胰高血糖素样肽-1（glucagon-like peptide-1, GLP-1）受体激动剂如利拉鲁肽、度拉糖肽、司美格鲁肽等具有明确的心血管获益以及额外的肾脏获益，有助于DKD的预防和延缓进展。研究显示：二肽基肽酶4（dipeptidyl peptidase 4, DPP-4）抑制剂也

有独立于降低HbA1c之外的降低尿蛋白的作用。②控制血压：肾素-血管紧张素-醛固酮系统（renin-angiotensin-aldosterone system, RAAS）抑制剂的使用，国内外指南推荐血管紧张素转化酶抑制剂（angiotensin converting enzyme inhibitors, ACEI）和血管紧张素Ⅱ受体阻滞剂（angiotensin Ⅱ receptor blocker, ARB）作为治疗DKD的一线降压药物，可降低蛋白尿，延缓肾损害进展，联合使用ACEI及ARB可能对降低尿蛋白更有效，但高钾血症和急性肾损伤（acute kidney injury, AKI）等事件发生率增加，对DKD患者不推荐ACEI与ARB联合应用。盐皮质激素受体拮抗剂（mineralocorticoid receptor antagonists, MRA）如螺内酯和依普利酮用于DKD患者可降低尿蛋白，但有可能发生高钾血症。非奈利酮作为新型高选择性非甾体MRA，可以降低T2DM伴CKD患者的心血管事件风险和肾脏疾病进展，几乎无高钾血症的发生。2022年版改善全球肾脏病预后组织（KDIGO）指南建议使用非奈利酮这一类非甾体MRA治疗CKD伴T2DM患者，适用人群为eGFR≥25 mL/（min·1.73 m²）、血钾水平正常以及在最大耐受剂量ACEI/ARB使用后仍出现蛋白尿的患者。③针对DKD发病机制的药物：抗纤维化药物、抗晚期糖基化终产物药物、内皮受体拮抗剂如阿曲生坦等，还有一些针对DKD发病机制的药物目前处于研究中。

2. 高血压和肾脏疾病

高血压病史5～10年的患者出现蛋白尿或肾功能损害，且排除其他导致肾脏疾病的因素，要考虑高血压肾损害。患者常合并左心室肥厚或高血压眼底动脉硬化。良性高血压肾损害患者表现为肾小管功能损害，即尿液浓缩和稀释异常以及重吸收功能减弱，尿N-乙酰-β-D-氨基葡萄糖苷酶（NAG）、尿视黄醇结合蛋白、尿微量白蛋白增多和尿渗透压降低。恶性高血压肾损害表现为血压急剧升高，舒张压>120 mmHg，伴有视盘水肿及肾功能不全，少量蛋白尿或者大量蛋白尿，还可伴有血尿，短期内肾功能出现进行性恶化。病理上良性高血压肾损害主要累及肾小动脉，表现为肾小动脉玻璃样变和内膜增厚，病变持续进展至肾脏供血减少，发生肾实质缺血性损害，出现肾小球硬化。恶性高血压肾损害病理特征为入球小动脉纤维素样坏死和小叶间动脉"葱皮样"改变，最终导致肾小管萎缩和肾间质纤维化。国内外指南针对慢性肾脏病（chronic kidney disease, CKD）合并高血压患者的降压目标建议：无蛋白尿的CKD患者血压控制目标为140/90 mmHg，尿蛋白≥300 mg/24 h者降压目标为≤130/80 mmHg。RAAS抑制剂是高血压肾损害的首选用药，应用时需注意监测血钾和肾功能。

3. 高尿酸血症和肾脏疾病

高尿酸血症是指在正常嘌呤饮食状态下，非同日两次空腹血清尿酸水平男性和绝经后女性＞420 μmol/L，其他女性＞360 μmol/L。高尿酸血症与肾脏疾病关系密切。高尿酸通过尿酸或尿酸盐结晶的形式直接沉积于肾脏、激活RAAS、促进氧化应激和炎症反应等机制损伤肾脏，可导致新发肾脏病和促进CKD的进展。临床表现主要包括急性尿酸性肾病、慢性尿酸盐肾病、尿路结石等。急性尿酸性肾病表现为突发少尿或无尿性急性肾衰竭（ARF），血清尿酸水平急剧升高，尿沉渣中可见尿酸结晶。慢性尿酸盐肾病表现为远端集合管及肾间质尿酸盐沉积、小动脉硬化、肾小球硬化或肾小管间质纤维化。部分患者有肾结石形成。应对高尿酸血症肾损害，应以预防为主。恶性肿瘤患者行放、化疗前应积极水化，保证每日尿量大于2 L，同时可应用降尿酸药物。高尿酸血症患者生活方式方面应避免摄入高嘌呤食物，避免饮酒及富含果糖的饮料，可以规律锻炼。避免使用升高血清尿酸的药物包括噻嗪类利尿剂和袢利尿剂、吡嗪酰胺和乙胺丁醇等抗结核药、小剂量水杨酸类药物、磺脲类和双胍类降糖药、环孢霉素等。苯溴马隆在肾功能不全患者中要慎用，治疗期间增加饮水和碱化尿液。用别嘌呤醇降低血清尿酸，需注意发生与*HLA-B5801*基因有关的严重过敏反应。非布司他降血清尿酸治疗更具安全性，对轻至中度肾功能减退者不需要减量，可用于重度肾功能不全，对别嘌呤醇过敏、不耐受和治疗失败的高尿酸血症患者。

4. 肥胖和肾脏疾病

肥胖是指BMI＞28 kg/m^2，或者男性腰围≥85 cm，女性腰围≥80 cm。肥胖导致的肾损害为肥胖相关性肾病（obesity-related glomerulopathy, ORG），ORG的发病机制与血流动力学障碍、肾组织缺氧、胰岛素抵抗、脂质代谢异常、交感神经系统激活等多种因素相关。ORG起病隐匿，早期常被漏诊或误诊，需结合患者病史、临床表现、辅助检查、病理以及排除其他因素导致的肾脏病进行综合诊断。ORG患者常有明确的肥胖史或家族史，早期表现主要为GFR增高和微量白蛋白尿，后期有显性蛋白尿（可为大量蛋白尿）但无明显水肿、低白蛋白血症等表现。病理改变主要是单纯肥胖相关性肾小球肥大和肥胖相关性局灶节段性肾小球硬化（focal segmental glomerulosclerosis，FSGS）伴肾小球肥大。减轻体重是ORG早期最有效的预防及治疗方法。选择具有减重作用的降糖药，包括二甲双胍、α-糖苷酶抑制剂、SGLT-2抑制剂、GLP-1受体激动剂等。对BMI≥27 kg/m²的T2DM患者，可在生活方式干预的基础上使用GLP-1受体激动剂等药物。早期应用ACEI及ARB可阻止肥胖患者RAAS激活，降低肾小球囊内压，减少尿蛋白排出和延缓肾小球硬化。

5. 血脂异常和肾脏疾病

血脂异常是指血浆中脂蛋白水平异常，包括高胆固醇血症、高甘油三酯血症、LDL-C升高和HDL-C下降等。此外，还包括脂蛋白结构、构成成分及代谢异常。研究发现脂代谢紊乱与肾功能损伤有关，同时CKD患者也容易出现血脂代谢紊乱。动物模型发现高脂饮食可致大鼠肾小球脂质沉积、巨噬细胞滤出并形成泡沫细胞，导致肾小球硬化。脂质沉积可促进系膜基质增生、足突细胞融合、GBM增厚、肾小管间质纤维化和蛋白尿的生成。治疗主要为控制脂质代谢紊乱。他汀类药物具有抑制胆固醇合成、抗纤维化作用，但对肾脏的保护作用还需进一步研究。

总之，代谢性疾病可导致代谢性疾病相关肾脏病，发病机制与原发病控制不佳、胰岛素抵抗、慢性炎症状态、血管内皮功能损伤等有关。戒烟、限酒、健康的生活方式、适度的体育锻炼、体重管理在代谢性疾病相关肾脏病的预防中占重要地位。良好的血糖管理、控制血压、控制高尿酸血症、治疗高脂血症是代谢性疾病相关肾脏病预防与治疗的关键。

参考文献

[1] KDOQI. KDOQI clinical practice guidelines and clinical practice recommendations for diabetes and chronic kidney disease[J]. Am J Kidney Dis, 2007, 49(2 Suppl 2): S12–S154.

［2］Diabetic kidney disease: a report from an ADA consensus conference[J]. Am J Kidney Dis, 2014, 64(4): 510–533.

［3］李月红, 惠淼. 代谢相关性疾病肾损害的诊治与预防 [J]. 中华肾病研究电子杂志, 2017, 6(3): 105–108.

［4］宗慧敏, 王霞, 刘春蓓. 肥胖相关性肾病的研究进展 [J]. 中国全科学, 2019, 22(17): 2030–2035.

［5］Kidney Disease: Improving Global Outcomes (KDIGO) Diabetes Work Group. KDIGO 2020 clinical practice guideline for diabetes management in chronic kidney disease[J]. Kidney Int, 2020, 98(4S): S1–S115.

［6］中华医学会内分泌学分会. 中国高尿酸血症与痛风诊疗指南 (2019)[J]. 中华内分泌代谢杂志, 2020, 36(1): 1–13.

［7］中华医学会糖尿病学分会. 中国 2 型糖尿病防治指南 (2020 年版) [J]. 中华糖尿病杂志, 2021, 13(4): 315–409.

［8］中华医学会肾脏病学分会专家组. 糖尿病肾脏疾病临床诊疗中国指南 [J]. 中华肾脏病杂志, 2021, 37(3): 255–304.

［9］高血压肾病诊治中国专家共识组成员. 高血压肾病诊断和治疗中国专家共识 (2022)[J]. 中华高血压杂志, 2022, 30(4): 307–317.

（邱红渝）

第二章

糖尿病和肾脏疾病

第一节　糖尿病合并慢性肾脏病概述

一、流行病学

1. 糖尿病

DM是在遗传和环境因素共同作用下，由胰岛素的绝对或相对缺乏或胰岛素抵抗导致的以高血糖为特征的一组代谢异常综合征。DM是严重危害人类健康的重大疾病之一，已成为继肿瘤、心血管疾病之后第三大威胁人类健康、全球流行的慢性疾病。2011年全球有3.66亿DM患者，据估计至2030年将增至5.52亿，大约90%的DM患者为T2DM。我国的流行病学资料显示，2017年成人DM患病率为12.8%，按此估算，我国现约有1.139亿DM患者，DM将成为严重消耗医疗资源的疾病。随着DM患病率的不断上升，由DM引起的ESRD的患病人数显著增加。全球ESRD患者合并DM的比例 2000年为19.0%，2015年增至29.7%，新发的ESRD中由DM引起的比例由2000年的22.1%升至2015年的31.3%，而在ESRD合并DM的患者中，ESRD的年发病人数占比由2000年的375.8/100万人升至2015年的1016/100万人。目前尚缺乏我国DM人群ESRD患病率及发病率的流行病学调查资料。

2. 慢性肾脏病

CKD是一个相对较新的疾病概念，是指任何持续时间超过3个月的肾脏结构和功能异常。与之相对应的传统疾病概念是慢性肾功能不全（chronic renal failure，CRF），是指患者已经出现肾功能减退，伴有明显的实验室指标改变和临床症状。可见CRF所涉及的患者已经进入肾功能进展性衰竭期，显然此时才开始干预治疗已经错过了最佳时机，患者通常难以避免地进入ESRD。因此，2001年，美国肾脏病基金会（National Kidney Foundation，NKF）推出了《肾脏病患者预后及生活质量指南》（*NFK-KDOQI*），提出了CKD的概念，旨在更早地干预、去除肾脏疾病进展的危险因素，改善患者的预后。根据*NFK-KDOQI*，CKD的定义为肾脏损害和（或）肾小球滤过率下降＜60 mL/（min·1.73 m²），持续3个月。肾脏损害是指肾脏结果或功能异常，出现肾脏损害标志，包括血和（或）尿成分异常和影像学异常，肾组织出现病理形态学改变。CKD分为5期（见表2-1-1）。

表2-1-1 CKD的分期

分期	描述	GFR/[mL/（min·1.73 m²）]
1	肾脏损害，GFR正常或者升高	≥90
2	肾脏损害，GFR轻度下降	60～89
3	GFR中度下降	30～59
4	GFR严重下降	15～29
5	肾衰竭	＜15

流行病学研究提示在世界范围内CKD患病率在逐年增加。美国统计数据显示在20岁以上成年美国人中CKD患病率已达13%。而我国各地区的研究也显示我国平均CKD患病率也高达15%。虽然CKD的患病率相当高，但患者的知晓率却不足10%。因此完善CKD的诊断，提高人群CKD的知晓率，早期预防和治疗CKD患者非常重要。

CKD患者最重要的检查之一就是肾功能检查，准确评估GFR对于判断CKD的分期及确定治疗方案至关重要。目前常用的检查方法有：①菊粉清除率（Clin）：是测定GFR的金标准，但是检测烦琐，极为不便，仅用于科研，临床上不能常规使用。②放射性核素检测：常用^{99m}Tc-DTPA清除率评估GFR，可准确地检测肾有效血浆流量和GFR，是目前临床评价GFR的"金标准"。③采用公式计算GFR：常用Cockcroft-Cault公式（简称CG公式）和肾脏饮食修正（MDRD）公式，但估算公式受人种影响较大；慢性肾脏病流行病学合作组（the chronic kidney disease epidemiology collaboration，CKD-EPI）公式是近来应用较多的eGFR计算公式，有研究表明CKD-EPI公式优于MDRD公式。但是需要注意的是，CKD-EPI公式在亚洲人群中应用欠佳（可能与亚洲人群BMI低有关）。④内生肌酐清除率（Ccr）：也是临床常用的指标，基本能反映肾实质受损的程度，但当eGFR<50 mL/（min·1.73 m²）时计算值常超过实际GFR。⑤血清肌酐（Scr）和尿素氮（BUN）：是临床最常用的反映肾功能的指标，但敏感性较低，不能反映早期肾功能减退，一般于GFR降低50%以上时升高，此外还受许多其他因素的影响。⑥胱抑素C（CysC）：是一种检测肾功能的新指标，近年受到临床重视，肾脏是清除循环中CysC的唯一器官，而且肾小管也不分泌CysC，血清CysC与GFR有良好的相关性，敏感度高，当肾功能轻度受损Scr无升高时CysC即可升高。评价肾功能的常用计算公式见表2-1-2。

表2-1-2 评价肾功能的常用计算公式

名称	计算公式
Ccr公式	Ccr=24小时尿Cr×24小时尿量/（Scr×1440）
C-C公式	Ccr=（140-年龄）×体重×0.85（女性）/（Scr×72）
经典MDRD公式	eGFR= 170×Scr$^{-0.999}$×年龄$^{-0.176}$×0.762（女性）×BUN$^{-0.170}$×Salb$^{0.318}$
MDRD简化公式	eGFR= 186×Scr$^{-1.154}$×年龄$^{-0.203}$×0.742（女性）
CKD-EPI公式	eGFR = a ×（Scr/b）c×（0.993）×年龄

注：在CKD-EPI公式中a根据人种和性别分别采用以下数值。白种人或其他种族：女性=144，男性=141。黑种人：女性=166，男性=163。b值：女性=0.7，男性=0.9。c根据性别和Scr分别采用以下数值：女性，Scr≤ 0.7 mg/dL = -0.329，Scr > 0.7 mg/dL = -1.209；男性，Scr≤ 0.7 mg/dL = -0.411，Scr> 0.7 mg/dL = -1.209。单位：Ccr为mL/min，尿Cr、Scr、BUN为mg/mL，尿量为mL，年龄为岁，体重为kg，eGFR为mL/（min·1.73 m²），Salb为g/dL。

二、定义

1. 糖尿病肾病

2007年*NKF-KDOQI*提出为了便于患者、医疗服务提供者和卫生政策制定者之间沟通与交流，同时与CKD分型匹配，建议用DKD代替传统专业术语糖尿病肾病（diabetic nephropathy，DN）。2014年美国糖尿病学会（American Diabetes Association，ADA）与NKF达成共识，在2015年ADA的DM防治指南中正式使用DKD的概念。DKD是指由DM所致的CKD，主要包括UACR≥30 mg/g和（或）eGFR<60 mL/（min·1.73 m²），且持续超过3个月。DKD是由慢性高血糖所致的肾损害，病变可累及全肾（包括肾小球、肾小管、肾间质及肾血管等），临床上以持续性白蛋白尿和（或）eGFR进行性下降为主要特征，可进展为ESRD。在DM患者出现白蛋白尿10年后，ESRD的累积发病率为40%，15年后达到61%。DM发展至DKD需要数年时间。T2DM发病后大量蛋白尿的发生率随着DM病程延长而增加，T2DM发病20年后出现大量蛋白尿的累积发病率可达50%。T2DM患者病程越长，越易发生DKD。国内报道在DM患者中DKD患病率为20%～40%。

2. 正常白蛋白尿糖尿病肾脏疾病

DKD临床诊断通常基于尿白蛋白排泄增加和（或）eGFR降低，并排除其他原因引起的肾脏损害，然而，临床上一部分DM患者仅表现为eGFR降低，而尿白蛋白在正常范围内。1994年，有学者首次报道DM患者发展到DKD时表现为无临床意义的蛋白尿，但伴有肾功能不全。随着DM患病率增加，这种情况越来越常见。对无白蛋白尿DKD的命名报道不一，有学者将此称为无白蛋白尿2型糖尿病肾功能不全或正常白蛋白尿糖尿病肾脏疾病（normoalbuminuric diabetic nephropathy，NADN），在2019年被正式命名为NADKD。NADKD作为特殊临床类型DKD，其诊断要点包括以下几点：①符合世界卫生组织（WHO）或ADA有关DM诊断标准；②6个月内3次肾功能检查，至少2次eGFR<60 mL/（min·1.73 m²），排除AKI

及其他原因引起的eGFR降低；③6个月内至少2次尿检中的UAER没有达到DKD诊断标准；④肾脏病理检查明确DKD诊断。T2DM患者中NADKD发病率为10%～50%。英国一项前瞻性研究发现，28%的T2DM患者出现肾功能损害，而其中51%的患者没有出现白蛋白尿，即约有14%的T2DM患者发展成NADKD。在2003年美国T2DM患者的队列中，慢性肾功能不全发生率为13%，其中微量白蛋白尿和大量白蛋白尿的发生率分别为45%和19%，而无视网膜病变及白蛋白尿者占30%。另一组数据显示在有糖尿病视网膜病变（diabetic retinopathy，DR）和CKD的T2DM患者中，CKD3期及以上伴白蛋白尿患者为29.72%，而无白蛋白尿者占21.66%。NADKD在DM人群中发病率为9.7%，在糖尿病肾功能损害人群中发病率可达56.3%。近年来，国内外指南在DKD诊断标准中指出，DM患者满足UACR ≥ 30 mg/g 和（或）eGFR＜60 mL/（min·1.73 m²）条件，可诊断为DKD。当DM患者eGFR＜60 mL/（min·1.73 m²）但尿检正常，并排除AKI及其他原因引起的eGFR降低时，可考虑诊断为NADKD。

3. 糖尿病合并非糖尿病肾脏疾病

DM发展至DKD过程缓慢，如DM患者无明显微量白蛋白尿或出现时间很短，或突然出现大量蛋白尿或 eGFR下降速度较快，或在无尿路感染情况下突然出现量红细胞、白细胞或细胞管型，即所谓的"活动性"尿沉渣，应高度警惕是否合并NDKD。建议尽早查明病因、明确诊断，特别是进行血清及免疫学检查，以及肾脏影像学检查（包括肾脏B超、CT、血管造影等），必要时进行肾活检，以排除NDKD。NDKD常由泌尿系统感染、结石、肿瘤及原发性、继发性肾小球疾病或其他系统性疾病等所致。另外，如Scr突然升高，要排除药物性肾损害，DKD患者服用ACEI或ARB类药物治疗后3个月内eGFR下降超过30%，应警惕AKI。此外，如患者出现顽固性高血压、电解质紊乱，应排除合并其他系统性疾病的可能性，例如内分泌系统疾病等。2型糖尿病肾脏疾病（T2DKD）是一种缓慢进行性疾病，从微量白蛋白尿开始，随后出现大量白蛋白尿、肾功能下降，直至ESRD，一般需要数年时间。因此，在DM漫长的疾病过程中，患者可并发各种原发性、继发性肾小球疾病或其他系统性疾病。DM患者肾活检NDKD的发生率为10%～85%。国外一项研究发现，在接受肾活检的620例DM患者中，37%诊断为DKD，36%为NDKD，27%为DKD合并NDKD；进一步分析发现NDKD组最常见的是FSGS（22%），其次是高血压性肾硬化、急性肾小管坏死、IgA肾病、膜性肾病和寡免疫复合物肾小球肾炎等；另外，DKD合并NDKD最常见的是急性肾小管坏死（43%），其次是高血压性肾硬化、FSGS和IgA肾病。此外，DM还可合并狼疮肾炎、紫癜性肾炎、系统性血管炎、肾淀粉样变、多发性骨髓瘤等其他系统性肾损害。DM病程越长则DKD发生的可能性越大，12年或更长的DM病程是DKD的最佳独立预测指标。如果DM/DKD患者突然出现大量蛋白尿，首先应该注意是否合并NDKD，排除NDKD后方可诊断为DKD。NDKD病因复杂，治疗及转归各不相同，因此，如合并NDKD应尽可能明确病因，及时处理。另外，肾活检对不典型糖尿病性肾小球病变的检出可能不敏感，而造成DKD漏诊。因此对于怀疑DM/DKD合并NDKD患者，应综合判断，既要防止将DKD合并NDKD患者肾损害全部归因于DKD，也要注意防止DKD的漏诊。

三、糖尿病肾脏疾病分期

2012年KDIGO指南及中华医学会内分泌学分会专家共识提出DKD分期，宜采用GA分期法（见表2-1-3、表2-1-4），其中G代表eGFR水平，分为G1～G5期；A代表白蛋白尿水平，分为A1～A3期。例如一位患者eGFR为35 mL/（min·1.73 m²），ACR为800 mg/g，患者分期为G3bA3期。该分期较以往的DKD临床分期更为精准，可有助于估计DKD肾损伤程度及预后、加强疾病管理和制定有效的防治措施，建议肾脏专科医生使用。另外，以往采用Mogensen分期法对1型糖尿病肾脏疾病（T1DKD）进行分期，不仅反映了疾病的严重程度与进展，同时还结合了疾病的病理生理特点，为临床医生提供了有效帮助。

表2-1-3 KDIGO指南基于GFR的CKD分期

GFR分期		eGFR/（mL·min^{-1}·1.73 m^{-2}）	描述
G1		≥90	正常或者升高
G2		60～89	轻度下降
G3			
	3a	45～59	轻至中度下降
	3b	30～44	中至重度下降
G4		15～29	严重下降
G5		＜15	肾衰竭

表2-1-4 KDIGO指南基于白蛋白尿的CKD分期

分期	AER/（mg·24h^{-1}）	ACR/（mg·g^{-1}）	描述
A1	＜30	＜30	正常或者升高
A2	30～300	30～300	轻度下降
A3	＞300	＞300	肾衰竭

四、肾活检

DKD诊断目前尚缺乏无创性特异性生物标志物，肾活检是确诊DKD的重要依据。但DM/DKD患者肾活检适应证存在一定争议，目前国内外尚无统一标准。DM合并CKD患者肾活检病理结果仅6.5%～37.0%证实为DKD，36.0%～82.9%证实为NDKD，10.7%～27.0%证实为DKD合并NDKD，由于DKD、NDKD以及DKD合并NDKD患者的治疗及预后有巨大差异，因此，采用肾活检确诊DKD具有重大价值。患者有下列情况可考虑肾活检。

1. DM病史＜5年出现大量蛋白尿或肾功能不全。

2. 短期内出现大量蛋白尿表现为肾病综合征。

3. 尿沉渣提示"活动性"的肾小球源性血尿。

4. 不明原因的eGFR快速下降，或在ACEI/ARB治疗后3个月内eGFR下降超过30%。

5. 大量蛋白尿但无糖尿病视网膜病变。

6. 顽固性高血压。

7. 具有系统性疾病的临床症状、体征或实验室检查异常结果。

8. 需要对DKD进行病理分级或病情评估。

KDIGO指南指出NDKD患者具有以下临床特征：大量蛋白尿或肾功能不全但不伴糖尿病视网膜病变；DM病史小于5年即已出现大量蛋白尿或肾功能不全；无法解释的肉眼血尿；无法解释的AKI；肾功能稳定的患者出现eGFR迅速下降或者肾功能正常患者尿蛋白急剧增多等。

另外，DM患者其他一些尚未被广泛接受的肾活检指征包括：突然出现的非肾病综合征范围的蛋白尿或微量白蛋白尿、病程中血糖控制良好、镜下血尿、收缩压水平较低等。DM本身并不增加活检的出血风险。超声引导使得肾活检并发症发生率显著降低，仅3%的患者出现肉眼血尿，其中0.9%的患者需要输血治疗，极少数患者需要外科介入止血。

DKD肾活检的禁忌证与其他肾脏疾病类似，当患者有明显出血倾向、血小板计数明显减少、凝血酶原时间（PT）明显延长、孤立肾、肾脏血管瘤、有精神障碍不能配合、没有控制好的严重高血压，应避免进行肾活检以防止并发症的发生。其他相对禁忌包括：多囊肾或肾囊性变、肾脏恶性肿瘤、应用抗凝药物、妊娠、泌尿系统急性感染、严重贫血、血容量不足、心功能不全及高龄等。另外，Scr超过176.8 μmol/L的患者出血风险增高，建议对此类DM患者充分评估肾活检的必要性，在权衡获益和风险后决定是否进行肾活检。

（邱红渝）

第二节　糖尿病肾脏疾病的发病机制

DKD的发病机制复杂，至今尚未完全阐明。目前认为DKD的发生是高血糖引起肾脏血流动力学改变、长期高糖导致的内环境异常和代谢紊乱、各种炎症因子和纤维化等因素相互作用致使细胞内信号传导、基因转录与表达发生异常的结果。DM患者发展为DKD并逐渐进展为ESRD，主要是

由于血液动力学因素、代谢因素、炎症因素及细胞因子和（或）生长因子
活化所致，这些因素导致氧化应激增强和炎症介质的释放，引起肾小球高
滤过、肾小球囊内压升高、肾脏肥大以及肾小球结构改变，临床表现为白
蛋白尿和高血压等。病理表现为肾小球系膜出现细胞外基质（extracellular
matrix, ECM）沉积、GBM增厚和肾小管萎缩等，最终导致肾间质纤维化和
肾小球硬化。

一、血流动力学的异常

　　肾小球高滤过是早期DKD的一个重要特征。这种持续的高滤过状态最
终会导致肾小球硬化。DM患者和DM动物模型中肾脏都有血流动力学的
异常表现，目前认为肾脏血流动力学改变引起DKD有以下几种机制：
①肾小球高滤过可导致肾小球局灶型硬化，同时伴有系膜扩张和GBM增
厚；②血流动力学改变的机械力和剪切力可能引起肾小球内皮细胞和
上皮细胞的损害，从而破坏正常的滤过屏障；③肾小球毛细血管内压力
增高可直接激活蛋白激酶C（protein kinase C, PKC）；④肾小球毛细血
管壁张力增高激活PKC，引起内皮细胞生长因子合成和释放增加。影响
DKD肾脏血流动力学的血管活性物质有儿茶酚胺、十二碳四烯酸代谢产
物、RAAS抑制剂、心房利钠因子（atrial natriuretic factor, ANF）、降钙
素基因相关肽、激肽系统及内皮素（endothelin, ET）/一氧化氮（nitric
oxide, NO）等。DM早期GFR增高的患者较早期无肾小球高滤过的患者
更容易发生蛋白尿和DKD，因此改善肾小球高滤过可能具有抑制DKD
发病与进展的效果。

　　此外，DM患者存在高凝状态以及血栓形成倾向，其原因较为复杂。
高血糖状态可使红细胞膜上的正常脂蛋白成分改变、弹性降低、膜易变得
僵硬，加上葡萄糖渗透到红细胞内使血红蛋白（Hb）糖基化，同时脂代谢
紊乱使胆固醇在细胞内沉积，造成红细胞内黏度升高、红细胞变形能力降
低，红细胞无法顺利通过毛细血管，严重影响微循环血液再灌注，可能会
阻塞微循环，造成局部组织缺血、缺氧，导致DKD的发生。同时，血小板

聚集性增强，促使红细胞之间的亲和力增加，红细胞聚集性增加，造成血黏度增加。另外，在DM状态下，纤溶系统失衡、纤溶活性下降也与DKD发病密切相关。组织型纤溶酶原激活物（tissue type plasminogen activator，tPA）和纤溶酶原激活物的抑制物（plasminogen activator inhibitor，PAI）是纤溶系统的两个关键成分。一方面DM患者血管内皮功能紊乱与损伤使tPA和PAI合成和分解失衡，tPA减少和PAI增加会导致纤溶受抑制而易于形成血栓。tPA/PAI的失衡反过来加重血管内皮的损伤。另一方面，减少的tPA使得ECM分解减少，增加的PAI-1抑制ECM的降解，促进ECM的进一步聚集。因此，在控制血糖、降压治疗的基础上，适当采用抗凝、抗血小板聚集、降低纤维蛋白原等药物治疗，降低血黏度等，改善血液流变学可以早期预防DKD的发生。

二、糖代谢的紊乱

DM患者长期高血糖所致的内环境紊乱与代谢异常是DKD发生的始动因素。一旦发生DKD，未能控制的高血糖就可进一步加快其进展速度。长期的高血糖状态可以导致：①肾脏血管内皮细胞和足细胞的直接损伤；②肾细胞DNA结构的破坏；③高血糖产生的高渗透作用可以使GFR增加，导致肾小球肥大；④激活转化生长因子β（transforming growth factor β，TGF-β）、血小板衍化生长因子（platelet derived growth factor，PDGF）、胰岛素生长因子（insulin-like growth factor，IGF）、白介素（interleukin，IL）、血栓素等细胞因子，使ECM增加，导致肾小球硬化；⑤多元醇代谢通路的异常活化；⑥增加的晚期糖基化终末产物（advanced-glycation-end products，AGEs）与其受体RAGE结合可以调控多种肾细胞的生长和增殖，诱导氧化应激的发生，激活核转录因子κB（nuclear factor κB，NF-κB），促使大量炎症介质释放，如IL-6、肿瘤坏死因子α（tumor necrosis factor，TNF-α）、多种生长因子、黏附分子等，导致肾脏的氧化损伤；⑦诱导肾小管上皮细胞-肌成纤维细胞转分化（tubular epithelial myofibroblast transdifferentiation，TEMT），促进ECM的积聚、肾小球硬化和间质纤维化；⑧PKC的激活，DM激活PKC的最主要的物质是高血糖、血管紧张素Ⅱ

（angiotensin Ⅱ，Ang Ⅱ）和AGEs，PKC两个亚基α和β分别介导不同的作用，PKC-α主要与白蛋白尿的发生、发展有关，而PKC-β参与高糖诱导的ECM的积聚；⑨葡萄糖转运蛋白（glucose transporters，GLUTs），GLUTs是调控细胞内糖摄入及糖代谢的重要物质，在介导DM组织损伤中起重要作用，并由此影响糖代谢产物及ECM的形成。其中葡萄糖转运蛋白1（GLUT-1）在肾小球中含量较高，是肾小球系膜细胞上的主要葡萄糖转运体。肾小球系膜细胞内葡萄糖摄入的多少与GLUT-1的功能状态直接相关。

三、氧化应激

氧化应激（oxidative stress，OS）在DKD发生、发展中扮演着重要角色。DM氧化应激与糖代谢紊乱有关。OS致DKD肾损伤的主要机制有①影响肾血流动力学：AGEs与系膜细胞上的相应受体RAGE结合，可通过诱导活性氧（reactive oxygen species，ROS）的产生介导Ang Ⅱ的产生增多。这种现象表明在DM状态下，ROS可通过Ang Ⅱ参与了肾小球内高压的发生。ROS还可影响肾脏一氧化氮的产生，参与了肾小球高灌注和高滤过。②参与足细胞的损伤：高糖通过ROS导致足细胞内硫酸肝素成分合成减少，使GBM上阴离子电荷丧失；高糖还可通过ROS启动足细胞凋亡，诱导其从GBM上脱落，使肾小球内足细胞数减少。③参与ECM的调节：ROS作为一种信号分子介导了高血糖、AGEs及Ang Ⅱ等导致的ECM代谢异常。ROS是PKC及有丝分裂原激活的蛋白激酶的上游分子，通过其信号通路促进ECM的积聚；通过对tPA/PAI系统和基质金属蛋白酶（matrix metalloproteinase，MMP）/MMP组织抑制剂系统（tissue inhibitor of matrix metalloproteinase，TIMP）的影响干扰ECM的降解。④参与肾脏的炎症反应：高血糖通过ROS激活NF-κB，NF-κB再通过促进单核细胞趋化蛋白1（monocyte chemotactic protein 1，MCP-1）基因转录，上调MCP-1的表达，从而造成肾脏损伤。

四、炎症

在DKD的发病机制中，除了血流动力学、高血糖、AGEs、AngⅡ和氧化应激等作用外，炎症也是其发生、发展的重要环节。许多研究资料均提示DM患者往往存在炎细胞浸润和细胞因子、炎症介质水平的升高。研究表明，无论是T1DM还是T2DM导致的DKD，早期肾组织均有单核/巨噬细胞的浸润，单核/巨噬细胞的浸润是DKD炎症的特征性表现之一。浸润的单核/巨噬细胞通过分泌TNF-α、IL-1、IL-6等细胞因子和炎症介质及产生ROS等因素造成肾组织结构的破坏，加速肾小球硬化的进程。故炎症可能是作为上述机制的下游环节在DKD损伤的发病机制中起关键作用。另外，各种趋化因子、黏附分子通过炎症机制参与DKD的发生、发展。MCP-1对单核/巨噬细胞具有特异性趋化和激活作用，可促进炎性反应的发生。MCP-1介导的肾小球巨噬细胞的浸润是DKD的早期变化。高血糖可以刺激肾小球系膜细胞表达MCP-1增多，使血液循环中的单核/巨噬细胞在炎症处聚集和活化，释放各种炎症介质和生长因子，产生氧自由基，促进炎症的发生，造成肾组织结构破坏，导致ECM进行性积聚，加速肾小球硬化的进程，从而促进DKD的发生、发展。肾小球内皮细胞、系膜细胞、肾小管上皮细胞和单核巨噬细胞在IL-1、TNF-α等细胞因子和其他炎症介质调节下也可产生MCP-1，加速这一恶性循环的发生。细胞间黏附分子（intercellular adhesion molecule 1，ICAM-1）是促进白细胞浸润，使其牢固附着并通过内皮的主要黏附分子。研究发现ICAM-1基因缺失小鼠蛋白尿较ICAM-1基因正常的小鼠明显减少，肾小球和肾间质白细胞浸润显著减少，TGF-β、Ⅳ型胶原和间质α平滑肌肌动蛋白（α-smooth muscle actin，α-SMA）表达水平降低，肾脏纤维化程度显著减轻。近年来，补体系统与DKD的关系也在积极探索中。

五、足细胞病变

足细胞是附着在GBM外的高度分化的细胞，它是肾小球滤过屏障中的重要组成部分。相邻足细胞的足突呈相互交叉嵌合，并形成宽约40 nm的裂孔，裂孔间由极薄的裂孔隔膜相连，成为阻止蛋白质等大分子物质滤过的最后屏障。裂孔隔膜是连接相邻足细胞足突间的特殊蛋白复合体，足突裂孔上的蛋白质分子如裂隙素、足细胞素、足细胞相关编码基因（NEPH1）相关蛋白、P钙调素蛋白等是肾小球滤过屏障选择性的关键物质。目前认为，在高血糖状态下足突细胞及相关蛋白损伤的主要机制有：①高血糖对足细胞有直接损伤作用。$\alpha_3\beta_1$整合素是足细胞黏附于GBM的主要黏附分子，参与维持足细胞的正常形态及GBM的通透性。高血糖可通过对$\alpha_3\beta_1$整合素的抑制作用导致足细胞脱落及肾小球滤过屏障的功能变化，导致蛋白尿的发生。②AGEs通过RAGE损伤足细胞。在生理条件下，肾脏AGEs受体RAGE主要在足细胞表达，当血糖升高时足细胞RAGE的表达增加，AGEs可能通过RAGE损伤足细胞。③氧化应激损伤足细胞。ROS可直接攻击足细胞，并激活足细胞还原型烟酰胺腺嘌呤二核苷酸磷酸氧化酶产生过多的ROS，从而形成恶性循环。其他物质如IL-1、脂多糖等也可刺激足细胞释放粒-巨噬细胞集落刺激因子，但受ROS清除剂的抑制，这提示这些物质对足细胞的损伤作用也与ROS有关。

六、遗传背景

遗传背景在DKD发病中起着非常重要的作用。在DM患者中不仅只有部分患者发生 DKD，而且DKD的发生还表现出家族聚集现象。一些有高血压家族史的DM患者， DKD的发生率明显高于无高血压家族史的患者。DKD具有明显的遗传倾向，因此大多数学者认为遗传因素和环境因素的共同作用决定了DKD的易感性。与DM一样，DKD也是一多基因疾病。在DM以及DKD的发生、发展中，致病基因与易感基因之间的共同作用、相互影响构成了DKD基因研究的复杂性。目前在遗传关联研究中涉及的候选基因主要有血管紧张素原基因、血管紧张素转化酶基因、Ang Ⅱ受体基因、醛糖还原酶基因、载脂蛋白E基因、内皮型一氧化氮合酶（endothelial nitric oxide synthase，eNOS）基因、*RAGE*基因、*GLUT-1*基因等。最近有研究者观察血管紧张素转化酶（ACE）和*GLUT-1*基因多态性与中国人DKD发病之间的关系，发现*ACE*基因DD型和*GLUT-1*基因*Xba-1*等位基因与DKD的发生明显相关。研究DKD发病机制，明确基因及遗传背景在其中所起的作用，有利于从基因水平防治DKD。

总之，DKD的发生、发展机制错综复杂，除了目前关于代谢紊乱、血流动力学及血液流变学异常、遗传背景、炎症与氧化应激等各种因素参与、交互作用的机制外，其他各个领域均尚存宽广的研究空间，DKD的发生和发展机制有待进一步深入研究。

（邱红渝）

第三节 糖尿病肾脏疾病的早期筛查和评估

一、糖尿病肾脏疾病的早期筛查策略

2021年ADA的DM医学诊疗标准建议使用UACR以及eGFR作为DKD的主要筛查指标，建议所有T2DM患者一旦确诊，T1DM患者DM病程＞5年，均需要进行初始筛查DKD，之后每年至少进行1次筛查，对于已存在肾功能损害或者肾脏疾病进展高风险的患者（例如蛋白尿＞1 g/d），则需要更频繁地监测。

二、糖尿病肾脏疾病的早期筛查指标

1. 尿白蛋白/肌酐比值

微量白蛋白尿是DKD早期的临床表现，也是诊断DKD的主要依据之一。尿白蛋白水平检查是DKD筛查和诊断的重要证据。其评价指标为尿白蛋白排泄率（UAE/AER）或UACR。由于个体间UAE的差异系数较

大，与之相比UACR更加稳定且检测方法方便，故推荐将UACR作为DKD的主要筛查指标。用于检测尿白蛋白的尿液标本可以是清晨第1次尿（晨尿）、随机尿或24小时尿。由于24小时尿收集不便，容易出现与收集样本或记录时间有关的错误，大多数指南推荐使用随机点收集尿液的UACR作为主要评价指标（计量单位为mg/g或mg/mmol）。尿液标本中白蛋白的浓度受到尿液稀释或者浓缩影响，而人体全天排出的肌酐是恒定的，相较于单纯检测尿白蛋白浓度，临床多采用尿肌酐校正后的尿白蛋白，即UACR。UACR≥30 mg/g（3 mg/mmol）提示尿白蛋白排泄增加，UACR在30～300 mg/g称为微量白蛋白尿，UACR＞300 mg/g称为大量白蛋白尿。2012年KDIGO慢性肾脏病指南建议将白蛋白尿的严重程度分为三类：正常或轻度增加（A1）、中度增加（A2）和重度增加（A3）。尿白蛋白受到多种病理及生理学因素影响，如24小时内剧烈运动、发热、明显血糖升高、显著血压升高、感染、充血性心力衰竭、妊娠、月经污染等均可导致一过性尿白蛋白排泄增多，因此需要重复检测尿白蛋白水平：当UACR＞30 mg/g时，应在3～6个月重复检测，若3次中有2次达到临界值，排除其他引起白蛋白尿的干扰因素方可确诊，若UACR处于正常范围，需半年至1年再复查一次。但是，仅仅尿白蛋白异常对诊断DKD的特异性不足，对预测病情的预后也存在一定局限性。

2. 糖尿病视网膜病变

糖尿病视网膜病变被KDOQI指南作为T2DM患者DKD的诊断依据之一。糖尿病视网膜病变通常早于DKD发生，大部分DKD患者合并糖尿病视网膜病变。DKD患者如有白蛋白尿，同时合并糖尿病视网膜病变，则提示DKD的可能性大。ADA指南提出，无糖尿病视网膜病变患者，考虑可能是DM合并NDKD。DM持续时间与糖尿病视网膜病变患病率和严重程度密切相关，且增殖性糖尿病视网膜病变患病率随着尿白蛋白排出量的增加而增加。2007年NKF指南荟萃研究指出，在有大量白蛋白尿者中，糖尿病视网膜病变对糖尿病性肾小球肾病的阳性预测值为67%～100%，阴性预测值为20%～84%，灵敏度为26%～85%，特异度为13%～100%；在有微量白蛋白尿者中，阳性预测值为45%左右，阴性预测值接近100%，灵敏度为100%，特异度为46%～62%，提示糖尿病视网膜病变是 T2DKD 诊断和筛查的有用指标。糖尿病视网膜病变虽然是DKD诊断的重要依据，但并非诊断 T2DM 导致的DKD的必备条件，有部分T2DKD患者早期可不伴有视网膜病变。

3.肾功能评价

肾功能改变是DKD的重要表现，反映肾功能的主要指标是GFR，根据 GFR 和其他肾脏损伤证据可进行CKD的分期。有横断面研究结果显示：部分DM患者无尿白蛋白排泄异常，但已经存在GFR下降，提示尿白蛋白阴性者也可能存在DKD，GFR可作为DKD的诊断依据之一。GFR 的评估方法分为外源性标志物的肾清除率测定法和内源性标志物估算法，后者更经济实用，适合于临床应用。估算 GFR 最常用的指标是Scr，基于Scr的GFR的常用计算公式有CG公式和MDRD公式，2009年又提出了 CKD-EPI 公式，被认为比CG公式和MDRD公式能更准确地估算T2DM患者的GFR，但存在争议。Scr在估算GFR中存在灵敏度不足，受个体肌肉量、蛋白质摄入、体内代谢水平、溶血、血脂等因素干扰等局限性。近年来，CysC被认为在预测T2DKD进展为 ESRD 的作用上比Scr更好。CysC是由有核细胞以恒速产生的，可自由滤过，被肾小管上皮细胞重吸收和细胞内降解，但不会被肾小管上皮细胞分泌，可更准确地反映肾功能，但其检测的准确性尚未得到保障。有些学者提出联合使用Scr与CysC的公式比单独使用其中一项指标的公式更好。

三、糖尿病肾脏疾病早期预测的生物标志物

DKD发生肾小球损伤的重要特征是肾小球滤过屏障功能受损，尿液中出现在生理情况下不能透过屏障的物质，如白蛋白、转铁蛋白和免疫球蛋白等，这些物质可作为功能性肾小球滤过屏障损伤标志物。足细胞是一种位于GBM外表面的脏层上皮细胞，当其受损时可出现凋亡和脱落，从而导致足细胞损伤标志物的出现，如肾病蛋白、足细胞标志蛋白、膜蛋白和突触足蛋白抗体等。肾小管上皮细胞是肾小管最为重要的功能细胞，在

长期高血糖状态下，肾小管上皮细胞受损脱落，使尿液中肾小管上皮细胞损伤标志性蛋白质含量增加，如肾损伤分子1（KIM-1）、中性粒细胞明胶酶相关脂质运载蛋白（neutrophil gelatinase associated lipocalin, NGAL）和N-乙酰-β-D-氨基葡萄糖苷酶（NAG）等。当肾小管重吸收功能受损时，尿液中会出现在生理情况下应被重吸收的物质，如α_1微球蛋白（α_1-microglobulin, α_1-MG）、β_2微球蛋白（β_2-microglobulin, β_2-MG）等，可作为功能性肾小管重吸收损伤标志物。DM患者的尿液生物标志物可以提示DKD肾脏受损的部位及病理生理过程。另外，利用DKD的患者血清蛋白质指纹图谱，在比较中筛选到22个上调、24个下调的蛋白质或多肽，并建立诊断决策树模型，盲法验证模型的敏感性为90.9%，特异性为89.3%。上述检测方法被认为能比尿微量白蛋白更早地发现DKD，可能作为DKD早期诊断的工具，但其可靠性、特异性、敏感性仍需更多研究证实，目前尚未作为诊断依据。

1. α_1微球蛋白

α_1-MG是一种小分子糖蛋白，相对分子质量约为33 000，最初从肾小管功能障碍患者的尿液中分离而来，主要由肝细胞和淋巴细胞合成。α_1-MG产生量恒定，原尿中的绝大部分被肾小管重吸收降解，尿中排出量受尿液pH值变动影响较小，比白蛋白更早出现在DM患者的尿液中，被认为是肾小管损伤的特异性标志蛋白。推荐对G（3a～5）A1期的DKD患者，即NADKD患者，采用任意时点尿（首选晨尿）检测α_1-MG，进行肾小管病变筛查。

2. β_2微球蛋白

β_2-MG主要由淋巴细胞产生，肝脏是其合成的主要器官。β_2-MG主要从肾脏排泄，95%循环β_2-MG可经肾小球自由滤过，几乎全部由近端肾小管重吸收降解，因此正常人尿中β_2-MG含量很低。尿β_2-MG是诊断近曲小管损害敏感而特异的指标，当近曲小管轻度受损时，尿β_2-MG明显增加。DM患者早期尿β_2-MG已经开始升高，说明DM患者早期即有肾小管损伤。与无DM大血管和（或）微血管并发症的患者相比，有DM大血管和（或）微血管并发症患者尿β_2-MG较高，提示尿β_2-MG与DM血管并发症有关。因此推荐使用尿 β_2-MG评估DM患者的早期肾小管损伤和预测血管并发症。

3. 尿转铁蛋白

尿转铁蛋白（urine transferrin, u-TRF）相对分子质量为77 000，在生理情况下，受肾小球滤过膜负电荷屏障的静电同性排斥作用不容易滤过。在病理情况下，肾小球滤过膜负电荷减少，转铁蛋白从肾小球滤过膜滤出，不能全部被肾小管重吸收，故会出现在终尿中。T2DM患者u-TRF升高比白蛋白早，是因为转铁蛋白带有较少负电荷，受到的电荷排斥力较白蛋白小，更容易漏出，因而能敏感地反映肾小球电荷屏障的受损。u-TRF对于正常白蛋白尿的T2DM患者微量白蛋白尿的发生具有预测价值，近年更多研究证明u-TRF在DKD早期表现更敏感。

4. 尿免疫球蛋白G

尿免疫球蛋白G（immunoglobulin G, IgG）相对分子质量为150 000，在生理情况下，受肾小球滤过膜选择性屏障作用，IgG不容易滤过。在病理情况下，肾小球滤过膜受损和孔径变大，IgG会滤出进入原尿，而不被肾小管重吸收，导致终尿中IgG含量升高。研究发现，IgG含量升高是DKD的独立危险因素，尿白蛋白正常的T2DM患者已有5.83%出现尿IgG含量升高。

5. 尿视黄醇结合蛋白

尿视黄醇结合蛋白（retinol-binding protein, RBP）相对分子质量为21 000，经肾小球滤过后绝大部分被近端肾小管重吸收并被分解，供组织利用，仅有少量从尿中排出。尿液中RBP浓度既与肾小球功能相关，又与肾小管的重吸收功能相关，是反映近端肾小管重吸收功能的敏感指标，并且随肾小管间质病变的严重程度增加而增加，可间接反映肾小管间质病变的程度。研究发现，尿RBP浓度与肾间质纤维化明显相关，是预测肾间质纤维化的理想指标。与无DM微血管并发症的患者相比，DM微血管并发症患者尿RBP浓度较高，提示尿RBP可以作为预测DM微血管并发症的肾脏生物标志物。

6. 尿中性粒细胞明胶酶相关脂质运载蛋白

NGAL作为新近发现的肾小管损伤标志物之一，相对分子质量为25 000。

在正常情况下NGAL可经肾小球自由滤过，绝大部分在近曲肾小管被重吸收，尿中含量极微。在肾小管受到损伤刺激后，肾小管上皮细胞大量产生NGAL并分泌入尿，其含量可反映肾小管损伤情况。研究指出，正常蛋白尿组的DKD患者尿NGAL含量明显高于正常对照组非DKD患者的尿NGAL含量。尿NGAL能较好地反映肾小管损伤，是CKD进展的独立预测因素。同时，尿NGAL还可以用于DM合并AKI的早期诊断，效果优于血清肌酐。

7. 尿肾损伤分子1

KIM-1是肾脏近曲小管上皮细胞的一种跨膜蛋白，属免疫球蛋白基因超家族中的一员，在正常肾脏组织中不表达，但大量表达于缺血再灌注损伤后再生的近曲小管上皮细胞，从而导致KIM-1在尿液中的含量显著升高。研究表明，KIM-1与eGFR的降低有关。在尿白蛋白正常的T2DM患者中也可出现尿KIM-1水平升高，表明尿KIM-1可以反映早期近端小管病变。同时，随访研究发现KIM-1在尿液中含量越低，肾小管损伤越小，微量白蛋白尿逆转可能性越高。

8. 其他新型肾脏损伤标志物

N-乙酰-β-D-氨基葡萄糖苷酶的相对分子质量为140 000，被认为是早期DKD的预测因子，与白蛋白尿的进展有关，同时是微血管和（或）大血管并发症的预测因素。肝型脂肪酸结合蛋白（L-FABP）相对分子质量为15 000，也是早期DKD及其严重程度的预测因子，在微量白蛋白尿阶段即开始升高，并且随着eGFR的下降逐渐升高。肿瘤坏死因子α1/2型受体（TNF-α R 1/2）作为DKD进展为ESRD和GFR下降的预测因子也越来越受到重视，同时该指标也与微量白蛋白尿的进展相关。基于上述信息，推荐对DM患者能产生的肾脏损伤及时进行评估，以便早期发现、早期干预。

目前关于具有早期肾脏保护作用的观察指标，尤其是肾小管损伤相关生物标志物的临床研究数据还不完善，还需要开展更多的临床试验来验证其临床意义。

（邱红渝）

第四节　糖尿病肾脏疾病相关病理、诊断、临床分期和预后评估

肾脏病理学检查是DKD诊断的"金标准"。肾活检病理诊断要求常规进行光镜、免疫荧光、电子显微镜（简称电镜）检查，三者缺一不可。

一、糖尿病肾脏疾病的病理改变

DKD典型的肾小球病理改变包括GBM增厚、系膜基质增宽及肾小球硬化。足细胞功能异常及凋亡在白蛋白尿的发生、发展中具有重要作用。2010年美国肾脏病理协会制定了RPS分级，该分级适用于T1DKD和T2DKD患者，根据肾脏组织光镜、电镜及免疫荧光染色的改变进行评分。

1. 光镜检查

（1）肾小球体积肥大：尚无统一标准，一般参照既往报道的肾小球体积肥大的标准（肾小球直径＞192 μm）。

（2）系膜基质增多：系膜区基质增加，至少2个肾小球可见系膜区增宽。①轻度：系膜区的宽度小于相邻毛细血管袢腔的直径。②重度：系膜区的宽度大于相邻毛细血管袢腔的直径。

（3）系膜溶解：系膜细胞变性以及系膜基质分解或衰减，系膜区染色浅淡、呈泡沫样改变。此表现是相对轻微但持续反复系膜损伤的结果。

（4）Kimmelstiel-Wilson结节（Kimmelstiel-Wilson nodule，中文简称K-W结节）：K-W结节为局灶性、分叶状、周边圆形至椭圆形的系膜病变，是DKD相对特异性的病理改变，以无细胞性玻璃样变基质为核心，PAS染色阳性、PASM染色呈结节性的板层状结构。

（5）微血管瘤样扩张：K-W结节病变周边毛细血管袢显著扩张。

（6）渗出性病变：是指血浆蛋白和脂质沉积在肾小球，是糖尿病肾小球硬化症的晚期和疾病进展的表现。①囊滴：相对特异性病变，位于肾小囊基底膜与壁层上皮细胞间，PASM、PAS和Masson染色呈红色囊滴状病变。②

纤维素帽状改变：非特异性病变，在毛细血管袢腔内，不和肾小囊相连。

（7）肾小球血管极新生血管病变及肾小管和肾间质病变：肾小球门部区和出入球小动脉周围可见伴有血管壁玻璃样变性的新生血管。此外，DKD肾小管基底膜增厚，呈分层状改变，伴随以单核淋巴细胞为主的炎性细胞浸润，常可见散在嗜酸性粒细胞。在DKD患者肾脏中，肾小管萎缩程度与肾间质纤维化严重程度相关。肾间质纤维化和炎性细胞浸润的程度与肾脏存活呈负相关。肾小动脉硬化和玻璃样变性也是DKD病理改变的一部分。出球小动脉和入球小动脉显著的玻璃样变性是相对早期的病理改变。晚期透明蜡样物质填充于小动脉壁，使血管腔几乎完全闭塞。肾小管、肾间质病变的严重程度常常与肾小球病变和血管病变的程度相平行，然而，也有部分病变不相平行的情况发生。在T2DM患者中常表现为肾小球与肾间质血管病变不平行，且肾小管间质病变早于肾小球病变发生。

2. 免疫荧光检查

部分DKD可见到免疫球蛋白IgG及白蛋白沿GBM和肾小囊壁及肾小管基底膜线状沉积。

3. 电镜检查

电镜检查在早期DKD的诊断中具有决定性作用，在评估GBM和足细胞的病变中具有重要价值。在电镜下可见系膜基质增多，GBM均质性增厚，上皮细胞足突早期节段融合，随病变进展，可见弥漫融合。GBM的增厚和肾脏的存活相关。GBM均质性增厚满足以下标准可诊断DKD：GBM厚度男性>430 nm，女性>395 nm。对GBM厚度的测量推荐采用Hass修正的直接测量法，但需注意石蜡组织改做电镜样本会导致测得的GBM的厚度比实际厚度薄的情况。

二、糖尿病肾脏疾病的病理分级及评分

目前国际上应用较多的是2010年美国肾脏病理协会提出的RPS分级（见表2-4-1）。该分级根据 GBM增厚、系膜基质增生、K-W结节形成及肾小球球性硬化4项病理改变将糖尿病肾小球病变分为Ⅰ～Ⅳ级。该分级

方法对临床诊治具有一定指导意义。值得注意的是,特征性系膜 K-W结节并非只出现在DM肾小球病变中,在肾淀粉样变性、膜增生性肾小球肾炎、单克隆免疫球蛋白沉积病、纤维连接蛋白肾小球病、免疫触须样肾小球病、Ⅲ型胶原肾小球病以及特发性系膜结节状肾小球硬化等疾病中也可出现,需根据相应的免疫荧光及电镜特点进行鉴别。同时为了评估肾小管、肾间质病变与血管病变,更好地指导临床治疗和判断预后,应对DKD肾小管、肾间质和血管病变进行评分(表2-4-2)。

表2-4-1　美国肾脏病理协会DKD肾小球病理分级

分级	描述	分级标准
Ⅰ	轻度或非特异性光镜改变, 电镜示GBM增厚	GBM>395 mm(女), GBM>430 mm(男)
Ⅱa	轻度系膜增生	>25%肾小球系膜轻度增生
Ⅱb	重度系膜增生	>25%肾小球系膜重度增生
Ⅲ	结节性硬化(K-W结节)	至少1个确定的K-W结节
Ⅳ	晚期DM肾小球硬化	肾小球球性硬化>50%

表2-4-2　DKD肾小管、肾间质与血管病变评分

病灶	诊断标准	评分
肾小管、肾间质病变		
小管萎缩和间质纤维化(IFTA)	无	0
	<25%	1
	25%~50%	2
	>50%	3
间质炎症	无	0
	与IFTA相关的炎性浸润	1
	无IFTA区域也有炎性浸润	2
血管病变		
动脉透明变性	无	0
	1个部位动脉透明变性	1
	超过1个部位动脉透明变性	2
动脉硬化	无内膜增厚	0
	内膜增厚未超过中膜厚度	1
	内膜增厚超过中膜厚度	2

三、糖尿病肾脏疾病的诊断

符合WHO或ADA有关DM的临床诊断标准，同时排除其他原发性、继发性或系统性疾病，有下列情况可考虑临床诊断为DKD。

1. 糖尿病肾脏疾病的诊断标准

DKD通常是根据持续存在的白蛋白尿和（或）eGFR下降，同时排除其他原因引起的CKD而做出的临床诊断。至少具备下列一项者可诊断为DKD。

（1）在排除干扰因素的情况下，在3～6个月的3次检测中至少2次UACR≥30 mg/g或UAER≥30 mg/24 h（≥20 μg/min）。

（2）eGFR<60 mL/（min·1.73 m^2）持续3个月以上。

（3）肾活检符合DKD的病理改变。

2. 正常白蛋白尿DKD的诊断标准

（1）DM患者6个月内3次肾功能检查，至少2次eGFR<60 mL/（min·1.73 m^2），并排除AKI及其他原因引起的eGFR降低。

（2）6个月内至少2次尿检正常（UACR<30 mg/g或UAER<30 mg/24 h或UAER<20 μg/min）。

（3）肾活检符合DKD病理改变。

3. 糖尿病合并非糖尿病肾脏疾病

有DM病史，肾活检符合NDKD的病理改变。在亚洲最常见的NDKD是膜性肾病。

四、糖尿病肾脏疾病的临床分期

传统方法采用Mogensen分期，将原"糖尿病肾病"分为5期，其中第1～2期为临床前期。

Ⅰ期：以肾小球滤过率增高和肾体积增大为特征，同时存在肾血流量增加、肾小球毛细血管高灌注和高滤过，这些改变是可逆的，经胰岛素治疗后可以恢复，但不一定完全恢复。这一期无病理组织学改变。

Ⅱ期：正常白蛋白尿期，这期UAER正常（<20 μg/min或<30 mg/24 h，运动后UAER增高但休息后可恢复。在这一期，肾小球结构已有改变，GBM增厚和系膜基质增加。Ⅰ、Ⅱ期患者无临床症状，血压多正常。

Ⅲ期：早期糖尿病肾病期。这一期UAER持续升高，出现微量白蛋白尿（20～200 μg/min或30～300 mg/24 h）；此期患者血压轻度升高，肾脏病理变化有GBM明显增厚和系膜基质明显增加，有的病例已形成肾小球结节性或弥漫性病变，部分患者可有小动脉玻璃样变，甚至出现肾小球荒废。

Ⅳ期：临床糖尿病肾病期，这一期可出现大量白蛋白尿，UAER>200 μg/min或持续尿蛋白每日>0.5 g，严重者每日尿蛋白>2.0 g，没有明显的血尿，偶有轻度镜下血尿和少量管型，血压升高。随大量尿蛋白的丢失，患者可出现低蛋白血症和水肿，并出现典型的糖尿病肾病的大量蛋白尿（>3.0 g/24 h）、水肿和高血压。糖尿病肾病的水肿往往严重而又顽固，对利尿剂反应差，其原因除血浆蛋白水平低外，至少部分是由于DM的钠潴留比其他原因的肾病综合征严重。此期患者的GFR开始下降，但多数患者的血清肌酐水平尚正常。这一期的病理改变包括GBM明显增厚、系膜基质增宽、肾小管萎缩、肾间质纤维化、荒废的肾小球增加、残余肾小球代偿性肥大等。

Ⅴ期：终末期肾衰竭。患者一旦出现持续性蛋白尿，GFR将进行性下降，导致氮质血症和肾衰竭，患者往往伴严重高血压、低蛋白血症和水肿，尿蛋白并不会随GFR的下降而减少，即使已进入终末期肾衰竭，仍可有大量蛋白尿。同时氮质血症或尿毒症可引起胃肠道症状——恶心、呕吐，患者可出现贫血，以及酸碱失衡和电解质紊乱，还可继发尿毒症性神经病变和心肌病变。这一期病理改变可见GBM广泛增厚，肾小球毛细血管腔进行性狭窄及更多的肾间质纤维化和肾小球硬化及荒废。

目前多采用2012年KDIGO指南提出DKD分期，确诊DKD后，根据eGFR及尿白蛋白水平进一步判断CKD分期，同时评估DKD进展风险及明确复查频率。DKD的诊断应包括病因、GFR分期和UACR分级，例如某DKD患者的eGFR为 40 mL/（min·1.73 m^2）、UACR为800 mg/g，诊断为DKD G3aA2

期，对应DKD进展风险为高风险，应每年至少随访2次。

五、糖尿病肾脏疾病并发症的诊断

DKD患者eGFR＜45 mL/（min·1.73 m²）时容易出现DKD并发症，包括：①感染，如呼吸系统、泌尿系统、消化系统等感染；②心血管并发症，如高血压、心力衰竭等；③肾性贫血；④慢性肾脏病的矿物质和骨异常（CKD-MBD），CKD患者的骨骼病变称为肾性骨病或肾性骨营养不良，其发病基础是长时间的钙磷代谢紊乱和继发性甲状旁腺功能亢进（SHPT）；⑤电解质紊乱和代谢性酸中毒等。DKD患者在每次临床诊疗中均应进行血压和容量负荷评估；DKD G3期患者应每6～12个月进行1次生化检测，而DKD G4期和G5期患者应每1～3个月进行1次生化检测；当临床症状变化或治疗方案调整时，应进行并发症评估和诊断。

六、糖尿病肾脏疾病的预后评估

1. 心血管疾病风险评估

DKD显著增加DM患者的CVD及其相关死亡风险，CVD是DKD患者死亡的首要原因（43.6％）。DM合并CKD患者10年累积标化CVD死亡率为19.6％。因此，在DKD确诊后应尽早进行CVD风险评估，并积极开展综合防治。评估内容主要包括心血管病史、家族史、吸烟、超重或肥胖、高血压、血脂异常、尿白蛋白水平、eGFR等。尿白蛋白排泄增加和eGFR下降是CVD发生、发展的独立危险因素。DKD患者常合并其他CVD危险因素如高血压、肾性贫血、电解质紊乱等。研究表明，尿白蛋白水平降低50％可分别降低其他心血管事件风险及心力衰竭风险18％和27％。NADKD患者的CVD及死亡风险较非DM患者及肾功能正常的DM患者升高，但显著低于尿白蛋白阳性且肾功能下降的DKD患者，但也有研究表明，在CKD G3期患者中，尿白蛋白阴性者的CVD风险高于尿白蛋白阳性患者。

2. 终末期肾脏疾病风险评估

DKD是ESRD的主要原因，美国有30%～50%的ESRD由DM引起。荟萃研究显示：DM人群中ESRD的发病率为每年（132～167）/10万，DKD所导致的ESRD发病率为每年（38.4～804）/10万。中国台湾地区T2DM患者的ESRD发病率为每年6.26/1000，尿白蛋白不仅是DK进展的重要预测指标，其本身还是直接导致肾损伤的重要因素，可通过促进炎性反应、氧化应激及免疫相关途径导致肾损害。研究发现，若2年内UACR降低30%，可使ESRD发生风险降低22%。eGFR下降也是ESRD重要的独立危险因素，KDIGO推荐把eGFR每年下降5 mL/（min·1.73 m^2）作为肾脏病快速进展的指标。DKD患者eGFR下降的独立危险因素包括年龄、血清肌酐、糖尿病视网膜病变、高血压及下肢动脉粥样硬化等，eGFR下降幅度越大，发生ESRD和死亡的风险越高，eGFR轻度降低（2年eGFR 降低30%）比血清肌酐倍增更常见，与ESRD和死亡风险具有更强而持续的相关性，可作为评估CKD进展相关研究的替代终点。其他影响ESRD的危险因素包括男性、早发DM、收缩压升高、吸烟和HbA1c水平升高等。因此，对DKD患者应定期监测UACR和eGFR自基线时的变化以评估ESRD风险，并尽早调整相应的治疗方案。

3. 死亡风险评估

DKD患者的全因死亡风险随肾脏病进展而明显升高。一项针对全球195个国家和地区的流行病学研究显示，2007—2017年，T1DM和T2DM患者的CKD相关死亡风险分别增加了23.2%和40.5%。我国研究数据提示，DM患者CKD死亡风险是非DM患者的13.1倍。研究表明，合并白蛋白尿及肾功能下降的DKD患者全因死亡风险是DM患者的2.08倍，而 NADKD患者及尿白蛋白阳性但肾功能正常的DKD患者死亡风险分别为DM患者的1.58倍及1.45倍。DKD患者尿白蛋白水平升高、eGFR下降、合并CVD病史、年龄大、肥胖、贫血及低血糖等均会增加死亡风险。

（邱红渝）

第五节　糖尿病肾脏疾病的早期防治

DKD的早期防治强调早期诊断、早期治疗，一体化综合管理。对于尚未发生DKD的DM患者应注意危险因素的管理。常见的危险因素包括：超重、吸烟、高血糖、高血压、血脂代谢异常等。研究表明，通过对危险因素的干预可预防DKD的发生，对于已确诊DKD的患者，更应强调针对危险因素的干预，从而延缓DKD进展。

一、改变生活方式

改变生活方式在DM及DKD的早期预防和治疗中均起到重要作用。DKD作为DM的常见并发症之一，其防治离不开科学的生活管理，包括运动、减重、戒烟以及对蛋白质、脂肪、碳水化合物、钠盐和维生素等营养物质的摄入管理。

1. 运动

DKD患者生理功能障碍、心肺功能下降和肌少症等问题随着肾功能下降而日渐突出，严重影响患者的生活质量。研究显示，当肾功能下降时，CKD患者的体力活动也随之减少，而长期、规律、适度运动可减轻体重、控制血糖和血压、改善脂质代谢、提高生活质量，有助于DKD防治；同时，规律的运动训练可以改善DKD患者的心肺耐力、肌肉强度和生活质量，减轻机体炎症状态，降低CVD风险，延缓肾功能损害进展。因此，运动对于DKD患者尤为重要，建议患者根据自身情况进行合理、规律、适度的体育锻炼。DKD患者在运动前应进行运动康复评估，如有下列情况应禁止运动训练：①严重血压异常，包括血压过高（如血压＞180/110 mmHg）或过低（＜90/60 mmHg）；②心肺疾病，包括心律失常、不稳定性心绞痛、严重心力衰竭、肥厚型心肌病、主动脉夹层以及未控制的肺动脉高压（肺动脉平均压＞55 mmHg）等；③深静脉血栓的症状，如下肢静脉血栓；④其他，如急性感染性疾病、重度水肿或者有肌肉、骨关节病等不能配合运动的情况。DKD患者是CVD的高危人群，在进行中等强度或者高强度运动（最大摄氧量≥50%）前应在专业医护人员的监督下进行运动负荷试验，以制定个体化有氧运动方案。在此基础上，DKD患者可对运动类型、时间、强度和频率进行调整。运动类型包括有氧运动、抗阻运动以及灵活性训练。常见的有氧运动项目有步行、慢跑、骑自行车、游泳、跳健身舞等。常见的抗阻运动项目包括仰卧起坐、俯卧撑、哑铃、拉伸等。灵活性训练包括太极拳、瑜伽和广场舞等，多与有氧运动训练相结合。每次运动的目标时间为30～60分钟，可根据DKD患者的个体状况进行调整。在运动强度方面，建议DKD患者进行中等强度的有氧运动和抗阻运动。运动频率方面则建议患者在增加日常体力活动的基础上，每周至少需要进行3次运动训练。DKD患者如果出现以下情况应及时停止运动并就医诊治：①严重的胸闷、呼吸困难；②头痛、头晕、黑蒙、全身无力；③严重心律失常；④胸、臂、颈或下颌等部位烧灼痛、酸痛感；⑤肌肉痉挛、酸痛、关节疼痛、尿色加深等。

2. 减重

超重和肥胖可增加T2DM患者的CVD和DKD发生和进展的风险，有效的体重管理是DKD治疗的重要辅助手段。控制BMI在18.5～24.9 kg/m²。目前超重或肥胖DKD患者的体重管理措施包括生活方式干预、药物治疗、代谢手术等。研究表明，对超重或肥胖T2DM患者采用强化生活方式干预8年，患者平均每年体重减轻8.6%，能显著降低31%DKD风险，减重（限制能量摄入、增加运动等）可作为DKD患者减轻肥胖或超重的辅助手段。代谢手术也能显著降低肥胖T2DM患者的新发DKD的风险、CKD进展的风险及心血管事件发生风险等。

3. 戒烟

吸烟是DM患者尿白蛋白进展和肾功能下降的危险因素，减少吸烟或戒烟是DM患者预防或控制DKD进展的重要措施。有研究结果表明，DM患者吸烟量越大，DKD患病率越高，戒烟可降低T2DM患者GFR和尿白蛋白水平。

4. 低蛋白饮食

低蛋白饮食是延缓DKD进展的重要手段，蛋白质摄入过多[>1.3 g/(kg·d)]可增加肾功能下降的风险，而蛋白质摄入过低[<0.8 g/(kg·d)]并不能延缓DKD进展及降低死亡风险。对于未进行透析治疗的DKD患者，推荐的蛋白质摄入量为0.8 g/(kg·d)；而透析患者常存在营养不良，可适当增加蛋白质摄入量为1.0~1.2 g/(kg·d)。DKD患者每天总能量摄入为25~30 kcal[①]/kg，其中碳水化合物供能占50%~65%，蛋白质供能占15%~20%。（DKD具体营养治疗方案详见本章第十节）

5. 糖尿病肾脏疾病的健康教育

健康教育的对象包括DM防治专业人员（培训）、医务人员（继续教育）、患者及家属、其他公众（卫生保健教育）。主要应使患者认识到DM是终身疾病，让患者了解DM的基础知识和治疗控制要求，掌握饮食治疗的具体措施和体育运动的具体要求，因DM可能会导致DKD、CVD等并发症，故患者需要定期筛查，了解使用降糖药的注意事项。

二、血糖控制

1. 血糖控制的评估指标

（1）HbA1c：HbA1c作为全球范围内公认反映血糖控制水平的指标，检测方法成熟且全球标准统一，受昼夜、药物、应激等影响小，临床上常规采用HbA1c作为评估DKD患者长期血糖控制有效性指标。但是，DKD患者特别是CKD G4~G5期或者透析患者，可能受肾性贫血、炎症、代谢性酸中毒、促红细胞生成素（EPO）的使用等多种因素影响而干扰了结果的真实性。当缺铁、维生素B_{12}缺乏、EPO减少、慢性肾功能不全时可能出现HbA1c实测值比预期值高；如果患者服用铁剂、维生素B_{12}、使用EPO、维生素E及合并慢性肝脏疾病，可能出现HbA1c实测值比预期值低；如果考虑HbA1c不准确或患者低血糖风险较高，可选用自我血糖监测（self-

①1 kcal≈4.2 kJ，全书同。

monitoring of blood glucose, SMBG）或持续葡萄糖监测（continuous glucose monitoring, CGM）来评估。

（2）SMBG：SMBG在临床实践中获得广泛的应用，已成为DM患者管理的重要组成部分，可为患者和医护人员提供一种动态数据，为调整药物剂量提供依据。在T2DM患者中，SMBG可促使患者的血糖控制达标，且随着SMBG次数的增加，HbA1c的水平获得良好的改善。SMBG可提供较全面的血糖信息且受CKD相关因素的影响较小。ADA推荐DM患者将SMBG作为评价药物治疗效果和预防无症状性低血糖的一项重要措施。

（3）CGM：CGM是指通过葡萄糖传感器监测皮下组织间隙的葡萄糖浓度变化的技术，是临床上评估DKD患者血糖控制情况的重要方式。CGM可提供更全面的血糖信息，方便使用者了解血糖波动的趋势，发现不易被检测到的高血糖和低血糖，受CKD相关因素的影响小。如果DKD患者HbA1c已达标，但SMBG和CGM的结果显示血糖波动很大或有低血糖发生，提示需要及时调整降糖方案。

（4）糖化白蛋白（glycated albumin, GA）和果糖胺（fructosamine, FA）：GA和FA是反映DM患者在过去2～3周的平均血糖水平的指标，其结果会受到血白蛋白的更新速度影响，因此对伴有白蛋白转化异常的疾病患者，如有肾病综合征表现的DKD患者、甲状腺功能异常患者、肝硬化的DM患者，检测结果可能受影响。GA和FA检测目前缺少控制标准，且在大多数临床实验室不能测定，两者的实用性有待后续研究。

（5）葡萄糖目标范围内时间（TIR）：是指在24小时中由SMBG或CGM记录的血糖在目标范围（3.9～10.0 mmol/L）的时间或占比，可更好地反映血糖波动情况。近年来，研究表明TIR与DKD的发生、发展显著相关，TIR每降低10%，微量白蛋白尿发生或进展风险增加40%。应根据患者自身情况确定TIR控制目标，DKD患者TIR目标一般应>50%，葡萄糖低于目标范围时间占比应<1%。

2. 血糖控制目标

对大多数成年T2DM患者，合理HbA1c控制目标为 <7%。HbA1c控制目标应遵循个体化原则，年龄较轻、病程较短、预期寿命较长、无微血管并发症未合并CVD的T2DM患者在没有低血糖及其他不良反应的情况下采取更严格的HbA1c控制目标，反之则采取相对宽松的HbA1c控制目标。HbA1c<6%或>9% 均会增加CVD及死亡风险，因此，在制定DKD患者的血糖控制目标时，应根据年龄、DM病程、预期寿命、并发症、低血糖风险等，制定个体化控制目标。我国指南及专家共识建议，对DKD患者HbA1c目标值分层管理。DM合并CKD患者的HbA1c目标值可供DKD患者参考，CKD G1～G3a期患者，HbA1c应控制在≤7.0%；当CKD G3b～G5期患者出现低血糖风险高、依从性不佳、预期寿命较短、合并CVD、已存在微血管并发症这些危险因素中任意一条时HbA1c应控制在 ≤8.5% 。另外，如CKD G3b～G5期患者不伴有以上危险因素，病程≥10年，HbA1c应控制在≤8.0%；病程<10年则HbA1c控制在≤7.5%。 因此，对有低血糖风险者，不推荐 HbA1c低于7.0%；预期寿命较短且存在并发症和低血糖风险者，HbA1c控制目标宜适当放宽至不超过9%。需要注意的是，DKD患者如有铁缺乏、维生素B_{12}缺乏、EPO减少、酗酒、慢性肾功能不全、慢性肝脏疾病、服用维生素B_{12}及维生素C等，可能会影响HbA1c结果的真实性。

3. 降糖治疗

生活方式干预和二甲双胍是T2DM患者高血糖的一线治疗；生活方式干预是T2DM的基础治疗措施，贯穿于治疗的始终；若无禁忌证，二甲双胍应一直保留在DM患者的药物治疗方案中。一种降糖药治疗血糖不达标者，使用2种甚至3种不同作用机制的药物联合治疗，也可加用胰岛素治疗。合并ASCVD高风险的患者，不论其HbA1c是否达标，只要没有禁忌证都应在二甲双胍的基础上加用具ASCVD获益证据的SGLT-2抑制剂或者GLP-1受体激动剂。

三、血压控制

1. 血压控制目标

DKD患者（特别是伴有白蛋白尿）血压控制目标为<130/80 mmHg，并应根据并发症及可耐受情况设定个体化的血压目标。高血压是CKD发生、发展的重要危险因素，临床研究表明，降压治疗不但可以减少尿白蛋白，还可以延缓ESRD进展，并显著降低CVD风险。DM患者的血压控制在140/90 mmHg以下可延缓CKD进展，而对于合并CVD或CKD进展高风险因素（如合并大量白蛋白尿）的患者，血压控制目标为<130/80 mmHg；高危患者强化降压（收缩压<110 mmHg）并未带来心血管获益，且不良事件如低血压、晕厥、电解质紊乱及AKI等发生风险增加。

2. 降压药物选择

对DM伴高血压且UACR> 300 mg/g或 eGFR<60 mL/（min·1.73 m²）的患者，推荐ACEI或ARB类药物治疗。临床研究表明，对于这类患者使用ACEI或ARB类药物不仅减少心血管事件，而且延缓肾病进展为ESRD。在DM合并高血压且UACR为30～300 mg/g的患者中使用ACEI或ARB类药物，可延缓尿白蛋白进展并减少心血管事件。对不伴高血压但UACR≥30 mg/g的DM患者，ACEI或ARB类药物可延缓尿白蛋白进展。对不伴高血压、尿UACR和eGFR正常的DM患者，没有证据显示ACEI或ARB可预防DKD。

四、血脂控制

LDL-C是血脂控制的主要目标，HDL-C为次要目标。首先对DKD患者的ASCVD风险进行分层，高危患者（无ASCVD病史）的LDL-C及非HDL-C水平均应<2.6 mmol/L；极高危患者（有明确ASCVD病史）的LDL-C水平应<1.8 mmol/L，非HDL-C<2.2 mmol/L。DKD患者每年应至少检查1次血脂，起始降脂药物治疗者应1～3个月复查，之后每3～12个月复查。以LDL-C作为主要干预靶点可显著降低DM患者CVD及死亡风险。荟萃研究表明，LDL-C每降低1 mmol/L，主要心血管事件风险可降低21%。

五、可能延缓尿白蛋白进展的其他治疗措施

尿白蛋白不仅是DKD筛查、诊断、分期的重要依据，也是影响DKD预后的重要因素。除上述危险因素外，微循环障碍、纤维蛋白原水平升高、血小板聚集、炎症及氧化应激等均可促进尿白蛋白进展。研究显示，前列腺素E_1（PGE_1）或前列环素衍生物（如贝前列腺素钠等）可减少DKD患者的尿白蛋白。SONAR研究显示，在使用RAAS抑制剂的基础上加用选择性内皮素受体A拮抗剂阿曲生坦，可减少复合肾脏终点事件。己酮可可碱是一种非选择性磷酸二酯酶抑制剂，可改善血液流变学，研究表明，T2DM CKD G3～G4期患者在使用RAAS抑制剂的基础上加用己酮可可碱可延缓eGFR下降、减少尿白蛋白排泄。既往研究显示，在RAAS抑制剂基础上加用维生素D受体激动剂帕立骨化三醇能降低DKD患者的UACR。

六、避免使用肾毒性药物

目前临床常见的肾毒性药物包括某些抗生素（氨基糖苷类、青霉素类、头孢菌素类、两性霉素B、抗结核类、磺胺类药物等）、非甾体抗炎药（NSAIDs）、抗肿瘤药物、造影剂、某些中草药（马兜铃酸、木通等）。对于DKD患者，应尽量避免使用此类药物，如因疾病需要必须使用，应严格掌握用药剂量及疗程，避免滥用及联用上述药物，同时加强肾功能监测。DM患者的AKI风险高于非DM患者。使用肾毒性药物、改变肾脏血流和肾内血流动力学的药物（如利尿剂、ACEI和ARB等），合并CVD、脓毒血症及急性高血糖和酮症酸中毒等亦可诱发AKI。当DKD患者出现AKI时，应尽快停用可疑药物，积极治疗原发病。当对DKD患者进行使用造影剂的影像诊疗时，应注意造影剂肾病的防治。预防措施主要是采用生理盐水进行水化，但应结合患者的具体情况，避免引起心力衰竭。

（邱红渝）

第六节　糖尿病肾脏疾病的药物治疗

DKD的药物治疗目的包括合理使用降糖药有效地控制血糖；合理使用降压药物严格控制血压；合理使用药物控制高血脂、治疗高尿酸血症、降低CVD风险、减少尿白蛋白和延缓肾功能损害进展。

一、控制血糖药物

控制高血糖是目前治疗DKD的主要手段，传统的降糖药包括：双胍类、胰岛素促泌剂（磺脲类、格列奈类）、α-糖苷酶抑制剂、噻唑烷二酮类（thiazolidinedione，TZD）、胰岛素。二甲双胍可通过抑制糖异生、改善胰岛素抵抗等途径降低血糖，其成本低、安全性高，国内外指南推荐其作为治疗DKD的首选用药。胰岛素促泌剂应用于CKD患者时可能增加低血糖的风险，因而建议根据患者肾功能情况减量使用；α-糖苷酶抑制剂主要用于餐后血糖明显升高的患者，引发低血糖的风险较低，但当GFR下降时，其血药浓度会显著增加，在CKD患者中应用也有一定限制；TZD因有引起水钠潴留、增加心力衰竭的风险，目前在临床上较少应用。近年来发现一些新型降糖药，在降糖的同时对肾脏有一定的保护作用。SGLT-2抑制剂是一种相对较新的治疗DM的靶点药物，可特异性抑制肾近端小管上的SGLT-2，减少近端小管对葡萄糖的重吸收，增加葡萄糖从尿中排泄，达到降低血糖的目的。目前几个大型的心血管结局试验证实了SGLT-2抑制剂的心肾保护作用，指南推荐SGLT-2抑制剂作为延缓DKD进展的降糖药。GLP-1受体激动剂是另一种新型降糖药，其对肾脏的保护作用主要与减少尿白蛋白排泄有关。对于进展性DKD G3b～G5期的患者，国内外指南建议使用胰岛素治疗，但胰岛素治疗有较高的低血糖风险，需要严格监测血糖，确保随机血糖＞5.0 mmol/L。

1. 双胍类

双胍类主要通过提高胰岛素敏感性、减少肝糖输出、增加葡萄糖的利用、减少饥饿感、减轻体重来降低血糖。双胍类药物通过肾脏排泄，并在小肠壁、唾液腺和肾脏中累积。肾功能减退会造成对双胍类的清除能力降低，延长其半衰期，引起乳酸酸中毒。苯乙双胍较二甲双胍更易引起肌肉乳酸释放和阻止氧化应激，从而导致乳酸酸中毒，故目前苯乙双胍在临床中已停用。二甲双胍是T2DM首选降糖药，主要以原型通过肾小管经尿液排出，本身对肾脏没有损伤。英国糖尿病前瞻性研究（UKPDS）证实二甲双胍治疗可使DM患者10年间全因死亡风险降低27%，近年来有研究表明，二甲双胍可降低DKD患者的全因死亡及肾脏复合终点（ESRD或死亡）风险。各种指南均推荐二甲双胍作为DKD患者控制血糖的首选药物和基础用药，但DKD患者在服用二甲双胍期间应注意监测eGFR，并根据eGFR及时调整二甲双胍的用量。对于不同分期的CKD患者，二甲双胍的清除率是不同的，肾功能减退可增加乳酸酸中毒的风险。对于二甲双胍的使用要求，国内外指南推荐不完全相同，美国食品药品监督管理局（FDA）推荐在CKD患者中，血清肌酐≥132 μmol/L的男性或≥123 μmol/L的女性禁止使用二甲双胍。相关研究表明尽管CKD患者的二甲双胍清除率下降，但当GFR＞30 mL/min时，药物浓度可以维持在治疗范围内，且不会显著影响体内乳酸水平。2012年KDIGO指南推荐，当eGFR＜45 mL/（min·1.73 m²）时，需在临床评估后减量使用二甲双胍，eGFR＜30 mL/（min·1.73 m²）停用二甲双胍。2014年KDIGO进一步更新推荐，肾功能稳定的CKD患者使用二甲双胍风险相对小，合并AKI及容量丢失的患者使用二甲双胍的风险大；当eGFR＜45 mL/（min·1.73 m²）时建议二甲双胍每日剂量小于1 g。全身麻醉和碘造影剂会影响二甲双胍经肾脏排泄，因此eGFR＜45 mL/（min·1.73 m²）患者使用碘对比剂或在全身麻醉前需暂停二甲双胍，在完成相关操作48小时复查肾功能稳定后可再启用。另外，当患者出现严重感染、心力衰竭、呼吸衰竭、休克、急性心肌梗死、代谢性酸中毒、AKI时禁用二甲双胍。

2. 胰岛素促泌剂

胰岛素促泌剂包括磺脲类（如格列美脲、格列齐特、格列吡嗪、格列喹酮等）和格列奈类（如瑞格列奈、那格列奈等）。

（1）磺脲类：磺脲类为胰岛素促泌剂，主要药理作用是通过刺激胰岛β细胞释放胰岛素，增加体内的胰岛素水平而降低血糖，部分磺脲类还具有改善外周胰岛素抵抗作用，是临床最为常用的口服降糖药。磺脲类包括第一代磺脲类药物甲苯磺丁脲、氯磺苯脲，第二代磺脲类药物格列苯脲、格列吡嗪、格列齐特和格列喹酮。与第一代磺脲类药物相比，第二代磺脲类药物与β细胞的选择性结合能力显著增强，且引发低血糖、粒细胞减少及心血管不良反应率较低，故已取代第一代磺脲类药物。在CKD患者中磺脲类诱发的低血糖事件较为严重，甚至危及生命，因而对DKD患者应用磺脲类需严格依据肾功能水平调整用药。格列本脲大部分从肝脏代谢，活化的代谢产物最终从肾脏排泄，因此不推荐DM合并CKD的患者使用。格列美脲较格列本脲发生低血糖的风险相对低。格列吡嗪和格列齐特的代谢产物均无降糖活性，虽然经肾脏排泄，但对于肾功能不全的患者无须调整剂量。但是，由于磺脲类普遍存在低血糖不良反应，在DKD患者中的使用需谨慎。第一代磺脲类药物以及格列苯脲和格列美脲应避免在透析的DM患者中使用。格列喹酮主要经胆道排出，仅5%经肾脏排出，且半衰期较短，可用于eGFR≥30 mL/（min·1.73 m^2）的DKD患者。其余磺脲类一般用于CKD G1~G2期患者无须调整剂量，用于CKD G3期患者应减量，禁用于CKD G4~G5期患者。

（2）格列奈类：格列奈类为非磺脲类胰岛素促泌剂，主要通过刺激早相胰岛素分泌而降低餐后血糖。该类药物见效快，但维持时间短，所以其降糖效果比磺脲类稍差，但低血糖发生率较低。格列奈类主要代表药物为那格列奈、瑞格列奈和米格列奈。瑞格列奈促进胰岛素分泌的效果比那格列奈更快更有效，可以降低餐后血糖，主要经肝脏排泄，仅有8%是经尿液排泄，因此在ESRD非透析和透析患者中使用是较为安全的，以往认为在CKD患者中无须调整其用量，但药代动力学研究显示其总血浆清除率在严重肾功能不全患者中略降低，当这些患者使用时需要根据肾功能调整药物剂量，最好从0.5 mg小剂量起始用药。那格列奈及其代谢产物83%经肾脏排泄，随着肾功能的降低，那格列奈的活性代谢产物水平增加，可能会加重低血糖风险，不如瑞格列奈安全，那格列奈用于CKD G1～G3a期患者时，无须调整剂量；用于CKD G3b～G5期非透析患者需要减量；CKD G5期透析患者禁用。米格列奈是第三个格列奈类药物，米格列奈可显著降低T2DM患者的餐后血糖，降糖疗效与瑞格列奈相似，米格列奈更显著改善血糖波动，米格列奈在CKD G3～G4期患者中应用无须调整剂量，但是药物半衰期在严重肾功能损害患者中有延长，所以在CKD G5期患者包括透析患者中使用应从低剂量起始（7.5～15.0 mg/d）。

3. α–糖苷酶抑制剂

α–糖苷酶抑制剂通过延缓碳水化合物在小肠上段的吸收而降低餐后血糖，适用于饮食结构以碳水化合物为主且餐后血糖升高的患者。该类药物最常见的不良反应是胃肠道不良反应，如腹部不适、腹泻或胃肠胀气等。国内上市的α–糖苷酶抑制剂主要包括阿卡波糖、伏格列波糖和米格列醇。这类药物在肠道发挥作用，仅少量吸收入血，一般对轻至中度肾功能受损患者无影响，但随着肾功能进一步降低，血药浓度会明显增加。因此，当eGFR<25 mL/（min·1.73 m²）时禁用阿卡波糖和米格列醇，当eGFR<30 mL/（min·1.73 m²）时慎用伏格列波糖。国际肾脏病指南建议ESRD患者尤其是透析患者禁用该类药物，因其在DKD透析患者中缺乏临床试验研究证据。

4. 噻唑烷二酮类

该类药物能增强机体组织对胰岛素的敏感性，改善胰岛β细胞功能，从而降低血糖。TZD主要有吡格列酮和罗格列酮两种药物，它们几乎全部从肝脏代谢。吡格列酮是透析患者重要的口服药之一，可以在透析的任何阶段使用。吡格列酮比罗格列酮代谢更加活跃，不会在CKD患者中蓄积。研究发现，服用吡格列酮较其他传统降糖药有更高的有效性和安全性。尽管TZD有一定临床获益，但容易引起难治性水钠潴留，诱发心力衰竭，同时还会导致肝酶水平的升高，因此对于合并水肿或心功能不全的DKD患者，不推荐使用该类药物。此外，吡格列酮可造成膀胱癌以及骨质疏松发生率升高。临床使用TZD时需权衡其带来的不良反应。

5. 二肽基肽酶4抑制剂

DPP-4是一种降解GLP-1必需的酶，DPP-4抑制剂可通过减少体内GLP-1的分解、增加GLP-1浓度发挥降糖作用。DPP-4抑制剂在中重度肾功能不全患者中应用可有效降糖，不增加低血糖事件及不良事件，不会影响体重。不良反应包括鼻咽部症状、头痛。DPP-4抑制剂包括西格列汀、利格列汀、沙格列汀、维格列汀和阿格列汀等。除利格列汀主要通过肠肝循环排泄以外，其他主要由肾脏排泄。DPP-4抑制剂在轻度CKD患者中不需调整剂量，对于中重度肾功能损害患者，除利格列汀外均需要减量使用。利格列汀是以非肾脏排泄途径为主的DPP-4抑制剂，CKD患者使用时全程无须调整剂量。西格列汀主要通过肾脏清除，而维格列汀、沙格列汀、阿格列汀部分通过肾脏清除，当eGFR≥50 mL/（min·1.73 m^2）时无须调整剂量。西格列汀在eGFR为30～50 mL/（min·1.73 m^2）时剂量减半（50 mg/d），eGFR<30 mL/（min·1.73 m^2）时减为常规量的1/4（25 mg/d）；维格列汀在eGFR<50 mL/（min·1.73 m^2）的患者中剂量减半（50 mg/d）；沙格列汀在eGFR<45 mL/（min·1.73 m^2）的患者中剂量减半（2.5 mg/d）；阿格列汀在eGFR为30～60 mL/（min·1.73 m^2）的患者中剂量减半（12.5 mg/d），eGFR<30 mL/（min·1.73 m^2）时剂量减为常规量的1/4（6.25 mg/d）。有临床研究显示，利格列汀治疗组患者的蛋白尿减轻，但是肾脏复合终点结局方面与安慰剂组相比无差异。有关沙格列汀的临床研究显示：沙格列汀使用1～2年可以减少尿白蛋白排泄，但对肾脏复合终点（血清肌酐倍增、透析或肾脏疾病导致的死亡）没有影响。西格列汀的临床研究也显示尽管西格列汀有降低尿白蛋白排泄量的作用但不能改善肾脏结局。故目前DPP-4抑制剂的肾脏保护作用尚缺乏充足的循证医学证据。

6. 胰高血糖素样肽-1受体激动剂

GLP-1受体激动剂以葡萄糖依赖的方式刺激胰岛素分泌，同时具有延缓胃排空、抑制食欲和降低体重的作用。GLP-1受体激动剂目前国内上市药物有利拉鲁肽、利司那肽、度拉糖肽、艾塞那肽、司美格鲁肽等。艾塞那肽和利司那肽可在eGFR≥30 mL/（min·1.73 m^2）的患者中使用；利拉鲁肽、度拉糖肽和司美格鲁肽可在eGFR≥15 mL/（min·1.73 m²）的患者中使用，且无须调整剂量，但ESRD患者不建议使用。GLP-1受体激动剂的常见不良反应是胃肠道反应，应从小剂量起始，逐渐加量。合并甲状腺髓样癌、多发性内分泌腺瘤病2型及急性胰腺炎病史的患者禁用GLP-1受体激动剂。在以心血管事件为主要终点的研究中证实使用GLP-1受体激动剂者除了具有明确的心血管获益外，还有额外的肾脏获益。利拉鲁肽能显著降低肾脏复合终点［新发持续大量蛋白尿、血清肌酐倍增、连续性肾脏替代治疗（continuous renal replacement therapy，CRRT）或肾脏疾病导致死亡］风险。司美格鲁肽组的肾脏复合终点风险较安慰剂组显著降低36%。度拉糖肽能使肾脏复合终点风险显著降低15%。这些大型临床研究说明，使用GLP-1受体激动剂，可能有助于T2DKD的预防和延缓进展。但由于费用较高且需要皮下注射，在一定程度上限制了此类药物的广泛应用。

7. 钠-葡萄糖协同转运蛋白2抑制剂

SGLT-2抑制剂通过抑制肾小管对葡萄糖的重吸收，从而促进体内过量的葡萄糖从尿中排泄而发挥降糖作用。SGLT-2抑制剂除降糖外，还具有降压、降尿酸、减重等作用。目前我国上市的SGLT-2抑制剂包括达格列净、恩格列净和卡格列净。达格列净、恩格列净、卡格列净均可用于eGFR≥45 mL/（min·1.73 m²）的患者，但降糖作用随肾功能降低而下降。当eGFR<45 mL/（min·1.73 m²）时不建议初始使用SGLT-2抑制剂，当eGFR<30 mL/（min·1.73 m²）时停止使用SGLT-2抑制剂。在DAPA-CKD研究中达格列净组和安慰剂组eGFR为25~45 mL/（min·1.73 m²）的患者分别占59.1%和58.1%，亚组分析eGFR<45 mL/（min·1.73 m²）的肾脏复合终点风险也显著降低37%，表明当eGFR为25~60 mL/（min·1.73 m²）时使用达格列净也是安全有效的。SGLT-2抑制剂的不良反应主要包括泌尿生殖系统感染、排尿困难及血容量降低等。此外，对于酮症酸中毒高风险患者应尽量避免使用此类药物。目前尚缺乏在肾移植患者中使用SGLT-2抑制剂的有效性及安全性研究，由于使用SGLT2抑制剂可能增加感染风险，暂不推荐在肾移植患者中使用。

近年来多项研究表明，SGLT-2抑制剂具有独立于降糖之外的肾脏保护作用，能显著降低肾脏复合终点的发生风险。在以心血管事件为主要终点的随机双盲安慰剂对照研究中，与安慰剂相比，恩格列净使发生肾脏复合终点的风险明显降低；达格列净可使新发ESRD风险下降47%；卡格列净可降低肾脏复合终点的发生风险，其中白蛋白尿的进展风险降低27%。在以肾脏结局为主要终点的研究中，DAPA-CKD研究纳入了CKD患者［eGFR 25~75 mL/（min·1.73 m²）］，UACR≥200 mg/g，使用ACEI或ARB的患者占97%），与安慰剂相比，达格列净能显著降低发生肾脏复合硬终点（eGFR 较基线降低 ≥50%、ESRD、因肾脏或CVD死亡）风险39%，证实了达格列净具有降糖以外的肾脏保护作用。最近的一项荟萃研究表明，SGLT-2抑制剂可使T2DM患者的肾脏复合终点风险下降33%，即使是CKD G3b期的患者也可获益。国内外指南对于确诊DKD的T2DM患者，无论血糖是否达标，若eGFR≥45 mL/（min·1.73 m²），均推荐使用SGLT-2抑制剂以延缓DKD进展。

8. 胰岛素

胰岛素具有促进糖原合成和贮存、抑制糖原分解和糖异生、促进脂肪和蛋白质合成、调节血糖与代谢的作用。内源性胰岛素分子量为5734 Da，平均血浆半衰期较短（3~5分钟），不与血浆蛋白结合，40%~50%经门静脉至肝脏进行首过代谢，10~15分钟可从循环中清除；外源性胰岛素30%~80%在肾脏被代谢，因此肾脏是外源性胰岛素代谢的主要器官。DKD患者由于存在不同程度的胰岛素相对或绝对缺乏，故常需外源性胰岛素进行替代治疗。目前不同类型的胰岛素（基础胰岛素、餐时胰岛素和预混胰岛素）已广泛应用于DKD治疗，对DKD患者使用胰岛素时应充分考虑患者血糖情况、肾功能状态，合理选用胰岛素类型，及时监测血糖水平，酌情调整用药方案。胰岛素是治疗T1DM的最主要药物；对于T2DM的CKD患者，口服降糖药如果能达到稳定的血糖控制效果，可不用胰岛素。当T2DM的DKD患者在口服降糖药无法控制血糖，发生严重的高血糖症状、空腹血糖>16.7 mmol/L、HbA1c>10%，或出现体重明显减轻、严重到难以控制的高甘油三酯血症、脂肪分解加速或者出现酮症等时需考虑起始胰岛素治疗。

（1）基础胰岛素：包括长效胰岛素类似物和中效人胰岛素。甘精胰岛素在皮下形成微小沉淀物，缓慢释放胰岛素，控制血糖水平达24小时，可作为DKD基础治疗药物。甘精胰岛素在循环中浓度相对稳定，无明显峰值变化，可迅速降低HbA1c，稳定半衰期，并延长作用时间，其对于ESRD患者较中效人胰岛素更安全，因此较适合用于DKD包括ESRD患者，较少发生低血糖。地特胰岛素和甘精胰岛素在血糖控制方面无差异，但地特胰岛素主要与血液中白蛋白结合缓慢释放到靶组织，故不宜用于表现为低蛋白血症的DKD患者。德谷胰岛素在制剂中呈双六聚体形式，缓慢释放到血液中，与甘精胰岛素相比，德谷胰岛素在HbA1c降幅和发生低血糖风险方面相似。

（2）餐时胰岛素：包括短效人胰岛素和速效胰岛素类似物。赖脯胰岛素是将人胰岛素的28位脯氨酸残基和29位赖氨酸残基互换形成的胰岛素类似物，其对IGF受体的亲和力更强，除了作为一种降糖药，还可作IGF-1受体拮抗剂。研究表明，对于DM伴肾功能不全的患者，赖脯胰岛素和赖谷胰岛素较普通胰岛素能更好地控制餐后血糖；赖谷胰岛素和门冬胰岛素在严重肾功能不全的T2DM患者中，未出现明显的药代动力学改变。不同分期的DKD患者使用门冬胰岛素不需要调整剂量，赖脯胰岛素和重组人胰岛素需要减量。

（3）预混胰岛素：包括预混人胰岛素和预混胰岛素类似物。预混人胰岛素是指将重组人胰岛素（短效）与精蛋白锌重组人胰岛素（中效）按一定比例混合而成的胰岛素剂。目前文献尚无T2DM并发CKD患者使用预混胰岛素的有力证据。临床实践观察到，进展至CKD G5期患者，基础胰岛素用量减少，部分患者可停用基础胰岛素，仅使用餐时胰岛素就可使血糖控制达标。对这部分人群，使用预混胰岛素会增加低血糖风险。但也有学者提出，与人胰岛素相比，胰岛素类似物能更好地模拟生理性胰岛素分泌和减少低血糖发生风险，预混胰岛素类似物可更好地控制餐后血糖。

由于当肾功能不全时胰岛素降解及排出明显减少，可能导致胰岛素在体内蓄积。国内外指南建议，对于采用胰岛素治疗的T2DM合并DKD患者优先选用短效或速效剂型，同时密切监测血糖，及时调整胰岛素剂量，避免低血糖；空腹血糖高者，联合基础胰岛素治疗。一般在CKD G3～G4期时胰岛素用量减少25%，CKD G5期时需进一步减少50%用量。

二、降压药物

1. 肾素−血管紧张素−醛固酮系统抑制剂

推荐ACEI和ARB作为治疗DKD的一线药物。除妊娠期间外，ACEI/ARB推荐用于UAER＞300 mg/24 h的患者和（或）eGFR＜60 mL/（min·1.73 m^2）的患者，也可用于治疗UAER中度升高（30～300 mg/24 h）的患者。临床研究显示，当血清肌酐≤ 265 μmol/L时，患者应用ACEI/ARB是安全的，但当血清肌酐＞265 μmol/L时是否可应用ACEI/ARB尚存争议。双倍剂量的ACEI/ARB治疗可能使患者有更多获益。对于正常白蛋白尿的DM患者，ACEI/ARB并未被发现可以阻止肾脏疾病的进展，而且还增加了心血管事件的发生率。因此，DM患者如果血压及eGFR正常，且UACR＜30 mg/g，不推荐应用ACEI/ARB作为DKD的一级预防。ACEI/ARB禁用于伴有双侧肾动脉狭窄的患者。在ACEI/ARB治疗期间应根据UACR、血清肌酐、血钾水平适当调整治疗方案。国内指南建议在用药初期2个月，每1～2周监测血钾和血清肌酐水平，若无异常变化，可酌情延长监测时间；若在用药2个月内血清肌酐升高＞30%需减量观察；血清肌酐升高＞50%应停用该类药物；若出现高钾血症，也应停用该类药物并及时进行降钾治疗。联合使用ACEI及ARB是否存在更多肾脏获益，目前尚不明确，两者联合使用可能对降低尿蛋白更有效，但可使高钾血症和AKI等事件发生率增加，尤其是对于老年DKD患者或肾功能已受损的患者。因此，对DKD患者不推荐ACEI与ARB联合应用。

2. 钙通道阻滞剂

钙通道阻滞剂（calcium channel blocker, CCB）包括二氢吡啶类（dihydropyridine, DHP）CCB，如非洛地平、氨氯地平、硝苯地平等，和非二氢吡啶（non–dihydropyridine, NDHP）类CCB，包括维拉帕米和地尔硫䓬等。CCB的共同特点是阻滞钙离子L型通道，抑制血管平滑肌及心肌钙离子内流，从而使血管平滑肌松弛、心肌收缩力降低，使血压下降。当DKD患者血压控制不佳时可以选用ACEI或ARB联合其他降压药物治疗。CCB是联合降压治疗的基础药，尤其适用于单纯收缩期高血压患者、老年高血压患者。DKD并发高血压患者应用ACEI或ARB联合CCB治疗，疗效明显优于单用ACEI或ARB。患者若使用ACEI或ARB治疗血压控制不佳，应首先联用CCB。CCB是一类无绝对肾脏禁忌证的降压药物，但存在头痛、面部潮红、牙龈增生、心率增快、下肢水肿等不良反应。在肾功能受损时，长效CCB无须减少剂量。然而，DKD合并快速心律失常及心力衰竭者慎用二氢吡啶类CCB，合并急性冠状动脉综合征者不推荐使用短效硝苯地平。

3. β受体阻滞剂

β受体阻滞剂对糖代谢有潜在不利影响，可导致胰岛素抵抗、糖耐量下降和新发DM，故DKD患者需在评估后使用，并监测血糖、血脂。选择性β_1受体阻滞剂对血糖、血脂影响较小或无影响，国内外指南建议CKD高血压患者可使用选择性β_1受体阻滞剂或兼有α_1受体阻滞作用的β受体阻滞剂，并定期评估血压和心率，进行有效的血压和心率管理。为了避免掩盖低血糖症状，反复低血糖发作的患者应慎用β受体阻滞剂。

4. α_1受体阻滞剂

α_1受体阻滞剂可部分改善糖代谢，但会增加发生心力衰竭的风险。因此，α_1受体阻滞剂不作为高血压治疗的一线药物，仅在难治性或者顽固性高血压患者、合并前列腺肥大的高血压患者中应用，且需警惕体位性低血压的风险。α_1受体阻滞剂仅少部分经尿液排泄，故伴有肾功能损伤的DKD患者用药无须调整剂量。

5. 利尿剂

袢利尿剂、噻嗪类利尿剂在DKD合并高血压的治疗中也有比较重要的作用。当患者容量负荷过重时，利尿剂可以作为降压的联合治疗药物，袢利尿剂和噻嗪类利尿剂与ACEI或ARB类药物联用可降低高钾血症的风险，同时增强ACEI和ARB的降压疗效，但在使用期间需严密地监测肾功能的变化。当eGFR明显降低时，一般选用袢利尿剂。另外，对于正在使用碳酸氢盐来纠正代谢性酸中毒的DKD患者，使用利尿剂可以减轻容量负荷。

6. 盐皮质激素受体拮抗剂

目前常用的MRA包括螺内酯（第一代）和依普利酮（第二代）。螺内酯不仅能与盐皮质受体结合，还能与雄激素和孕激素受体结合，因此对性腺影响相对较大。第二代的依普利酮的抗醛固酮活性是螺内酯的2倍，副作用更小。螺内酯和依普利酮目前均缺乏治疗CKD伴T2DM患者改善心血管和肾脏终点事件的临床研究。随机对照试验（RCT）的荟萃分析显示，MRA与ACEI或ARB联用可有效控制高血压、显著降低尿蛋白，在一定程度上能降低心血管事件发生率，但可能会增加高钾血症风险。非奈利酮（finerenone）作为第三代非甾体MRA，是通过对数百万种化合物进行高通量筛选，在二氢吡啶结构基础上所研发的萘啶类衍生物，具有立体结构和侧链，与盐皮质激素受体（MR）结合更完全，MR拮抗效力更强；对MR具有更高的选择性和亲和力，对雄激素受体和孕激素受体的亲和力极低，无性激素相关不良反应。FIDELITY为两个全球多中心Ⅲ期RCT研究汇总分析，旨在观察非奈利酮治疗CKD伴T2DM患者的疗效及安全性。研究结果显示，在标准治疗（ACEI或ARB最大耐受剂量）且危险因素控制良好的基础上，非奈利酮与安慰剂比较可显著降低肾脏终点事件风险和心血管复合终点事件风险，研究证实了非奈利酮可为CKD伴T2DM患者带来心、肾双重获益，且总体安全性良好。2021年FDA批准了非奈利酮用于治疗CKD伴T2DM成人患者，以延缓eGFR持续下降，降低ESRD、心血管死亡、非致死性心肌梗死及因心力衰竭住院的风险。2022年，非奈利酮相继在欧洲和日本获批用于治疗CKD伴T2DM患者。2022年版KDIGO指南建议使用非甾体MRA治疗CKD伴T2DM患者，适用人群为eGFR≥25 mL/（min·1.73 m^2）、血钾水平正常以及在最大耐受剂量的ACEI或ARB使用后仍出现蛋白尿的患者；并指出非甾体MRA适用于存在CKD进展和伴高心血管事件风险的T2DM患者，注意在开始治疗后应定期监测血钾。2022年6月非奈利酮在中国获批用于与T2DM相关的CKD成人患者［eGFR为25～75 mL/（min·1.73 m^2），伴白蛋白尿］，可降低eGFR持续下降和ESRD的风险。

7. 降压药物的合理选用

DKD患者可根据血压水平及并发症情况选择不同机制的降压药物，以减少不良反应、增强疗效。DKD患者还可根据基础血压水平及尿白蛋白的水平选择不同类型降压药物。患者基础血压在140～160/90～100 mmHg，起始选用一种降压药物。若患者尿白蛋白水平增高，起始药物应选择ACEI或ARB。当基础血压≥160/100 mmHg时，起始选用两种降压药物治疗，在尿白蛋白水平增高的情况下，选择ACEI和ARB中的一种，以及CCB和利尿剂中的一种，若血压控制仍不达标，可考虑添加MRA治疗。

三、降脂药物

DKD患者容易合并脂质代谢紊乱。合理的血脂控制有助于降低DKD患者CVD的发生及死亡风险，减少肾脏不良事件。

1. 他汀类降脂药

他汀类药物一般无肾脏损伤作用，在起始治疗时应选用中等强度的他汀类药物，根据患者疗效及耐受情况进行剂量调整。随着肾功能下降，肾脏对他汀类药物的清除能力下降，CKD是他汀类药物引起肌病的高危因素，应根据肾功能水平进行药物选择和剂量调整。DKD G1～G2期患者使用他汀类药物无须调整剂量；DKD G3期患者使用普伐他汀应减量；DKD G4～G5期患者使用辛伐他汀要减量，禁用氟伐他汀和瑞舒伐他汀。阿托伐他汀及其代谢产物主要经肝脏和（或）肝外代谢后经胆汁清除，DKD G1～G4期患者使用无须调整剂量，DKD G5期患者使用建议减量。透析患者起始降脂治疗并不能减少CVD及死亡风险，故不推荐透析患者起始他汀类药物治疗，而在透析前接受持续降脂治疗的患者可继续使用。他汀类药物本身可引起肝功能受损，表现为转氨酶水平升高，呈剂量依赖性，常见于开始用药或剂量增加时。当血清丙氨酸转氨酶（ALT）或天冬氨酸转氨酶（AST）水平升高<2.5倍正常上限值，且总胆红素正常时，可随访观察，无须调整剂量；如血清ALT或AST水平升高为2.5～3.0倍正常上限值，建议减量；如血清ALT或AST水平升高为3.0倍以上正常上限值，应停药；当血

清ALT水平恢复正常时，可酌情再次使用、调整剂量或换为其他降脂药物。

2. 贝特类调脂药

当DKD患者的TG＞5.6 mmol/L时应首选贝特类药物，以减少急性胰腺炎发生的风险。CKD患者使用贝特类药物可有效改善血脂代谢紊乱，降低CVD风险，但对于肾脏事件的影响尚不清楚。目前常用是非诺贝特，当轻至中度肾功能不全时可减量使用，当严重肾功能不全时禁用。研究提示，在T2DM合并CVD高风险的患者中联合使用贝特类和他汀类药物会增加肌酐倍增的风险，因此，应避免在老年患者，严重肝、肾功能不全，及甲状腺功能减退患者等中联合使用他汀类及贝特类药物。

3. 其他调脂药物

当使用他汀类药物出现不良反应时，可减少他汀类药物用量并联合使用依折麦布，但不推荐单独使用依折麦布。依折麦布主要在小肠和肝脏与葡萄糖苷酸结合，由胆汁及肾脏排出，肾功能不全患者使用依折麦布不需要调整剂量。

四、降尿酸药物

DKD与高尿酸血症均属于代谢性疾病，两者伴发的风险较高。近70%的尿酸通过肾脏清除，DKD患者由于eGFR下降、尿酸清除减少，高尿酸血症的发生率明显升高。高尿酸血症是T2DM患者发生肾损害的重要危险因素。建议T2DKD患者控制血清尿酸水平，当男性和绝经期女性血清尿酸≥420 μmol/L、非绝经期女性≥360 μmol/L时，开始给予降尿酸治疗，目标值为＜360 μmol/L。降尿酸治疗药物包括：抑制尿酸生成的药物，如别嘌呤醇和非布司他，非布司他降尿酸作用优于别嘌呤醇；促进尿酸排泄的药物，建议使用苯溴马隆。治疗的原则是从小剂量开始，逐步增加剂量，直至达到血清尿酸的目标水平，长期服药，定期随访。

1. 抑制尿酸生成药物

该类药物通过抑制黄嘌呤氧化酶（xanthine oxidase, XO）减少尿酸合成，从而降低血清尿酸水平，代表性药物有别嘌呤醇和非布司他。

（1）别嘌呤醇：别嘌呤醇及其代谢产物氧嘌呤醇通过抑制黄嘌呤氧化酶的活性使尿酸生成减少。从低剂量开始，逐渐加量。当肾功能下降时，如eGFR<60 mL/（min·1.73 m²）应减量，推荐剂量为每天50～100 mg，eGFR<15 mL/（min·1.73 m²）禁用别嘌呤醇。别嘌呤醇可能导致超敏反应综合征（如致死性剥脱性皮炎），肾功能不全和HLA-B5801基因阳性是发生超敏反应的危险因素，故患者在服用别嘌呤醇前需要进行HLA-B5801基因筛查，阳性者禁用。

（2）非布司他：非布司他为新型非嘌呤类XO选择性抑制剂，当患者肾功能不全时，其在有效性和安全性方面比别嘌呤醇更有优势。DKD患者推荐初始剂量为20～40 mg/d，每日1次，如果2～4周血清尿酸水平不达标，可增加剂量，最大剂量为80 mg/d；患者eGFR>30 mL/（min·1.73 m²），无须调整剂量；eGFR<30 mL/（min·1.73 m²）的T2DKD患者建议起始剂量为20 mg/d，每日1次。

2. 促进尿酸排泄药物

该类药物主要通过抑制肾小管重吸收、增加尿酸排泄降低血清尿酸水平，代表性药物为苯溴马隆，推荐初始剂量为25 mg/d，根据血清尿酸水平调节用量，渐增为50～100 mg/d，长期用药；在服药期间增加饮水量、碱化尿液，以避免尿酸结晶的形成；尿路结石患者慎用，当eGFR<20 mL/（min·1.73 m²）时禁用。

3.其他兼有降尿酸作用的药物

氯沙坦可通过促进尿酸排泄降低DKD患者的血清尿酸水平；SGLT-2抑制剂均有不同程度的降尿酸作用；非诺贝特和他汀类降血脂药物亦有促进尿酸排泄的作用，上述药物可用于辅助降尿酸治疗。

五、抗血小板药物

DM和CKD是CVD发生的危险因素。DKD患者同时存在上述两种危险因素，因此有必要针对DKD患者进行预防CVD的抗血小板药物治疗。伴有肾功能不全的DM患者CVD发生率和全因死亡率较普通人群增加。与非DM患者相比，DM患者发生不典型胸痛的频率更高，并且常常需要接受相应的干预治疗。

1. 阿司匹林

对于有动脉粥样硬化病史的患者，在排除有禁忌证或者由阿司匹林引起的不良反应和阿司匹林不耐受的情况下，建议使用阿司匹林进行预防治疗。阿司匹林作为一线预防用药应在不增加出血风险的前提下使用，低剂量阿司匹林的出血风险较低，因此被推荐作为长期预防用药。目前有关在晚期CKD患者中预防性使用阿司匹林的有效性和安全性的研究不多，考虑到阿司匹林在预防缺血事件上为CKD患者带来的获益，阿司匹林被推荐用在CKD患者的起始治疗方案中。研究表明在eGFR<45 mL/（min·1.73 m^2）患者和CKD G5期患者中使用阿司匹林均可有效降低CVD的发生率，但同时也伴随较高的出血风险。阿司匹林在严重肾衰竭患者中禁止使用。

2. 氯吡格雷

在有症状的动静脉血栓的DM患者中长期使用氯吡格雷可提供血栓事件保护作用。一项队列研究显示，在肾功能正常的DM人群中，与安慰剂组比较，氯吡格雷组患者的出血、心血管事件死亡和全因死亡风险并未显著增加；而在DM伴肾功能不全的人群中，氯吡格雷也并没有增加患者的出血风险。

3. 其他类型抗血小板药物

糖蛋白Ⅱb/Ⅲa抑制剂、噻吩吡啶和替格瑞洛应用于CKD患者的临床研究极其有限。有研究结果显示：上述抗血小板药物用于eGFR<45 mL/（min·1.73 m^2）的DM患者可以降低心肌梗死的发生率，但对卒中、冠状动脉血运重建术后不良事件发生率及心血管事件死亡和全因死亡风险没有显著影响，但是会增加患者的出血风险，尤其是使用糖蛋白Ⅱb/Ⅲa抑制剂的患者。

六、其他延缓糖尿病肾脏疾病蛋白尿和肾功能进展的药物

1. 前列腺素类似物

前列腺素（PG）是由具有强大和特殊生物学功能的结构组成的一个大家族。前列腺素类骨架含一个五元环和15-羟基团的二十碳烷酸。PGE_1是广泛存在于体内的生物活性物质，可通过以下机制治疗DM微血管病变：①改善血流动力学：通过增加血管平滑肌细胞内的环腺苷酸含量，发挥其扩血管作用，降低外周阻力。②改善血液流变学：PGE_1可抑制血小板凝集，降低血小板的高反应和血栓素A_2（TXA_2）水平，抑制血小板活化，促进血栓周围已活化的血小板逆转，改善红细胞的变形能力。③可激活脂蛋白酶及促进TG水解，降低血脂和血黏度。④刺激血管内皮细胞产生tPA：具有一定的直接溶栓作用。⑤通过抑制血管平滑肌细胞、抑制血管交感神经末梢释放去甲肾上腺素，使血管平滑肌舒张，改善微循环。有研究结果显示：前列地尔可降低DKD患者的尿白蛋白水平和延缓肾功能进展。有一项纳入早期T2DM患者的研究结果显示：贝前列腺素钠治疗可降低早期T2DKD患者尿白蛋白分泌水平。一项临床荟萃分析显示，PEG_1或前列环素衍生物（如贝前列腺素钠等）可降低DKD患者的尿白蛋白及尿总蛋白水平，有肾脏保护作用。

2. 内皮素受体拮抗剂

内皮素是一种具有多种作用的血管活性多肽，依靠内皮素受体A（ETRA）和内皮素受体B（ETRB）发挥其生物学功能。ETRA被激活后可导致ROS增加、肾血管收缩、足细胞损伤、炎症和肾脏纤维化，从而引起DM患者的肾损害，ETRA拮抗剂可用于治疗DKD。阿曲生坦是一种非选择性ETRA拮抗剂，一项RCT的3期临床试验研究了阿曲生坦对肾脏预后的影响，结果表明，阿曲生坦降低了DKD患者的肾脏终点事件（ESRD、血清肌酐翻倍、患者需要肾脏替代治疗或因肾病死亡）的发生率，但会增加水肿和心力衰竭发生的风险。内皮素受体拮抗剂与SGLT-2抑制剂联合使用，能够在减少尿蛋白的同时减轻液体潴留，但目前阿曲生坦仍处于研究阶段，其疗效和安全性还需进一步评估。关于

内皮素-1（ET-1）受体拮抗剂在T2DKD中的应用价值仍需要进一步的循证医学证据。

3. 趋化因子受体2拮抗剂CCX140-B

趋化因子受体2（chemokine and chemokine receptor 2, CCR2）是MCP-1的受体，可在嗜碱性粒细胞、单核细胞、自然杀伤细胞和T细胞上表达。MCP-1是趋化因子CC亚家族中的一员，MCP-1与CCR2结合后，可诱导单核/巨噬细胞趋化并激活，通过调节炎症介质的产生和释放形成级联反应，介导炎症反应。CCX140-B为一种小分子的CCR2的拮抗剂，可抑制CCR2与MCP-1结合，阻止MCP-1趋化、激活单核细胞以减少炎症反应。一项国际多中心RCT纳入T2DM伴蛋白尿的患者，评估选择性CCR2拮抗剂减少尿蛋白的有效性及安全性，结果显示：5 mg CCX140-B组与安慰剂组第52周的UACR较基线的变化值相比，5 mg CCX140-B组更大，即尿蛋白减少更为显著；而10 mg CCX140-B组与安慰剂组相比，该变化值差异无统计学意义；在停药4周后，CCX140-B对尿蛋白的减少效应持续存在。5 mg CCX140-B还可以显著降低空腹血糖。CRR2拮抗剂在ACEI、ARB治疗基础上进一步减少尿蛋白，有望成为新一代治疗DKD的有效药物。

4. 维生素D类似物

维生素D（vitamin D, Vit D）是具有1, 25-二羟维生素D_3 [1, 25 $(OH)_2D_3$] 活性的类固醇激素，其主要作用是调节血液中钙、磷的浓度。肾脏是Vit D的靶器官，Vit D缺乏是DKD发生、发展的重要因素。Vit D可以抑制足细胞损伤和凋亡，在维持足细胞正常形态和功能中发挥重要保护作用。Vit D还可以阻断上皮细胞间充质转分化、阻断RAAS激活、抑制肾脏炎症介质的表达和释放，起到保护肾脏细胞和调节肾脏免疫的功能。CKD患者体内普遍缺乏25-羟维生素D_3 [25- $(OH)D_3$]。证据显示，在已使用ACEI的情况下，补充Vit D能够继续降低CKD患者的尿白蛋白水平。Vit D类似物还具有缓解胰岛素抵抗、降低血压、抑制炎症反应以及抑制足细胞减少等作用。研究提示，补充Vit D可降低患者的全因死亡率，同时可降低心血管事件带来的死亡风险。证据显示：在现有指南推荐的标准治疗方案基础上，可将Vit D用于CKD患者的辅助药物治疗。

5. 蛋白激酶C抑制剂

在高血糖条件下，葡萄糖经从头合成途径生成二酰甘油（diacylglycerol, DAG）的量增加，DAG可直接参与PKC的激活，PKC被大量激活后，可使TGF-β_1、ET-1及活性氧过表达，在这些因素的影响下，肾小球毛细血管通透性增加，基质增多，肾小球进行性硬化，从而导致DKD的进展。因此，PKC抑制剂可能是改善DKD患者预后的又一选择。实验显示：PKCβ抑制剂ruboxistaurin（RBX）可通过减少尿蛋白排泄、减轻系膜扩张和延缓肾小球硬化来保护肾功能。然而PKCβ抑制剂对DKD患者的肾脏保护作用，仍需大型的临床试验加以验证。

6. 晚期糖基化终末产物抑制剂

AGEs抑制剂是在高血糖的条件下由葡萄糖、脂质和DNA反应生成的。AGEs可通过组织沉积、原位糖化及与AGEs受体的相互作用等途径发挥肾毒性。RAGE是目前研究最为广泛的AGEs受体，AGEs-RAGE通路的激活在DKD发病机制中占重要地位，因此抑制AGEs的产生和AGEs-RAGE通路的激活可减轻肾损害，AGEs抑制剂有望成为临床治疗DKD比较有前景的药物。

7. 抗纤维化药物

肾脏纤维化是DKD发生、发展的原因之一，TGF-β_1在DKD患者中升高，并在细胞外基质积聚、炎症产生和纤维化过程中起重要作用。在DM小鼠模型中发现，抑制TGF-β_1的表达可减轻肾脏纤维化。目前部分TGF-β_1抑制剂已被开发用于临床试验，TGF-β_1抑制剂虽然在一定程度上改善了肾功能，但也抑制了TGF-β_1本身的抗炎和抗肿瘤作用，从而限制了TGF-β_1抑制剂的临床应用。

8. 多元醇通路抑制剂

多元醇通路是一种糖代谢途径，葡萄糖在醛糖还原酶（aldose reductase, AR）的作用下生成山梨醇，山梨醇被山梨醇脱氢酶氧化成果糖。当血糖浓度较高时，多元醇通路被大量激活，果糖和山梨醇在细胞中积累，导致肾小球、肾小管和肾间质损伤。AR是多元醇通路的限速酶，抑制AR有治疗DKD的可能。相关研究报道，一些AR抑制剂可以用来治疗DM相关并发症，但因其选择性差，具有毒性，难以在临床上广泛应用。依帕司他是一种可逆性的AR非竞争性抑制剂，对AR具有选择性抑制作用。临床研究表明，依帕司他能改善DM周围神经病变患者的自觉症状和神经功能障碍，同时对DKD患者的肾功能具有一定保护作用。

9. 抗氧化应激药物

活性氧的过度产生而导致的氧化应激是产生DKD的重要机制。活性氧对肾脏的损害是许多途径介导的，包括PKC、NF-κB、己糖胺和AGEs，这些途径的刺激导致炎症产生、肾脏纤维化和内皮功能障碍，最终导致DKD的发生和发展。因此，使用抗氧化应激药物可保护肾脏免受氧化损伤，防止DKD进展。

10. 中药

（1）阿魏酸：是从中药川芎中提取的一种有效成分，具有抑制血小板聚集、抗氧化、抗菌消炎、抗肿瘤、抗辐射等作用，但其亲水性较强，难以透过生物膜。阿魏酸哌嗪是由阿魏酸与哌嗪环缩合得到的，口服吸收良好，生物活性更加广泛，包括调节内皮细胞功能、抗肾脏纤维化、抗凝血、抗血小板聚集和扩张微血管等。阿魏酸哌嗪可降低DKD患者的UAER，延缓肾功能进展。阿魏酸哌嗪联合ACEI/ARB可有效改善患者预后相关指标。国内指南推荐DKD各期患者均可服用阿魏酸哌嗪，早期服用获益较为明显。对于DKD G1～G2期或老年患者，给药剂量为100 mg/次，3次/天；对于DKD G3期以上成年患者，给药剂量为150～200 mg/次，3次/天，根据病情需要调整用药。

（2）黄葵胶囊：有清利湿热、解毒消肿的作用，用于慢性肾炎之湿热证，症见水肿、腰痛、蛋白尿、血尿、舌苔黄腻等。一项关于T2DKD的荟萃分析表明，黄葵胶囊联合ACEI或ARB治疗可降低尿蛋白和血清肌酐水平。

（3）雷公藤多苷：治疗DKD的主要机制可能是抑制早期炎症反应，保护足细胞，减轻氧化应激等。研究发现，对DKD合并大量蛋白尿患者联合雷公藤多苷和ACEI或ARB治疗可降低UAER和血清肌酐水平，且呈时间和剂量依赖性。

（邱红渝）

第七节　进展期糖尿病肾脏疾病的治疗

DKD患者CKD发展到G3～G5期，由于伴有肾功能不全，在血糖管理、血压控制、降低尿蛋白、延缓肾功能进展等诸多方面的管理缺乏循证医学证据，治疗决策存在不确定性。2015年欧洲肾脏最佳临床实践（ERBP）制定了DM合并CKD G3b期或更高阶段患者的管理指南。2021年《糖尿病肾脏疾病临床诊疗中国指南》对进展期DKD患者血糖、血压、血脂管理、心血管并发症的防治等进行了阐述。

一、进展期糖尿病肾脏疾病患者的血糖管理

1. 进展期的糖尿病肾脏疾病患者的糖化血红蛋白目标值

低血糖是DKD降糖治疗过程中的严重并发症，若不及时处理可能危及患者生命。因此，相关指南建议对于存在肝、肾功能不全等低血糖风险者不应强化血糖控制，临床医生应嘱咐这类患者及家属加强对患者的血糖监测，尽量避免低血糖的发生。但当患者HbA1c >8.5%时，还是应该加强血糖控制，以达到减少DM并发症的目的。当患者存在以下情况之一时，控制血糖的目标为HbA1c ≤ 8.5%：①有低血糖风险；②患者治疗态度消极；③患者预期寿命短；④合并CVD；⑤存在微血管并发症。当患者不存以上情况时，首选调整生活方式和使用低血糖风险低的降糖药来控制血糖，此时应将HbA1c控制在7.0%以下。若不能达到此目标，当患者DM病程>10年时，控制血糖的目标为HbA1c ≤ 8.0%；若患者DM病程不足10年，则控制血糖的目标为HbA1c ≤ 7.5%。应注意评估CVD是否由血糖的波动特别是易于出现低血糖所致。

2. 进展期糖尿病肾脏疾病患者的血糖控制指标

对于DKD G3～G5期患者，是否有较HbA1c更好地反映血糖控制情况的指标？HbA1c作为全球范围内公认的反映血糖控制情况的指标，与糖化白蛋白、果糖胺以及持续的血糖监测相比，能反映患者近3个月血糖控制

的情况，检测方法成熟且全球标准统一，受昼夜、药物、应激等的影响比较小，但其在某些情况下也可能出现错误的升高或降低，如当缺铁、维生素B_{12}缺乏、EPO减少、酗酒、慢性肾功能不全时可能出现错误升高；在患者服用铁剂、维生素B_{12}、维生素C、维生素E或者合并慢性肝脏疾病时，可能出现比真实水平偏低的情况。国内外指南在综合各种指标的利弊后，仍推荐将HbA1c作为评估进展期DKD患者长期血糖控制情况的指标。在临床实践过程中，对于DKD G4～G5期患者，可以使用HbA1c联合糖化白蛋白、CGM来反映接受强化血糖控制患者的血糖控制情况。

3. 进展期糖尿病肾脏疾病患者口服降糖药的选择

在肾功能进展的DKD患者常用口服降糖药中是否有某种降糖药在血糖、并发症、死亡率控制方面优于其他降糖药？口服降糖药中的双胍类药物如二甲双胍在降低血糖的同时，能减轻体重、降低全因死亡率和心血管事件死亡率，且低血糖风险较低。国内外相关指南建议当单纯生活方式调整无法使HbA1c达到目标水平时，将二甲双胍作为降糖治疗的一线药物，但要注意根据肾功能调整剂量。出现以下情况，暂停使用二甲双胍：①严重脱水；②使用造影剂；③AKI风险增加。当患者经济条件有限时，可以考虑使用短效的二代磺脲类降糖药，但要注意随着胰岛细胞衰竭，磺脲类药物降糖作用逐渐减弱，应根据患者血糖控制情况和肾功能调整药物剂量。当一种降糖药无法使HbA1c达到目标水平时可联用低血糖风险较低的药物。建议在二甲双胍的基础上联用SGLT-2抑制剂或者GLP-1类似物来强化血糖控制。也可在选用二甲双胍的基础上联用DPP-4抑制剂或α-糖苷酶抑制剂，这种方案低血糖风险低，且不会引起体重增加。

4. 进展期糖尿病肾脏疾病患者胰岛素的使用

DKD G3～G5期患者单独使用或联合使用胰岛素，明显增加低血糖风险，需根据eGFR水平重新评估，并进行个体化剂量调整。当DM合并严重肾功能不全时，应根据患者肾功能损伤程度及时调整胰岛素使用方案，并逐步减少使用频率与剂量，同时严密监测血糖，防止低血糖发生。目前认为DKD患者对胰岛素的需求呈现双相性：在DKD初期，由于胰岛素抵抗增加，机体对胰岛素的需求量相应增加；当eGFR降至20 mL/（min·1.73 m²）

以下，由于肾脏对胰岛素的代谢清除能力下降，胰岛素半衰期延长，清除率降低，此时机体对胰岛素的需求量反而降低。这种随着肾功能损害加重而导致对胰岛素需求降低的现象可同时见于T1DM患者和T2DM患者，并且不受T2DM患者残余胰岛分泌功能的影响。研究发现：DKD患者肾脏胰岛素清除率降低30%～40%，随着eGFR的下降，DKD G3b期及以上的患者使用胰岛素应减量。甘精胰岛素在肾功能不全患者中具有较为稳定的半衰期和长效的作用时间，并且能够更安全和有效地降低HbA1c，但在不同分期的CKD患者中，甘精胰岛素和地特胰岛素仍然需要相应地减少剂量，当eGFR＜60 mL/（min·1.73 m²）时，甘精胰岛素和地特胰岛素的使用剂量应分别减少29.7%和27.3%。德谷胰岛素的吸收和清除在肾功能正常和肾功能不全患者间无显著差异。不同分期的CKD患者使用门冬胰岛素不需要调整剂量，但使用赖脯胰岛素和重组人胰岛素需要减量。另外，当eGFR＜60 mL/（min·1.73 m²）时如果HbA1c≤7.5%，也应考虑减少胰岛素剂量。美国血糖安全委员会建议，DKD G3期、G4期、G5期患者胰岛素每日剂量应分别减少30%、50%和60%。另外也有建议eGFR下降为15～60 mL/（min·1.73 m²），胰岛素每日剂量应减少25%；eGFR＜15 mL/（min·1.73 m²），胰岛素每日剂量需进一步减少50%。

二、进展期糖尿病肾脏疾病患者的血压控制

进展期DKD患者血压控制的靶目标是否应该较普通人群更低？对于进展期DKD患者，更低的血压靶目标是否能够延缓肾功能进展、降低患者的病死率目前尚不确定。DKD患者可根据血压水平及并发症情况选择不同机制的降压药物，以减少不良反应、增强疗效。进展期DKD患者需要根据基础血压水平及尿白蛋白的水平选择不同类型降压药物。患者基础血压在140～160/90～100 mmHg时，可起始选用一种降压药物。若患者尿白蛋白水平增高，起始药物应选择ACEI或ARB。当基础血压≥160/100 mmHg时，起始选用两种降压药物治疗。根据UACR确定DKD患者的血压目标：

若UACR＜30 mg/g，血压应≤140/90 mmHg；若UACR≥30 mg/g，血压应≤130/80 mmHg。药物使用原则是：优先选择ACEI或ARB，ACEI或ARB具有降低血压、减少尿蛋白等肾脏保护作用，还能通过降低肾小囊内压、抑制肾脏细胞外基质蓄积、拮抗肾小球硬化及肾间质纤维化而延缓肾损害进展。为有效降压，CKD患者常需多种降压药物联合应用，ACEI或ARB、利尿剂、CCB、β受体阻滞剂或α受体阻滞剂均能联合应用以便达到目标血压，若血压控制仍不达标，可考虑添加MRA治疗。药物治疗同时还需限制盐的摄入量。为有效减少尿蛋白排泄及延缓肾损害进展，ACEI常需较大剂量，且用药时间要久。在有蛋白尿的DKD患者中，大剂量使用ACEI或ARB可能具有延迟微量白蛋白尿发生的作用，使肾脏获益，但同时也可能导致高钾血症、低血压、血清肌酐升高、心血管事件等并发症，因此，国内外相关指南均不推荐ACEI或ARB用于进展期T2DKD的一级预防。在进展期DKD患者使用ACEI或ARB期间，应定期监测血清肌酐及血钾，及时调整方案。在用药两个月内血清肌酐升高幅度＞30%应停用ACEI或ARB，并寻找可能的其他原因（如肾缺血、感染等）；如在用药期间出现高钾血症也应及时减量或者停药，并给予相应降钾治疗。联用ACEI和ARB不能进一步使肾脏获益，反而增加高钾血症和eGFR短期内迅速下降的风险，因此，不推荐联合使用ACEI和ARB。进展期DKD患者，当血清肌酐＜265 μmol/L（3 mg/dL）时，可使用ACEI或ARB，但宜选用双通道（肾及肝）排泄药物，并根据肾功能适当减量，以免药物在体内蓄积。当血清肌酐＞265 μmol/L（3 mg/dL）时，是否可用ACEI、ARB仍存在着争议，如果确实需要应用，要高度警惕高钾血症，密切监测肾功能和电解质。

三、进展期糖尿病肾脏疾病患者的血脂管理

对于进展期的DKD患者，是否应该将血脂控制作为一级预防？对于DM合并CKD G3～G5期的患者，降脂治疗对患者预后的影响尚不清楚。这类患者发生心血管事件风险高，尿毒症毒素以及钙、磷代谢异常等在一些非动脉粥样硬化性心血管事件中发挥重要作用，同时考虑到降脂药物的不

良反应，因此对这类患者是否应该加强血脂控制存在争议。相关指南建议CKD G3b期以上DKD患者可启动他汀类药物治疗，若不耐受，可改为贝特类调脂药；对于CKD G5期的DKD患者，如之前已经使用他汀类药物，可考虑继续使用，但不建议CKD G5期患者到透析阶段才开始启动他汀类药物初始治疗。对于开始接受肾脏替代治疗的患者是否应该停用他汀类药物目前尚无定论，原则上有CVD高风险的DKD患者可以继续使用。

四、进展期糖尿病肾脏疾病患者心血管并发症的防治

1. 进展期DKD伴冠心病的患者，应该选择经皮冠状动脉介入术（percutaneous coronary intervention, PCI）、冠状动脉旁路移植术（coronary artery bypass grafting, CABG）还是保守治疗？相关指南认为，不应该单纯为了避免可能的肾功能损害而不行冠状动脉造影；对于稳定的冠心病患者，除非有大范围缺血或左主干、左前降支的明显狭窄，在一般情况下推荐药物保守治疗；当需要血管重建时，若存在多支狭窄或SYNTAX评分＞22分，CABG优于PCI。

2. 进展期DKD伴心力衰竭、缺血性心脏病、高血压等危险因素的患者，是否需要使用RAAS抑制剂来预防心血管事件？进展期DKD患者如果存在心力衰竭、缺血性心脏病、高血压等危险因素，可预防性地使用患者能够耐受的最大剂量ACEI；当患者不耐受ACEI时可以换为ARB；不建议ACEI、ARB与直接肾素抑制剂（direct renin inhibitor, DRI）联用。

3. 进展期DKD是否应该使用β受体阻滞剂来预防心源性猝死？β受体阻滞剂在控制心率和心力衰竭方面发挥重要作用，但DM合并CKD G3b～G5期患者常规使用β受体阻滞剂是否存在远期获益尚不清楚。对DKD G3～G5期患者，可尝试使用选择性β受体阻滞剂，以预防心源性猝死，若患者能够耐受，则持续使用。一般选择亲脂性而非亲水性β受体阻滞剂。

4. 对于DKD G3～G5期患者，不管是否存在心管风险都应该接受抗血小板治疗吗？一些学者认为，CKD患者发生心血管事件风险增加，应将抗血小板治疗作为一级预防。但也有观点认为CKD患者可能存在尿毒症

相关的凝血功能障碍，抗血小板治疗会增加出血风险。因此对于进展期DKD患者，是否将抗血小板治疗作为一级预防至关重要。不建议DM合并CKD G3b～G5期且合并急性冠脉综合征或存在冠状动脉事件高风险的患者使用糖蛋白Ⅱb/Ⅲa抑制剂来降低死亡率和心肌梗死发病率。当不存在禁忌证或不耐受情况时，可用阿司匹林进行二级预防；当患者不存在出血的危险因素时，可用阿司匹林进行一级预防。

五、进展期糖尿病肾脏疾病发展为终末期肾脏疾病患者的血管通路的选择

为进展期DKD患者做血管通路的选择时应考虑以下一些因素：①患者愿意选择血液透析作为肾脏替代治疗的方式；②eGFR<15 mL/(min·1.73 m^2)；③eGFR进行性下降；④预期生存期 >1年。当患者完全不存在以上情况时，暂时不考虑选择自体动静脉内瘘作为血管通路。当患者存在以上情况，且血管条件良好，即静脉直径>2.5 mm、动脉直径>2.0 mm、拳头测序试验阳性时，可考虑建立自体血管通路。当患者存在以上4个因素，但血管条件不能满足上述标准时，临床医生应与患者及手术医生共同讨论人工血管（graft）、自体内瘘（native fistula）和隧道式透析导管（tunneled catheter）各自的利弊，为患者选择最适合的血管通路。不建议一开始就采用隧道式透析导管作为DKD的ESRD患者血液透析时的血管通路。

六、糖尿病肾脏疾病进展到终末期肾脏疾病患者的肾脏替代治疗

1. 透析方式的选择

DKD的ESRD患者透析治疗首选血液透析还是腹膜透析？国内外相关指南认为，DM对于ESRD患者透析方式的选择无特殊影响，尚无足够的研究证明某一种方式优于另一种，应根据患者的一般情况及个人意愿个体化地选择透析方式。临床医生应该客观地向患者解释可选择的透析方式，阐明不同透析方式的利弊，给患者选择的权利。

2.糖尿病合并终末期肾脏疾病患者是否应该较非糖尿病的终末期肾脏疾病患者更早启动透析治疗？

比较DM合并ESRD患者在达到某一预先设定的eGFR临界值启动透析治疗与患者出现明显尿毒症症状时启动透析治疗患者的预后情况，结果发现根据预先设定的eGFR临界值过早启动透析治疗并不能改善患者的预后，相反会增加患者的经济负担及心理负担。因此国内外相关指南建议对于DM合并ESRD患者，启动透析治疗的指征和时机应与非DM的ESRD患者一致，当患者出现明显尿毒症症状时启动透析治疗。对于DM合并ESRD的患者，应注意区别DM本身引起的症状和尿毒症毒素导致的症状。

（邱红渝）

第八节　糖尿病合并慢性肾脏病并发症的治疗

DM合并CKD可累及多器官、多系统，其并发症也相当复杂，包括水肿、电解质紊乱、贫血、感染、心脑血管并发症以及骨代谢异常等。积极地处理并发症可延缓DM患者CKD的进展，提高患者生活质量，改善远期生存率。

一、水肿的处理

DM合并CKD患者水肿的发生可能与多种因素有关，包括大量蛋白尿、低蛋白血症、进行性肾功能不全、高盐摄入、高血压等。DM患者易合并冠心病和心力衰竭，也可导致水肿。当DKD患者肾功能减退，eGFR<45 mL/（min · 1.73 m^2），同时伴大量蛋白尿、低蛋白血症时，可出现明显的水钠潴留，临床上表现为顽固性双下肢、阴囊或会阴处水肿，部分患者伴腹水、胸腔积液、心包积液等。在治疗方面，需积极治疗病因，给予严格的低盐饮食，每日盐摄入量低于5 g，适当控制每日饮水量。水肿

患者的药物治疗如下。

1. 氢氯噻嗪

主要抑制髓袢升支对Na^+、Cl^-、K^+、H^+等重吸收,产生中效利尿作用,成年人剂量通常为25 mg/次,每日2～3次;副作用包括血清尿酸增高、血糖增高等,故伴有高尿酸血症的DKD水肿患者不建议选用。

2. 袢利尿剂

抑制髓袢升支对Na^+和Cl^-的重吸收,产生伴排K^+、Na^+、Cl^-、H^+等的强力利尿作用。常用药物包括呋塞米和托拉塞米。呋塞米成年人剂量通常为每日20～100 mg,分1～3次口服,住院患者可静脉注射。在DKD水肿治疗中,托拉塞米利尿作用强于呋塞米,托拉塞米在用药1小时后血药浓度达高峰,利尿效果可持续5～8小时,且对K^+、Mg^{2+}、Ca^{2+}等影响很小,该药80%通过肝脏代谢、20%通过肾脏代谢,肾功能不全者使用安全性较好。

3. 螺内酯

成年人剂量通常为20 mg/次,每日2～3次。注意监测血钾,特别是对肾功能不全伴少尿的患者。

4. 人血白蛋白

对于血浆白蛋白低于25 g/L的DKD患者,当每日尿量低于400 mL时,可以临时静脉滴注人血白蛋白治疗,有助于增加患者有效循环容量和利尿效果。

5. 托伐普坦

托伐普坦是选择性血管加压素V_2受体拮抗剂,与传统的利尿剂有较大的差别。传统的利尿剂排出的是等渗尿,会导致和加重低钠血症;托伐普坦只排水,不排Na^+,因而在水排出后,血管渗透压增高,组织里的水被吸入血管,然后再排到体外。托伐普坦对伴低钠血症的顽固性水肿疗效更显著,推荐用于常规利尿剂治疗效果不佳、有低钠血症或有肾功能损害的水肿患者。循证医学证据显示托伐普坦治疗DKD合并心力衰竭和严重水肿患者是有效和安全的。

6. 透析

对经上述治疗无效的DKD顽固性水肿患者,如出现心力衰竭表现,或肾功能已经严重受损,可以考虑临时血液透析或CRRT。

二、高钾血症的处理

高钾血症分为急性高钾血症与慢性高钾血症两类，是在CKD患者中常见且可危及生命的电解质紊乱之一。高钾血症在总人群的患病率为2%～3%。CKD患者高钾血症的患病率高达22.89%。随着CKD进展，高钾血症的患病率逐渐升高，且与使用RAAS抑制剂等药物相关。研究显示，CKD G4期和CKD G5期患者在使用RAAS抑制剂后高钾血症的患病率分别高达51%和62.79%。在我国，某些中草药的使用可能会增加CKD G4～G5期患者高钾血症的风险。近1/3高钾血症患者会有高血钾的反复发作。出现高钾血症首先应排除假性高钾血症，通常是由试管内溶血、静脉穿刺技术不良（如过分用力握拳或使用止血带）、血小板和白细胞异常增多等引起。CKD高钾血症的常见病因分为钾摄入或产生过多、排泄减少和分布失衡三大类。DKD合并Ⅳ型肾小管酸中毒影响肾小管K^+分泌功能，也导致高钾血症。DKD合并心力衰竭导致肾脏灌注减少也可诱发高钾血症。很多药物均可导致DKD患者发生高钾血症，尤其是抑制RAAS的药物，因其抑制醛固酮释放，使肾脏K^+排出减少，增加了高钾血症的发生风险。DKD合并水肿或心力衰竭的患者使用MRA，可影响肾小管的K^+分泌，导致高钾血症。急、慢性高钾血症的治疗目的不同。急性高钾血症的治疗目的在于迅速将血钾浓度降至安全的水平，避免发生严重并发症；而对于慢性高钾血症则注重长期管理，预防高钾血症复发。

1. 急性高钾血症的处理

CKD患者短期内出现血钾升高 ≥ 6.0 mmol/L或高钾相关性心电图（ECG）异常表现属于高钾血症急危重症，需紧急处理。立即复查血钾，同时排除假性高钾血症，进行生命体征以及ECG监测。治疗主要包括：

（1）稳定心肌：对于有高钾血症患者，立即使用静脉钙剂是一线治疗方案。Ca^{2+}可迅速对抗K^+对心肌动作电位的影响，稳定细胞膜电位，使心肌细胞兴奋性恢复正常。在心电监护下用10%氯化钙或葡萄糖酸钙缓慢静脉推注，如未见效果，可重复注射。葡萄糖酸钙对静脉刺激性较小，可使用外周静脉注射。氯化钙大剂量注射可能引起组织坏死，因此需使用中心静脉滴注。使用洋地黄类制剂的患者应谨慎使用钙剂，因高钙血症可能加重对心肌的毒性作用，这类患者可使用10%葡萄糖酸钙10 mL加入5%葡萄糖溶液100 mL中静脉滴注20～30分钟，使Ca^{2+}有充分时间在细胞内外均匀分布，防止高钙血症。

（2）促进K^+进入细胞内。①静脉滴注胰岛素和葡萄糖：通过促进K^+向细胞内转运，从而降低血钾浓度。使用10%葡萄糖溶液500 mL加10 IU普通胰岛素静脉滴注，持续1小时以上。对于合并心力衰竭患者，滴注速度宜慢。如果是少尿需要限制入水量的患者，可使用50%葡萄糖溶液，减少输液量，根据血糖水平调整胰岛素用量。在滴注过程中密切监测血钾及血糖变化，避免发生低血糖。②碳酸氢钠：如果患者合并代谢性酸中毒，可静脉使用碳酸氢钠，通过H^+–Na^+交换，促进K^+进入细胞内。一般用5%$NaHCO_3$150～250 mL静脉滴注，因Na^+可能会加重CKD患者容量负荷，在合并心力衰竭的患者中慎用。③β肾上腺素受体兴奋剂：可使K^+转移至细胞内，如10～20 mg沙丁胺醇喷雾剂能在30～60分钟降低血钾浓度0.5～1.5 mmol/L，沙丁胺醇与高糖胰岛素联用效果更好，在使用前需评估患者有无禁忌证。以上降低血钾浓度的方法作用时间较短，且不能将K^+排出体外，容易出现血钾反弹。

（3）促进K^+排出体外。①利尿剂：一般使用袢利尿剂，但严重肾功能不全患者肾脏排K^+作用有限，血容量不足的患者GFR可能降低，影响肾功能并加重高钾血症。②阳离子交换树脂：通过在结肠中Na^+或Ca^{2+}与K^+的交换，减少K^+吸收，促进K^+从粪便中排出。目前临床上常用的有聚苯乙烯磺酸钙（calcium polystyrene sulfonate, CPS），新型离子交换聚合物有帕替罗姆山梨醇钙（patiromer）。该类药物易引起便秘，有导致肠梗阻的风险。③新型K^+结合剂环硅酸锆钠：在全肠道内通过置换Na^+/H^+而高选择性地捕获K^+，减少肠道内K^+吸收，从而快速有效地降低血钾浓度。④透析治疗：是处理严重高钾血症的首选方案。血液透析较腹膜透析降低血钾浓度效果更好。血流动力学不稳定的患者，可使用CRRT治疗。

2. 慢性高钾血症的管理

CKD患者是慢性高钾血症的高危人群，由于GFR下降或肾小管排钾功能障碍，特别是当有诱因时，如DM合并CKD，DM合并心力衰竭、代谢性酸中毒或使用RAAS抑制剂治疗等，高钾血症呈现长期持续状态，容易反复发作，且复发的时间间隔呈逐渐缩短的趋势，高钾血症的反复发作被证明是导致肾功能受损患者全因死亡的重要危险因素之一。在CKD患者急性高钾血症治疗稳定后，应进一步采取措施，预防高钾血症的复发，尤其是进展期DKD和老年患者。对于伴有高危因素的DKD患者尤应注意定期监测血钾变化，避免高钾血症反复发生。慢性高钾血症的管理措施如下。

（1）识别及纠正诱因：CKD首次确诊时，应对患者进行全面综合的检查，评估血钾浓度和酸碱平衡，是否合并DM、心力衰竭和高血压等疾病，是否使用影响肾脏排钾的药物，并予以纠正。避免使用可能引起高钾血症的药物，如NSAIDs、中药制剂等。但对于使用RAAS抑制剂的患者，DKD G3期及以上患者使用易诱发高钾血症，国内外指南不建议对基础血钾浓度＞5 mmol/L的CKD患者开始启动RAAS抑制剂治疗。这类患者可考虑换用新型减少尿蛋白药物（SGLT-2抑制剂）或者RAAS抑制剂联合使用新型降低血钾浓度药物。

（2）饮食控制，减少钾摄入：对于血钾＞5 mmol/L的患者，限制高钾食物的摄入，含钾高的蔬菜在烹饪前应浸泡或焯水去除钾。

（3）药物干预，促进钾排出体外：①排钾利尿剂，酌情加用或加量，需要严密监测患者体重、血压和血清肌酐，以免血容量及GFR下降；②阳离子交换树脂（如CPS），在短期临床试验中应用已经证明有效，但缺乏长期前瞻性临床试验证据；③新型钾结合剂环硅酸锆钠，已被两项国际多中心3期临床试验证实可用于CKD高钾血症的长期治疗。

三、代谢性酸中毒的处理

当DKD患者进展到G5期GFR＜15 mL/min时大多数患者都有代谢性酸中毒，其原因为：①肾小管排NH_4^+减少：慢性肾衰竭时，由于肾小管上皮细胞产NH_3减少，肾小管排NH_4^+降低，可致H^+排出障碍而发生代谢性酸中毒。②肾小管重吸收碳酸氢盐减少：慢性肾功能不全时近曲小管对碳酸氢盐的重吸收减少，因而造成碳酸氢盐的丧失。③GFR明显下降：当GFR降低到20 mL/min时，体内酸性代谢产物如碳酸、硫酸、磷酸、有机酸等因肾小球滤过减少而致潴留体内。DM患者也可能出现糖尿病酮症酸中毒（diabetic ketoacidosis, DKA），以高血糖、高血酮和代谢性酸中毒为主要特征。T1DKD患者更易于发生DKA；T2DKD患者也可发生DKA。DKA的发生通常有诱因，包括急性感染、胰岛素不适当减量或突然中断治疗、饮食不当、胃肠疾病、脑卒中、心肌梗死、创伤、手术、妊娠等。当DKD患者出现代谢性酸中毒时，需要鉴别是否是DKA导致。

1. 糖尿病酮症酸中毒的诊断

包括：血酮体升高（血酮体≥3 mmol/L）或尿糖和酮体阳性（++以上）伴血糖增高（血糖＞13.9 mmol/L），血pH值＜7.3和（或）HCO_3^-＜18 mmol/L。

2. 糖尿病酮症酸中毒的治疗原则

尽快补液以恢复血容量、纠正失水状态、降低血糖、纠正电解质及酸碱平衡失调，同时积极寻找和消除诱因，防治并发症，降低病死率。对无酸中毒的DKA患者，需适当补充液体和胰岛素治疗，直到酮体消失。

3. 糖尿病酮症酸中毒的治疗

（1）补液：能恢复血容量和肾灌注，有助于降低血糖和清除酮体。在治疗中补液速度应先快后慢，第1小时输入生理盐水，速度为15～20 mL/（kg·h）。随后补液速度取决于脱水程度、电解质水平、尿量等。对合并有心功能不全者，在补液过程中要监测血浆渗透压，并对患者的心脏、肾脏、神经系统表现进行评估以防止补液过快。在DKA治疗过程中，纠正高血糖的速度一般快于酮症，当患者血糖降至13.9 mmol/L，DKA得到纠正（血pH值＞7.3，HCO_3^-＞18 mmol/L）；当血糖≤11.1 mmol/L时，可补充5%葡萄糖并继续胰岛素治疗，直至血酮体、血糖均得到控制。

（2）胰岛素的使用：皮下注射速效胰岛素与静脉注射胰岛素在轻至中度的DKA患者的预后方面无明显差异，循证医学证据推荐将小剂量胰岛素连续静脉滴注方案作为DKA的标准治疗，相关指南推荐采用连续胰岛素静脉输注［0.1 IU/（kg·h）］；对于重症患者，可采用首剂静脉注射胰岛素0.1 IU/h，随后以0.1 IU/（kg·h）速度持续输注，在胰岛素静脉输注过程中需严密监测血糖，根据血糖下降速度调整输液速度以保持血糖每小时下降2.8～4.2 mmol/L。若在第1小时内血糖下降不足10%，或血酮体下降速度<0.5 mmol/（L·h），同时患者脱水已基本纠正，可增加胰岛素剂量1 IU/h。当DKA患者血糖降至11.1 mmol/L时，减少胰岛素输入量为0.02～0.05 IU/（kg·h），开始给予5%葡萄糖溶液，根据血糖调整胰岛素给药速度和葡萄糖浓度，使血糖维持在8.3～11.1 mmol/L，并持续进行胰岛素滴注直至DKA缓解。

（3）纠正酸中毒：DKA患者在注射胰岛素后会抑制脂肪分解，进而纠正酸中毒，如无循环衰竭，一般无须额外补碱。但如果是DKD G4～G5期患者，合并肾功能不全导致的严重代谢性酸中毒，可能会引起心肌受损、脑血管扩张、严重的胃肠道并发症以及昏迷等严重并发症，可考虑适当输入$NaHCO_3$补碱治疗。在治疗中加强复查，防止$NaHCO_3$过量。

（4）透析治疗：对于严重的代谢性酸中毒，可以临时予以血液透析或CRRT治疗。

4. 糖尿病酮症酸中毒缓解标准

血糖<11.1 mmol/L，血酮体<0.3 mmol/L，血清HCO_3^-≥15 mmol/L，血pH值>7.3，阴离子间隙≤12 mmoL/L。不能完全依靠尿酮体值来确定DKA的缓解，因尿酮体在DKA缓解后仍可持续存在。在DKA缓解后胰岛素可转换为皮下注射。为防止DKA再次发作和反弹性血糖升高，胰岛素静脉滴注和皮下注射可重叠1～2小时以纠正电解质紊乱：在开始胰岛素及补液治疗后，如果患者的尿量正常，血钾<5.2 mmol/L就应静脉补钾，一般在每升输入溶液中加KCl 1.5～3.0 g，维持血钾在4～5 mmol/L。在治疗前已有低钾血症，尿量≥40 mL/h者，在补液和胰岛素治疗同时必须补钾。严重低钾血症可危及生命，若发现血钾<3.3 mmol/L，应优先进行补钾治疗，当血钾升至3.3 mmol/L时，再开始胰岛素治疗，以免低钾血症导致的致死性心律失常、心搏骤停和呼吸肌麻痹。

四、心力衰竭的处理

目前研究证明，DKD和心力衰竭均是DM严重并发症，三者之间可形成恶性循环，从而导致疾病快速进展。高血糖产生的AGEs一方面引起氧化应激，导致心肌细胞凋亡以及线粒体功能障碍从而降低心肌收缩力；另一方面诱导心肌纤维化，致使心肌僵硬和射血分数下降。另外，心力衰竭可激活交感神经系统引起脂解作用，导致胰岛素抵抗，加速DM进展。心肌细胞对胰岛素的抵抗增加对游离脂肪酸的摄取和代谢，可能损害心脏收缩力。DKD引起心力衰竭的危险因素包括RAAS持续激活、血压控制不良、水钠潴留、尿毒症心肌病变、酸中毒、慢性炎症、贫血和钙、磷代谢障碍等。此外，透析患者的动静脉瘘也显著增加心脏负担，加快心功能恶化。心力衰竭临床表现为呼吸困难和液体潴留（肺淤血、体循环淤血及外周水肿）等。根据左心室射血分数（left ventricular ejection fraction，LVEF），分为射血分数降低的心力衰竭（heart failure with reduced ejection fraction，HFrEF）、射血分数保留的心力衰竭（heart failure with preserved ejection fraction，HFpEF）和射血分数中间值的心力衰竭（heart failure with mid-range ejection fraction，HFmrEF）。根据心力衰竭发生的时间、速度，分为慢性心力衰竭和急性心力衰竭。

1. 常规治疗

积极控制患者血压、血糖和血脂，纠正缺血与贫血，同时严格限制钠盐和液体的摄入量，当发生急性心力衰竭时可使用具有利尿、强心和扩张血管等作用的药物治疗，对于慢性心力衰竭则重点在于预防其进展，改善预后。

2. 沙库巴曲缬沙坦的应用

对于有症状的HFrEF能耐受ACEI或ARB的DKD患者，如果eGFR≥30 mL/（min·1.73 m²），建议使用沙库巴曲缬沙坦替换ACEI或ARB，降低心血管死亡和心力衰竭住院的风险。PARAGON-HF研究发现，患者LVEF越接近射血分数降低型心力衰竭（HFrEF）标准时，使用沙库巴曲缬沙坦表现出越大获益。沙库巴曲缬沙坦可延缓DKD患者eGFR年下降速度。禁止沙库巴曲缬沙坦与ACEI联用。当使用沙库巴曲缬沙坦替换ACEI时，必须停止ACEI至少36小时才能使用。

3. SGLT-2抑制剂的应用

SGLT-2抑制剂治疗可改善HFrEF患者预后。在目前心力衰竭指南推荐的常规治疗基础上，加用达格列净可降低HFrEF患者主要终点事件风险和心血管死亡风险。加用恩格列净也可降低HFrEF患者心血管死亡或因心力衰竭住院的风险。基于目前循证医学证据，对美国纽约心脏病学会（NYHA）心功能分级Ⅱ～Ⅳ级的HFrEF患者，推荐使用SGLT-2抑制剂。

4. 非奈利酮的使用

以往临床研究表明，MRA可改善心力衰竭患者的预后并降低HFrEF的发生风险，但其使用受到高钾血症和（或）肾功能恶化的限制。非奈利酮属于第三代新型、高选择性、非类固醇MRA。2020年一项随机双盲研究表明，非奈利酮治疗可以降低T2DKD患者肾脏损伤及心血管事件的风险。另外一项研究显示，在HFrEF和CKD G3期患者中，非奈利酮与螺内酯在降低血流动力学指标［脑利尿钠肽（BNP）、氨基末端的脑利尿钠肽前体（NT-proBNP）、收缩压］方面疗效相近，但使用非奈利酮者高钾血症和肾功能恶化的发生率较低。

5. 托伐普坦的使用

托伐普坦对顽固性水肿或低钠血症者疗效更显著，推荐用于常规利尿剂治疗效果不佳、有低钠血症或有肾功能损害的心力衰竭患者。

6. 难治性HFrEF患者的其他治疗

在心内科医生的指导下使用伊伐布雷定（窦房结电流选择特异性抑制剂）、米力农、地高辛、异山梨醇硝酸酯等药物可改善症状。

五、肾性贫血的治疗

肾性贫血是CKD进展的一个常见临床表现，常与铁缺乏、肾间质分泌EPO相对或绝对不足以及患者对EOP敏感性降低相关，此外，骨髓造血系统微环境改变、尿毒症毒素造成红细胞寿命缩短、慢性失血等原因可加重贫血。随着肾功能的下降，贫血进一步发展。严重贫血不仅降低CKD患者的生活质量、生存率，同时进一步加重肾功能损伤。WHO将贫血定义为女性Hb≤120 g/L，男性Hb≤130 g/L。CKD G3期患者即可开始出现肾性贫血，在CKD G5期患者中肾性贫血的患病率上升到90%以上。在T2DM患者中，34.8%的患者存在贫血；男性、缺乏运动、血糖控制不良、最近有失血史和5年以上的DM病程与贫血显著相关。研究表明，与非贫血的DM患者相比，合并贫血的DM患者年龄较大，DM病程较长，eGFR较低，蛋白尿和糖尿病视网膜病变发生率较高，说明贫血是影响T2DM患者预后的主要并发症之一。因此，对所有T2DM患者进行贫血的常规筛查有助于肾性贫血的早期发现和治疗，提高患者群体的生活质量。当DKD患者Hb低于100 g/L时，即应积极给予红细胞生成刺激剂（erythropoiesis-stimulating agents，ESAs）、低氧诱导因子脯氨酰羟化酶抑制剂（hypoxia-inducible factor prolyl hydroxylase inhibitors, HIF-PHI）和铁剂等治疗，以减少输血、住院和死亡风险。DKD患者的最佳Hb水平建议在100～110 g/L，不应超过130 g/L，以获得最大限度的生活质量改善，降低肾性贫血发病率，改善患者生存率。

1. 糖尿病肾脏疾病肾性贫血的管理

（1）在肾性贫血患者治疗前应评估患者的贫血程度、生理需求、铁代谢状态、营养状态、炎症状态，以及感染、心脑血管、肿瘤等并发症的状态。

（2）依据评估结果确定合适的Hb靶目标。

（3）在ESAs、HIF-PHI及静脉铁剂治疗前应权衡获益与风险。

（4）依据评估结果确定合适的ESAs或HIF-PHI治疗剂量及给药方式，并定期检测Hb，依据Hb水平调整ESAs或HIF-PHI治疗剂量。

（5）确定合适的铁剂治疗剂量及给药方式，并定期评估铁代谢状态，调整铁剂治疗剂量。

（6）在肾性贫血患者治疗期间，应密切监测高血压、血栓栓塞性疾病、过敏、感染、肿瘤及心脑血管等并发症发生与变化情况，关注ESAs、HIF-PHI及铁剂的不良反应，并给予及时治疗。

2. 肾性贫血的药物治疗

（1）ESAs：重组人促红细胞生成素（rHuEPO）是第一代ESAs，为短效ESAs，1989年由FDA批准上市，是一种免疫学及生物学特性均与人内源性EPO相似的唾液酸蛋白激素。rHuEPO皮下注射剂型及静脉注射剂型的半衰期分别为19.4小时、6.8小时。临床常用的有rHuEPO-α和rHuEPO-β两种类型。达依泊汀为第二代ESAs。为长效ESAs，达依泊汀有两条与N端相连的糖基链，这种糖基化结构改变药物在体内的药代动力学，增加其在体内的稳定性，半衰期是第一代ESAs的2～3倍，皮下注射剂型及静脉注射剂型的半衰期分别为48.8小时和25.3小时。持续性EPO受体激活剂（CERA）是第三代ESAs，如甲氧聚二醇重组人促红细胞生成素（methoxy-polyethylene glycol-epoetin beta, MPG-EPO），其特点是半衰期长，皮下注射剂型及静脉注射剂型的半衰期分别133小时、130小时。三代ESAs均能明显减少CKD患者的输血次数及减轻贫血相关症状。研究结果显示，与rHuEPO相比，达依泊汀能够减少给药次数，且安全性与rHuEPO相似；CERA与rHuEPO疗效相同，安全性良好，减少给药次数，可提高患者依从性，减少Hb变异度。①给药途径及剂量：根据DKD患者Hb水平和临床情况选择ESAs种类，并决定ESAs初始治疗剂量。具体剂量：rHuEPO，每周50～150 IU/kg，分1～3次给药；达依泊汀，0.45 μg/kg，每1～2周给药一次；CERA，0.6 μg/kg，每2～4周给药一次。②剂量调整：ESAs初始治疗，将Hb增长速度控制在每月10～20 g/L；若每月Hb增长速度＞20 g/L，应减少ESAs剂量的25%～50%；若每月Hb增长速度＜10 g/L，应将ESAs的剂量每次增加20 IU/kg，每周3次。在ESAs治疗期间，当Hb达到115 g/L时，应将ESAs剂量减少25%；Hb升高且接近130 g/L时，应暂停ESAs治疗，并监测Hb变化，当Hb开始下降时将ESAs剂量降低约25%后重新给药；当Hb达到目标值时，推荐减少ESAs剂量而不是停用。③ESAs治疗的不良反应：常见不良反应为高血压、血栓形成，其他少见不良反应包括头痛、癫痫、肝功能异常、高钾血症、过敏，以及促进肿瘤生长、增加恶性肿瘤患者血栓栓塞风险等。④ESAs抵抗的原因：铁缺乏、感染及炎症、慢性血液丢失、纤维性骨炎、铝中毒、血红蛋白病、叶酸或维生素B_{12}缺乏、多发性骨髓瘤、营养不良、溶血。

（2）铁剂：①铁剂的应用。体内铁状态的评价，应采用转铁蛋白饱和度（transferrin saturation, TSAT）以及血清铁蛋白（serum ferritin, SF）指标。②铁剂的治疗。如果患者铁缺乏［TSAT<20%和（或）SF<100 ng/mL］，应补铁，非血液透析患者或腹膜透析患者可以静脉或口服给予铁剂，血液透析患者优先选择静脉补铁。当SF>500 ng/mL时停止补铁。

（3）低氧诱导因子脯氨酰羟化酶抑制剂：HIF-PHI是一种新型治疗肾性贫血的小分子口服药物，通过抑制低氧诱导因子（HIF）脯氨酰羟化酶（PHD），稳定体内HIF水平，进而调控HIF信号通路下游靶基因的转录及表达。HIF-PHI通过促进机体内源性生理浓度的EPO生成及受体表达，促进与铁代谢相关蛋白的表达，降低铁调素水平，综合调控机体促进红细胞的生成。目前HIF-PHI中罗沙司他在中国已上市。罗沙司他是一种小分子物质，可通过模拟机体低氧环境，可逆性抑制PHD活性，诱导HIF稳定表达，导致功能性HIF转录反应，从而调控下游基因，增加内源性EPO的浓度，提高EPO受体的敏感性，协调红细胞的生成，增加转铁蛋白受体含量及活性，促进铁的吸收和利用，进而促进红细胞生成，改善肾性贫血。罗沙司他间歇性给药可以长期维持治疗效果，不会导致治疗敏感性下降。罗沙司他治疗肾性贫血的时机为Hb<100 g/L。剂量及用法：透析患者为每次100 mg（<60 kg体重）或120 mg（≥60 kg体重），非透析患者为每次70 mg（<60 kg体重）或100 mg（≥60 kg体重），口服给药，每周3次。需要结合患者体重、既往使用ESAs剂量以及基础Hb值、铁代谢以及营养状态等多种因素，个体化并以较小的起始剂量开始使用。罗沙司他的不良反应包括上呼吸道感染、高血压、高钾血症、外周水肿、代谢性酸中毒、恶心及转氨酶异常等。

六、矿物质和骨代谢异常的治疗

从CKD G3期就应开始进行血钙、血磷、钙磷乘积和甲状旁腺激素（PTH）的检测，并同时开始相应治疗。

1. 控制血磷

（1）限制饮食中磷的摄入：每日摄入量控制在800 mg以内。限制摄入蛋白质的总量，选择磷/蛋白比值低、磷吸收率低的食物，限制摄入含有大量磷酸盐添加剂的食物。

（2）磷结合剂的使用：用于饮食限磷仍不能控制血磷在靶目标的患者。含钙的磷结合剂，如碳酸钙、乙酸钙等，有高血钙时应停用含钙的磷结合剂；含铝的磷结合剂可短期使用；不含钙的磷结合剂，如司维拉姆、碳酸镧等。

（3）充分透析：能有效地降低血磷，患者应增加透析频率和时间，有助于磷的清除。

2. 调整血钙

CKD各期患者均应维持血钙浓度在2.10～2.37 mmol/L。对于低血钙出现症状者，可补充钙剂或使用活性维生素D制剂，同时需防止高血钙。当透析患者血钙浓度＞2.54 mmol/L时应采取措施，如减少或停用含钙制剂及活性维生素D、使用低钙透析液（Ca^{2+}浓度为1.25 mmol/L或更低）等。

3. 活性维生素D的应用

当CKD患者血浆PTH超过目标范围时，需给予活性维生素D制剂，在治疗前必须纠正血钙、血磷水平异常，在治疗过程中密切监测PTH、血钙、血磷水平，调整药物剂量。1, 25(OH)$_2$D$_3$的应用方法推荐如下。

（1）小剂量疗法：主要适用于轻度SHPT患者或中重度SHPT患者维持治疗阶段。用法：0.25 μg，每天1次口服。若PTH降低至目标范围，可减少原剂量的25%～50%，甚至隔日服用。并根据PTH水平调整剂量，避免PTH水平过度下降及反弹，直至以最小剂量维持PTH在目标值范围。如PTH无明显下降，则增加原剂量的50%，治疗4～8周仍未达到目标范围，可用大剂量间歇疗法。

（2）大剂量间歇疗法：主要适用于中重度SHPT患者。PTH为300～500 pg/mL者，每次1～2 μg，每周2次口服；PTH为500～1000 pg/mL者，每次2～4 μg，每周2次口服；PTH＞1000 pg/mL者，每次4～6 μg，每周2次口服。如果经治疗4～8周，PTH水平没有明显下降，则剂量增加

25%～50%。一旦PTH降到目标范围，剂量减少25%～50%，并根据PTH水平调整剂量，以最小剂量维持PTH在目标范围。

经过规范的药物治疗仍不能控制的严重的SHPT（PTH持续>800 pg/mL），并且有顽固的高钙血症和（或）高磷血症，对治疗抵抗者，以及经核素或超声检查证实存在甲状旁腺腺瘤或结节者，建议实施甲状旁腺次全切除术或甲状旁腺全切加自体移植术。

七、静脉血栓栓塞的治疗

DKD患者由于存在大量白蛋白尿、低蛋白血症以及血管内皮细胞损伤等因素，容易合并静脉血栓栓塞（venous thromboembolism, VTE）。VET包括深静脉血栓（deep venous thrombosis, DVT）和肺栓塞（pulmonary embolism, PE）。对DKD患者应重视预防VTE。对于合并VTE的DKD患者，将血糖控制在达标水平并积极给予抗凝药物治疗（包括普通肝素、低分子肝素、维生素K拮抗剂以及新型抗凝药物等）是目前的一线治疗方案。在治疗过程中，应使国际标准化比值（INR）维持在2.0～3.0，并定期监测。

八、周围血管病变的治疗

周围血管病变（peripheral vascular disease, PVD）是DM及DKD严重并发症之一，主要表现为肢体皮色和感觉异常，足背动脉和胫后动脉等搏动减弱或消失，可出现间歇性跛行、静息时肢体疼痛等，严重者甚至出现坏疽，导致足部溃疡和非创伤性截肢。DKD伴发PVD的治疗包括：戒烟限酒、控制饮食、适量运动等生活方式管理，严格控制血糖、血压和血脂等水平，以及使用扩张血管、改善循环的药物治疗等。常用的药物种类包括：PGE_1、前列环素类似物和磷酸二酯酶Ⅲ抑制剂等。有症状的PVD患者长期使用氯吡格雷治疗可为整个动脉系统提供血栓事件保护作用，但有研究表明：氯吡格雷可能增加具有动脉粥样硬化病史伴有肾功能不全患者的心血管死亡和总体死亡风险。因此，使用氯吡格雷需要慎重。PVD的外科治疗包括对合并皮肤溃疡的患者手术清创、局部用药，伤口给予负压治疗、高压氧等，以及使用重组人表皮生长因子等药物，以加快创面愈合、防止截肢。对于上述治疗效果不佳的患者，根据患者个体情况选择不同手术方式治疗，包括：下肢动脉腔内介入治疗、下肢动脉旁路移植手术、缝合术、植皮术以及截肢/趾手术等。

九、糖尿病周围神经和自主神经病变的治疗

DM相关周围神经和自主神经病变是影响DKD患者生活质量的重要因素。老年DKD患者可出现肢体麻木、跌倒、胃肠及泌尿功能障碍等。DM相关周围神经病变早期受累的神经纤维多为感觉及自主神经纤维，运动神经纤维受累则相对较晚。DM相关周围神经病变与糖尿病视网膜病变及DKD具有相关性，发生率随着DM病程延长而明显升高，当DKD患者出现肾功能损害时，DM相关周围神经病变的发生率也升高。因此，应重视DKD患者周围神经和自主神经病变筛查和评估。肌电图神经传导检查是目前公认的神经病变定位及严重程度评估的金标准。DM患者周围神经病变主要与DM病程以及血糖暴露情况相关，严格控制血糖水平是DM相关周围神经病变防治的关键因素，伴有周围神经病变的DKD患者应重视足部护理，勤洗脚及注意足部保湿，尽量避免足部烫伤、被硬物划伤而导致溃疡。维生素B_{12}、改善微循环药物、改善线粒体功能药物等可能具有潜在治疗DKD患者周围神经病变的作用。

十、低血糖的治疗

DKD患者由于GFR降低，肾脏对胰岛素的代谢清除能力下降，胰岛素半衰期延长，在降糖治疗过程中容易发生低血糖。低血糖可导致不适甚至生命危险，也是血糖达标的主要障碍，应引起特别注意。对非DM患者来说，低血糖症的诊断标准为血糖<2.8 mmol/L，而接受药物治疗的DM患者只要血糖<3.9 mmol/L就属于低血糖。容易引起低血糖的降糖药有胰岛素、磺脲类和非磺脲类胰岛素促泌剂。二甲双胍、α-糖苷酶抑制剂、TZD、DPP-4抑制剂、GLP-1受体激动剂和SGLT-2抑制剂不增加低血糖风险，这

些药物单用一般不诱发低血糖，但当和胰岛素及胰岛素促泌剂联合治疗时则可引起低血糖。DM患者血糖<3.9 mmol/L，即需要补充葡萄糖或含糖食物。严重的低血糖需要根据患者的意识和血糖情况给予相应的治疗和监护。患者如果有未察觉的低血糖，或出现过至少1次严重低血糖或不明原因的低血糖，建议重新评估血糖控制目标并调整治疗方案，降低未来发生低血糖的风险。低血糖健康教育是预防和治疗低血糖的重要措施，应该对患者进行充分的低血糖健康教育，特别是对接受胰岛素或胰岛素促泌剂治疗的患者。

十一、控制感染

DKD患者极易并发感染，感染风险是正常人的3～4倍，特别是肺部、皮肤和尿路感染。感染又会促进DKD进一步进展，因此，应尽早进行病原学检查，按药敏试验结果选用药物，禁用或慎用肾毒性药物，并按肾功能情况调整用药剂量及给药间期。KDIGO指南提出，使用疫苗预防CKD患者发生感染，虽然CKD患者对疫苗的反应性有所降低，但也会像普通人群一样获益。除非有禁忌证，所有CKD成人患者宜每年接种流感疫苗；G4～G5期患者和肺炎高危人群（如肾病综合征患者、DM患者或接受免疫抑制剂治疗者）应接种多价肺炎疫苗；所有接种肺炎疫苗者宜在五年内复种；G4～G5期患者应接种乙型肝炎疫苗，并用血清学检测证实接种成功；在使用活疫苗之前应充分评估患者的免疫状态，并遵照相关权威机构发布的正式文件执行。

十二、肾功能不全的治疗

1. 药物

（1）口服氧化淀粉（包醛氧化淀粉）：能吸附肠道中氮代谢产物，并通过腹泻作用将毒性物质排出体外，长期服用可降低血尿素氮水平。

（2）药用炭片：能有效地从胃肠道中吸附肌酐、尿酸等有毒物质，从肠道中排出体外，使体内的肌酐、尿酸的积存量降低。药用炭片作为一种吸附药，患者在服药之后可能会出现恶心等胃肠道反应，长期服用的话可出现便秘。

（3）中药大黄或大黄制剂：尿毒清、肾衰宁或参乌益肾片除具有泻下作用外，还具有抗氧化、抑制多种生长因子的作用，进而延缓肾脏病的进展。

（4）虫草制剂：百令胶囊或金水宝有延缓慢性肾脏病进展的作用。

（5）其他：如黄芪、川芎等也具有一定作用。

2. 透析治疗

DKD可能导致肾功能进行性下降，使血糖、血压和血脂达标，纠正贫血及钙、磷代谢紊乱，保持较好的营养状态等是有效延缓DKD患者肾功能下降的治疗措施。当DKD患者eGFR低于15 mL/（min·1.73 m^2），如果出现药物治疗难以控制的高血压、顽固性水肿、心力衰竭等表现，以及严重贫血、消化道中毒症状等，或存在蛋白质能量消耗（protein-energy wasting，PEW）、严重代谢紊乱，应及时进行血液透析或腹膜透析治疗。

（邱红渝）

第九节　终末期糖尿病肾脏疾病的肾脏替代治疗策略

DKD发展至终末期，虽然通过积极综合治疗肾衰竭得以延缓，但是CKD进展到ESRD的进程却无法逆转。目前因DKD肾衰竭而行肾脏替代治疗的患者人数在逐年增加，DKD已经超过肾小球肾炎成为我国部分发达地区ESRD的首要原因。

一、透析指征和时机

对于进展到ESRD的DKD患者，不能仅根据血清肌酐水平或eGFR决定启动透析的时机，需要评判患者的尿毒症症状和体征，是否合并容量负荷过重、顽固性水肿、心力衰竭、难以纠正的电解质和酸碱代谢紊乱、代谢性脑病等。患者出现以下一种或多种尿毒症临床表现是开始透析治疗的指征：①尿毒症引起的神经系统症状和体征，包括尿毒症心包炎，恶心、厌食、呕吐等严重的胃肠道症状，严重的代谢性酸中毒，难以纠正的高钾血症，难治性皮肤瘙痒等。对于尿毒症症状和体征，注意排除其他引起类似临床表现的病因，例如DM导致胃轻瘫也会有胃肠道症状，需要和尿毒症导致的胃肠道反应鉴别。同时在决定开始长期透析前需纠正一些可逆因素如感染、尿路梗阻、肾毒性药物的使用等。②药物无法控制的容量负荷过重、高血压、顽固性水肿和心力衰竭。③当患者eGFR<15 mL/（min·1.73 m^2）时，需密切监测，结合患者临床并发症情况，选择合适时机开始透析；eGFR在5～10 mL/（min·1.73 m^2）时，可开始透析治疗；当eGFR<5 mL/（min·1.73 m^2）时必须启动透析治疗。

二、 透析模式选择

透析模式有血液透析和腹膜透析，模式选择要以患者为中心，充分评估其疾病状况，考虑个人意愿，结合当地医疗资源、医保报销政策等选择透析模式。大多数ESRD患者既适宜血液透析也可以选择腹膜透析。

（1）血液透析：相对禁忌包括无法建立血管通路、有活动性出血、严重容量不足、严重心肌病变、难治性心力衰竭、有精神障碍不能配合血液透析治疗、合并多器官功能障碍等。

（2）腹膜透析：绝对禁忌包括各种病因导致的腹膜腔闭塞、腹膜功能丧失、腹壁广泛感染或严重烧伤无法插管等。腹膜透析的相对禁忌：①严重的肺功能障碍，会加重呼吸功能不全。如确有必要做腹膜透析，可减少腹膜透析入液量；②在腹部手术3天内，如伤口未愈合，腹膜透析时切口漏液；③腹膜内有局限性炎症病灶，腹膜透析可使炎症扩散；④晚期妊娠或腹腔内巨大肿瘤，由于腹腔容积减小，腹膜透析效果不理想；⑤腹腔内血管性疾病，如多发性血管炎、严重动脉硬化等，会降低透析效能；⑥患者有视力障碍、操作困难、精神异常且没有合适的助手为其换液；⑦长期蛋白质和能量摄入不足者，不宜选择腹膜透析，因腹膜透析每日丧失蛋白质超过6 g。

三、血管通路的建立

（1）上肢血管保护：患者从确诊CKD G3期起即应开始上肢血管保护，包括避免不必要的上肢静脉穿刺输液或采血化验，避免在上肢静脉留置套管针、经锁骨下静脉置管或经外周静脉置入中心静脉导管（peripherally inserted central venous catheter, PICC）等，如确需上肢静脉穿刺，可考虑手背静脉；对血管条件较差的患者可提前进行束臂锻炼。

（2）血管通路建立的时机：如果患者选择血液透析作为肾脏替代治疗模式，预计在6个月内将开始维持性血液透析（MHD）治疗，肾脏专科医生需要对患者进行评估，首选建立自体动静脉瘘（arteriovenous fistula, AVF）。若患者需建立移植物动静脉瘘（arterovenous graft, AVG），可在开始透析前3～6周建立。对于即穿型人工血管，可推迟至需要接受透析治疗前数小时至数天建立血管通路。不提倡使用带CUFF导管的中心静脉插管作为永久性血管通路，双腔带CUFF导管主要在AVF或AVG血管通路建立失败后才考虑。尿毒症症状明显、保守治疗难以控制的DKD患者应尽早实施自体AVF或者AVG手术。

四、腹膜透析管的植入

（1）时机：通常在启动腹膜透析前两周植入腹膜透析管。紧急启动腹膜透析可在24～48小时植入腹膜透析管。

（2）置管方法：腹膜透析管植入方法有3种，包括直视手术切开法、腹腔镜置管法和经皮穿刺置管法。目前我国多数腹膜透析中心采用直视手术切开法和经皮穿刺置管法置管。腹腔镜置管法多用于既往有腹部手术史或有腹膜透析置管漂管史的患者。

五、血液透析管理

1. 血液透析前感染及出凝血状态评估

首次血液透析前或转诊到新血液透析中心时患者应检测乙型和丙型肝炎病毒、艾滋病病毒（HIV）和梅毒血清学指标，以决定血液透析治疗分区。检查血小板、PT、活化部分凝血活酶时间（APTT）和抗凝血酶活性，根据结果选择合适的抗凝剂。

2. 血液透析模式选择

（1）常规血液透析：如残余肾功能eGFR≥ 5 mL/（min·1.73 m^2），每日尿量大于500 mL，一般状况好，可每周透析2~3次，每次4 h，每月监测残余肾功能，随着肾功能下降，逐渐增加透析剂量。eGFR＜5 mL/（min·1.73 m^2）的患者，每周透析3次，每次4小时。

（2）增加血液透析频率或者长时间血液透析：增加血液透析频率或延长透析时间（每周3次，每次6~8小时）适用于透析间期体重增长过多（＞5%体重）、血压控制差、干体重难以达标或存在严重代谢性疾病［如高磷血症、代谢性酸中毒和（或）高钾血症］的患者。

（3）低通量与高通量血液透析：在间歇性血液透析治疗中，无论是高通量还是低通量血液透析，均应使用生物相容性好的透析膜材料。高通量血液透析增加中分子毒素清除，但相对于低通量血液透析，高通量血液透析未能改善MHD患者生存率；各透析中心在权衡降低心血管死亡的潜在获益、治疗成本及可及性等因素后决定实行低通量或高通量血液透析。

3. 血液透析处方

刚开始血液透析患者容易出现失衡综合征，需要逐渐增加透析剂量。①首次血液透析时间不超过2.5小时，以后逐渐延长血液透析时间，直至达到常规设定的4小时血液透析时间。②首次血液透析血流速度宜适当减慢，一般为150~200 mL/min，以后根据患者状况逐渐调快血流速度，数值通常是患者体重（kg）的4倍。③首次血液透析可选择小面积（1.3~1.5 m^2）透析器，进入维持透析期后，尽可能使用较大面积的透析器。④透析液流速通常设定为500 mL/min，如在首次血液透析中发生严重失衡，可调低透析液流速。⑤透析液温度：常设定为36.5℃，可根据患者实际情况个体化调整。⑥根据患者容量状态及心肺功能、尿量、血压等情况设定透析超滤量和超滤率。1～3月逐步使透析后体重达到"干体重"。若无容量负荷过重及严重高血压，可不设超滤量；若有容量负荷过重和严重高血压，每次透析超滤量<5%体重，超滤率<0.15 mL/（kg·min）。当存在严重水肿、急性肺水肿等情况时，可适当提高超滤量和超滤率。⑦透析频率：在诱导透析期内为避免失衡综合征，适当增加每周透析频率为每周透析3～5次，以后根据治疗反应及残余肾功能、机体容量状态等，逐步过渡到每周透析3次。

4. 血液透析抗凝剂的选择

①对于临床上没有出血性疾病风险，无显著脂代谢和骨代谢异常，血浆抗凝血酶Ⅲ活性在50%以上，血小板计数、PT及APTT正常或轻度延长的患者，可选择普通肝素作为抗凝剂。②对于临床上没有出血性疾病，血浆抗凝血酶Ⅲ活性在50%以上，血小板数量基本正常，但有较严重脂代谢和骨代谢异常，APTT和PT延长，具有潜在出血风险的患者，选择低分子肝素作为抗凝剂。③存在明确的出血性疾病或明显出血倾向，或血浆APTT和PT明显延长的患者，选择枸橼酸钠作为抗凝剂，或者采用无抗凝剂透析。④DM合并尿毒症患者心血管疾病发生风险较大，可给予抗血小板药物治疗。

5. 血液透析充分性评估

（1）临床评估：患者应处于容量、酸碱、电解质及钙、磷代谢平衡状态。评估患者有无尿毒症毒素蓄积症状，如恶心、呕吐、失眠、不宁腿综合征等；有无水钠潴留所导致的高血压、体重变化、水肿、心力衰竭等，有条件的医疗机构可进行生物电阻抗分析（bioelectrical impedance analysis, BIA）。

（2）血液透析充分性指标：血液透析充分性的评估是评估透析对小分子溶质和中大分子毒素的清除能力。小分子溶质常以尿素为代表，即尿素清除指数（urea clearance index, spKt/V）和尿素下降率（urea reduction rate, URR）作为评估血液透析充分性的指标。中大分子毒素清除水平以β_2-MG为指标。单次血液透析spKt/V≥1.2，URR达到65%；

当条件允许时spKt/V≥1.4，URR达到70%。单次血液透析β$_2$-MG降低≥30%，理想上降低≥50%或膜清除率＞20 mL/min。

六、腹膜透析管理

1. 腹膜透析评估

需要对腹膜透析患者进行评估，了解腹部情况，特别是腹部手术史，有无消化系统疾病史等。

2. 腹膜透析的模式选择

根据患者腹膜转运特性、spKt/V及Ccr、营养状态和残余肾功能等指标来选择不同的透析模式。

（1）持续非卧床腹膜透析（continuous ambulatory peritoneal dialysis，CAPD）：目前CAPD应用于多数腹膜透析患者，是国内最常用的腹膜透析模式。

（2）自动化腹膜透析（automated peritoneal dialysis，APD）：APD具有腹压增高相关并发症的发生风险低、腹膜炎发生率低、生活质量高等优势。APD分为间歇性腹膜透析（IPD）、持续循环腹膜透析（CCPD）、夜间间歇性腹膜透析（NIPD）、潮式腹膜透析（TPD）四种模式，各种模式有各自的适用人群。

3. 腹膜透析液

通常使用中性pH值、葡萄糖降解产物水平低的腹膜透析液作为保护残余肾功能和腹膜功能的可能措施。对于腹膜超滤不足，难以维持正常容量的腹膜透析患者，每日使用一次艾考糊精腹膜透析液长时间留腹。

4. 腹膜透析处方

（1）临床状态：评估患者临床表现，结合患者意愿和生活方式确定透析模式（CAPD或APD），根据患者容量状态决定透析液葡萄糖浓度。根据患者的残余肾功能情况制定初始透析剂量，从1.5%葡萄糖腹膜透析液开始透析，以后根据残余肾功能情况逐步增量透析。如果有明显容量超负荷，可适当提高腹膜透析液葡萄糖浓度。透析剂量包括24小时透析液总量和每次交换量。目前CAPD透析剂量一般为每天6～10 L。APD剂量每晚10 L，每次交换2 L，5个循环。

（2）体表面积与残余肾功能：体表面积大的患者需要较大的透析剂量。残余肾功能好的患者可从较低透析剂量开始，或者适当缩短透析液留腹时间。在随访中需要加强对残余肾功能的监测，及时调整透析处方。

5.腹膜透析充分性评估

（1）腹膜透析充分性指标：综合评估临床症状、化验指标、溶质清除、容量和营养状况等，给予个体化处方调整。小分子溶质清除评估指标为spKt/V和Ccr，在患者处于稳定的临床状态下评估，开始透析后1个月第一次评估，之后每3～6个月评估一次；腹膜炎患者要在腹膜炎治愈4周后进行评估。保持体液平衡对改善患者预后至关重要，监测容量负荷、尿毒症症状和营养不良，根据评估结果适当调整腹膜透析处方。

（2）腹膜透析处方调整：临床使用腹膜平衡试验（peritoneal equilibration test，PET）评估腹膜转运特性。PET分为标准法和改良法两种，后者用4.25%葡萄糖腹膜透析液代替2.5%葡萄糖腹膜透析液进行PET，以评估腹膜超滤功能。在透析开始后2～4周应行PET，取得患者基础值，以后每6个月复查一次PET；如临床怀疑腹膜功能改变，应及时复查PET；腹膜炎患者应在炎症控制1个月后行PET。

6.根据腹膜转运特性调整透析处方

高腹膜转运患者应缩短腹膜透析液留腹时间或采用APD；平均腹膜转运患者适合CAPD及APD；低腹膜转运患者需适当增加透析剂量或较大剂量的APD治疗。动态观察PET，有助于及时调整透析处方，实现充分透析。透析充分的患者，在透析期间应处于体重和容量正常状态，无容量依赖性高血压、心力衰竭、肺水肿、浆膜腔积液及外周水肿的表现。

七、血糖管理

DKD患者进入透析期的血糖管理较为复杂。血液透析患者初始透析使用无糖透析液可能会出现低血糖。腹膜透析患者使用葡萄糖透析液治疗可能引起血糖升高。

1. 血糖控制目标

DM患者的血糖控制目标：CKD G4～G5期的患者，特别是透析患者，HbA1c对患者血糖控制水平反映准确性降低，可使用糖化白蛋白反映血糖控制水平。DKD透析患者糖化白蛋白控制目标为＜20%，如果患者既往有心血管事件和低血糖发作，糖化白蛋白控制目标＜24.0%，HbA1c控制目标为7.5%～8.5%。

2. 口服降糖药

透析患者可使用对肾脏影响小、低血糖发生风险低的药物，如利格列汀、瑞格列奈等，不建议使用双胍类、磺脲类、TZD和SGLT-2抑制剂等药物。

（1）二甲双胍：严重肾功能不全 [eGFR<30 mL/(min·1.73 m^2)]包括透析患者禁用。

（2）磺脲类：常用的磺脲类药物主要有格列本脲、格列齐特、格列吡嗪、格列喹酮和格列美脲。严重肾功能不全包括透析患者禁用。

（3）格列奈类：瑞格列奈主要经肝脏排泄，仅有8%是随尿液排出，因此在ESRD患者包括透析患者中使用是较安全的。对有不同程度肾损伤的T2DM患者进行瑞格列奈药代动力学研究表明：瑞格列奈水平与Ccr之间仅有微弱的联系，肾功能不全患者无须调整起始剂量，但是严重肾功能不全或已经开始血液透析的T2DM患者在使用瑞格列奈时应谨慎选择剂量，起始用药应从小剂量0.5 mg起始。那格列奈及其代谢产物83%经肾脏排泄，随着肾功能的降低，那格列奈的活性代谢产物水平增加，可能会加重低血糖风险，不如瑞格列奈安全，CKD G5期的透析患者禁用。米格列奈的药物半衰期在严重肾功能损害患者中延长，所以CKD G5期的透析患者可以使用，但应从低剂量7.5 mg/d起始用药。

（4）α-糖苷酶抑制剂：当eGFR<25 mL/(min·1.73 m^2)时禁用阿卡波糖和米格列醇，eGFR<30 mL/(min·1.73 m^2)时慎用伏格列波糖。国际肾脏病指南建议在ESRD患者尤其是透析患者中禁用该类药物，因其在DKD透析患者中缺乏有力的临床试验研究证据。

（5）TZD：主要有吡格列酮和罗格列酮两种药物，它们几乎全部从肝脏代谢。吡格列酮是透析患者重要的口服降糖药之一，可以在透析的任何阶段口服。尽管使用TZD有一定临床获益，但容易引起难治性水钠潴留，诱发心力衰竭，同时还会导致肝酶水平的升高，因此对于合并严重肾损伤的DKD患者，并不推荐使用该类药物。此外，吡格列酮还可能造成膀胱癌以及骨质疏松发生率升高。临床使用TZD需权衡其带来的不良反应以及相关的死亡率。

（6）DPP-4抑制剂：DPP-4抑制剂在中重度肾功能不全患者中应用可有效降低血糖。利格列汀是以非肾排泄途径为主的DPP-4抑制剂，CKD G5期的透析患者使用时无须调整剂量。当eGFR为30～50 mL/（min·1.73 m^2）时西格列汀剂量应减半，eGFR＜30 mL/（min·1.73 m^2）时减为常规量的1/4。 维格列汀在eGFR＜50 mL/（min·1.73 m^2）的患者中剂量减半；沙格列汀在eGFR＜45 mL/（min·1.73 m^2）的患者中剂量减半；阿格列汀部分通过肾脏清除，当eGFR＜30 mL/（min·1.73 m^2）时剂量减为常规量的1/4。

（7）SGLT-2抑制剂：eGFR＜30 mL/（min·1.73 m^2）停止使用SGLT-2抑制剂，透析患者禁用。

（8）GLP-1受体激动剂：eGFR＜15 mL/（min·1.73 m^2）患者和ESRD透析患者不建议使用。

3.血液透析患者胰岛素的使用

透析患者建议首选胰岛素治疗。由于胰岛素清除率降低，起始剂量需要减少，根据血糖情况逐步增加剂量。ESRD患者体内尿毒症毒素如PTH及代谢性酸中毒可作用于胰岛素受体，影响胰岛素分泌或导致胰岛素抵抗。血液透析通过清除毒素可减轻胰岛素抵抗。在DKD-ESRD患者接受血液透析后应及时调整胰岛素治疗方案。对于血液透析患者，建议选用短效或速效剂型，空腹血糖高者，可联合基础胰岛素治疗，同时密切监测血糖，及时调整胰岛素剂量，避免低血糖。DKD患者透析日胰岛素注射剂量和时间与非透析日有所不同。透析可能影响血糖和胰岛素水平，注意在透析日尤其是透析过程中胰岛素可引起低血糖反应，透析当日的胰岛素用量减少25%可有效控制血糖并减少低血糖发生风险。研究数据显示，维持性血液透析的DKD-ESRD患者体内的人胰岛素和胰岛素类似物浓度都较高，但机体对人胰岛素反应却低下。对于有DM的血液透析患者，给予基础和餐时胰岛素方案可能更为灵活，透析日胰岛素剂量的调整也更及时和方便。

4. 腹膜透析患者胰岛素的使用和腹膜透析液的调整

对于DKD行腹膜透析患者，建议皮下注射短效胰岛素。研究显示该类患者使用地特胰岛素和门冬胰岛素治疗后HbA1c水平控制较佳，而低血糖事件没有明显增加。腹膜透析患者胰岛素的使用：推荐行CAPD的患者选择在透析前皮下注射胰岛素方案，根据腹腔葡萄糖吸收量（糖负荷的50%），按照葡萄糖：胰岛素=4∶1给予胰岛素，或采用1.5%的葡萄糖腹膜透析液每升加1~2 IU胰岛素，2.5%葡萄糖腹膜透析液每升加2~4 IU胰岛素，4.25%葡萄糖腹膜透析液每升加4~6 IU胰岛素。然后根据餐后2小时血糖调整胰岛素用量。

八、血压管理

1. 透析患者血压测量方法

评估透析患者诊室血压测量值（OBPM）时，必须分别记录至少6次透析前及透析后患者血压，取平均值作为OBPM；家庭血压监测（HBPM）记录3~6天，取平均。24小时动态血压监测（ABPM）每隔15~30分钟自动测量血压，可以提供日间血压、夜晚血压和24小时平均血压。血液透析动静脉内瘘术后2周内，手术侧禁止测量血压。2周以后可以在内瘘侧上臂测量血压，但禁止在内瘘侧肢体长时间捆绑袖带进行血压监测。当血液透析患者双上肢均不能进行血压测量时，可以测量双下肢血压。通常健康青年人下肢血压比上肢血压高20/16 mmHg。

2. 透析患者高血压诊断标准

血液透析者：2周内6个非透析日的HBPM平均血压≥135/85 mmHg，24小时平均血压≥130/80 mmHg，OBPM ≥140/90 mmHg。腹膜透析患者：连续7天HBPM平均血压≥135/85 mmHg，24小时平均血压≥130/80 mmHg，

OBPM ≥140/90 mmHg。

3. 血压靶目标

血液透析患者：相关国际指南推荐透析前血压≤140/90 mmHg，透析后血压≤130/80 mmHg。我国结合实际情况，建议将血液透析患者血压靶目标设定为透析前收缩压（SBP）≤160 mmHg。腹膜透析患者的血压靶目标为≤140/90 mmHg。

4. 降压治疗

（1）生活方式管理：每日钠摄入限制在<65 mmol（1.5 gNa$^+$或者4 gNaCl），调整饮食，戒烟限酒，控制体重，避免体重过低或肥胖，两次透析间期体重增加<4%。血液透析或者腹膜透析患者的卧床时间显著延长，体力活动减少更为明显。研究发现，非透析日平均步数低于4000步的MHD患者的全因死亡风险是平均步数在4000步以上血液透析患者的2.37倍，对于心血管功能稳定的透析患者，推荐每周运动5次，每次至少30分钟。

（2）容量控制：是透析患者高血压治疗的主要环节。在透析期和透析间期需要密切监测患者血压变化，明确透析对血流动力学的影响，个体化选择降压药物。

（3）药物治疗：对于透析前一直在使用ACEI或ARB或DRI的DKD患者，建议继续使用；先前未使用者，不建议初始启用RAAS抑制剂。在RAAS抑制剂使用期间，需监测血钾水平，如果出现高钾血症，可联合使用降钾药物或停药，避免ACEI、ARB和DRI联合使用。透析期患者常需要联合使用两种或两种以上降压药物，包括CCB、α/β受体阻滞剂等。透析患者在使用CCB后存在头痛、面色潮红、牙龈增生、心率增快、下肢水肿等问题。在使用α/β受体阻滞剂过程中关注透析患者心率情况。降压药物的选择需兼顾患者临床情况及药物不良反应。

（4）血液透析辅助降压：①采用序贯透析模式增加体内Na$^+$的清除，或采用透析液个体化钠浓度帮助控制血压；②通过限制水、盐摄入仍不能有效控制围透析期体重增长的患者，可增加透析时间。

（5）腹膜透析辅助降压：①首先评估患者的容量状态，尽量在调整容量状态后再启动或增加降压药物治疗；②对有残余肾功能患者，可使用祥利尿剂以减轻容量负荷；③对于腹膜透析患者，推荐使用ACEI或ARB，这些药物除降压外还可延缓患者残余肾功能的丢失。

九、血脂管理

CVD是DKD患者的主要死亡原因，血脂是CVD的可控危险因素。有ASCVD病史的高危患者推荐血脂控制目标：LDL-C<1.8 mmol/L。其他患者推荐血脂控制目标：LDL-C<2.6 mmol/L。首选他汀类降脂药物。不推荐之前未使用他汀类药物的透析患者开始启动他汀类药物治疗，但已开始他汀类药物治疗的透析患者可继续使用，除非出现不良反应。

十、透析相关感染的控制

透析期患者感染并发症发生率是一般人群的3～4倍。ESRD患者最常见的感染部位是肺部和泌尿道。

1.血液透析相关感染

（1）病因：主要是细菌感染及血源性传染疾病感染（如乙型肝炎病毒、丙型肝炎病毒感染等）。

（2）预防：严格执行透析隔离制度和消毒制度，使用一次性透析器，如复用透析器应严格遵循复用程序；注射疫苗（如乙型肝炎疫苗、流感疫苗）；避免不必要输血等。注意血液透析相关材料的消毒及透析环境的清洁，如透析室环境、物体表面的清洁与消毒，以免发生交叉感染。置管前预防性使用抗生素、置管时严格无菌操作。初始透析患者，每1～3个月检测一次乙型肝炎病毒、丙型肝炎病毒、梅毒螺旋体及HIV感染性标志物；长期透析患者，每6个月检查一次。

（3）临时导管或带隧道带涤纶套导管感染的处理：使用临时导管或带隧道带涤纶套导管的血液透析患者，一旦出现不能解释的寒战、发热，尤其在透析过程中或透析后出现局部压痛和炎症反应、白细胞数增高、血培养细菌阳性等表现时，应立即拔管，取导管尖端做细菌培养，根据培养结果和药敏试验结果选择相应抗生素治疗。

（4）AVF感染的处理：AVF感染比较少见，多见于内瘘附近皮肤存在感染或伴免疫功能低下的长期血液透析患者。一旦怀疑内瘘感染，应在病原微生物检测的基础上使用抗生素。初始经验治疗可采用广谱抗生素和万古霉素联合治疗，并根据药敏试验结果调整抗生素；初次自体内瘘感染治疗时间至少6周。

2. 腹膜透析相关感染

腹膜透析相关感染并发症主要包括腹膜透析相关性腹膜炎和导管相关感染。

（1）腹膜透析相关感染的预防：常规检查腹膜透析液和导管出口部位的感染。采用双联–双袋透析液系统，在灌液前先冲洗再进行CAPD治疗。推荐患者和（或）护理人员定期接受操作技术更新培训，如无菌操作技术未达标则需强化培训。建议在腹膜透析导管置入前1小时预防性使用第一代头孢菌素类抗生素。

（2）腹膜透析相关性腹膜炎：①诊断标准。腹膜透析患者具备以下3项中的2项或以上可诊断腹膜炎：a.腹痛、腹水浑浊，伴或不伴发热；b.透出液白细胞计数>100×10^6/L，中性粒细胞比例>50%；c.透出液培养存在病原微生物。②治疗：a.起始经验性治疗，使用可覆盖革兰氏阳性和革兰氏阴性细菌的抗生素治疗腹膜炎，并根据常见的致病菌谱和药情况，结合患者既往腹膜炎病史选择药物，直到获得透出液病原微生物培养和抗生素药敏结果；b.在腹腔内使用抗生素，可采用连续给药（每次腹膜透析液交换时均加药）或间歇给药（每天或每间隔若干天，仅在一次腹膜透析液交换时加药）的方式；c.后续治疗，在获得透出液病原微生物培养和药敏试验结果后，调整抗生素的使用。抗感染疗程至少需要2周，重症或特殊感染需要3周甚至更长时间。

（3）导管相关感染：临床表现为局部疼痛、肿胀、结痂或有脓性分泌物等，一旦出现脓性分泌物即可诊断为感染。建议用拭子采集样本做病原微生物培养。治疗：①发现导管相关感染后可立即开始经验性抗感染治疗，也可在完成分泌物病原微生物培养及药敏试验后根据结果开始治疗。

②加强局部护理和使用抗生素乳膏；感染严重者可将纱布用高渗盐水浸湿，缠绕在导管周围湿敷15分钟，每天1～2次。③经验性抗感染治疗建议选择对金黄色葡萄球菌敏感的抗生素，如果患者既往有铜绿假单胞菌感染导管史，所用抗生素的抗菌谱也要覆盖该菌。④后续治疗：获得分泌物病原微生物培养及药敏结果后调整抗生素的使用，一般给予口服抗生素治疗。⑤难治性隧道感染通常需要拔管：剥除皮下涤纶套，可能有利于治疗难治性隧道感染，在皮下涤纶套剥除后应继续抗感染治疗。

十一、肾性贫血的管理

1. 贫血诊断标准

居住于海平面水平地区的成年人，男性 Hb<130 g/L，非妊娠女性 Hb<120 g/L，即可诊断为贫血。

2. 铁缺乏及代谢障碍

血液透析患者SF< 200 μg/L和（或）TSAT<20%，存在绝对铁缺乏。腹膜透析患者SF<100 μg/L和（或） TSAT<20%；SF正常，TSAT降低，提示铁的储备足够而铁的利用障碍，称为相对铁缺乏。

3. 治疗

（1）治疗时机：当透析患者Hb<100 g/L时，即可启动贫血治疗。

（2）治疗靶目标：Hb靶目标值为110～120 g/L，不建议Hb超过130 g/L。靶目标值可依据患者年龄、透析方式、透析时间、药物治疗时间长短以及是否并发其他疾病等进行个体化调整。铁代谢靶目标：SF为200～500 μg/L，TSAT为20%～50%。

（3）治疗药物：肾性贫血治疗药物包括铁剂、ESAs和HIF-PHI等药物。对于存在绝对铁缺乏患者，给予铁剂治疗。透析期 CKD患者，首先选择口服补铁，如口服铁剂不耐受或无效，改为静脉铁剂治疗。在ESAs治疗前应尽可能纠正铁缺乏或炎症状态等危险因素。根据患者Hb水平和变化速度、ESAs使用剂量以及临床情况等多种因素调整ESAs剂量。ESAs初始剂量应在较低范围内。HIF-PHI口服可增加透析DKD患者的治疗便利性和依从性。HIF-PHI起始剂量按照患者体重并结合患者既往使用ESAs剂量以及基础Hb水平、铁代谢等多种因素确定，透析患者每次70～100 mg（<60 kg体重）或100～120 mg（≥60 kg 体重），口服给药，每周3次。可根据患者情况进行个体化调整。

十二、慢性肾脏病—矿物质骨代谢异常的管理

CKD-MBD是透析期患者的严重并发症，致残及致死率高。DM患者CKD-MBD的管理包括以下内容：

1. 维持正常血钙水平，降低高磷血症

（1）限制磷的摄入（800～1000 mg/d）：在摄入适量蛋白质前提下，选择磷/蛋白比值低、磷吸收率低的食物，限制摄入含有大量磷酸盐添加剂的食物。

（2）建议血液透析液Ca^{2+}浓度为1.25～1.50 mmol/L，腹膜透析液Ca^{2+}浓度为1.25 mmol/L左右。

（3）充分透析：延长透析时间或增加透析频率以更有效地清除血磷。

（4）血磷水平进行性升高时可开始降磷治疗；根据血钙、血磷及PTH水平综合考虑使用磷结合剂。正常成人血磷在0.87～1.45 mmol/L，透析期CKD患者尽可能将升高的血磷降至接近正常范围。含钙磷结合剂显著增加高钙血症、血管钙化和心血管事件的发生风险，应限制含钙磷结合剂的使用，仅在有低钙血症、高磷血症、高甲状旁腺激素血症情况下使用。常用的不含钙磷结合剂主要有司维拉姆和碳酸镧。

2. 纠正继发性甲状旁腺功能亢进

（1）透析期患者血清全段甲状旁腺激素（iPTH）水平维持在正常值上限的2～9倍，维持在150～300 ng/L更佳。

（2）使用以下药物：①活性维生素D_3（骨化三醇），0.25～0.50 μg/次，每日一次，或根据病情需要，2 μg/次，每周3次口服。②活性维生素D类似物（如帕立骨化醇）：5～10 μg/d，每周3次，根据iPTH水平调整用量。

③钙离子敏感受体激动剂（西那卡塞）：推荐西那卡塞起始剂量25 mg/次，每日一次；每3周或更长时间调整一次剂量，每次剂量调整25 mg，单日最大用量为100 mg。

（3）使用活性维生素D及其类似物与拟钙剂联合治疗严重SHPT。

（4）甲状旁腺切除术（PTX）指征：药物治疗无效的严重SHPT，严重SHPT定义为血清iPTH持续＞800 ng/L，药物治疗3个月无效。

十三、肾移植与胰肾联合移植

DKD患者如eGFR＜15 mL/（min·1.73 m²），在条件允许的情况下可选择肾移植。当成人eGFR＜20 mL/（min·1.73 m²），并在之前的6个月以上存在进展性和不可逆性DKD证据时，应考虑肾移植。与长期透析相比，肾移植是否能提高DKD-ESRD患者生存率一直存在争议。但不少研究表明，即使T2DKD-ESRD肾移植受者远期预后不如非DKD受者，但仍然可以接受肾移植。对于T2DKD-ESRD患者，DM本身不作为肾移植的手术禁忌证。无论是T1DKD还是T2DKD导致的ESRD，接受肾移植的患者长期生存率比接受透析治疗的患者更高。对于T1DKD-ESRD患者，胰肾联合移植（simutaneous pancreas kidney transplantation）患者存活率与移植物存活率目前最佳。因此，为了提高T1DKD-ESRD患者的生存率，建议行活体捐肾肾移植（living donation kidney transplantation）或者胰肾联合移植。T2DKD患者接受胰肾联合移植，虽然移植物存活率低于T1DKD患者的移植物存活率，但患者总体生存率与接受胰肾联合移植的T1DKD患者相当。另有研究表明，接受胰肾联合移植患者的5年和10年生存率分别为87%和70%。肾脏来源为遗体器官捐献的T2DKD-DSRD患者肾移植1年生存率接近88%，活体供体来源的为96%，提示T2DKD-DSRD患者更适合活体肾移植。因此，除非条件受限或手术风险大于获益，肾移植是所有DKD-ESRD患者较好的肾脏替代方式，有条件的患者建议转诊肾移植科。在转诊前肾脏专科医生应与肾移植科医生综合评估患者情况，及时发现不利于患者预后的危险因素，以减少手术风险和死亡率。对于DM合并CKD

G4～G5期适合行肾移植的患者，应该进行健康教育和提出建议，告知患者不同移植方式的差异及其预期预后。

（邱红渝）

第十节　糖尿病肾脏疾病的营养治疗

医学营养治疗（medical nutrition therapy，MNT）是DM综合治疗的基础，是预防DKD发生和进展必不可少的措施。MNT是根据DM患者的生活方式、并发症、个人因素制定的个体化营养处方，是DM管理中不可或缺的一部分，包括营养评估、诊断、干预、监测以及长期的生活方式改变。MNT通过调整营养素结构，有利于血糖控制、改善胰岛素分泌、达到并维持理想体重并预防肾性营养不良发生。MNT的目标是保证患者正常营养状态，纠正代谢紊乱，减轻胰岛β细胞负荷，延缓DKD的发生和发展以及心血管并发症的发生，提高DKD患者的生活质量。

一、糖尿病肾脏疾病患者的营养评估

营养评估是DKD患者营养治疗的基础，根据患者蛋白尿、肾功能、DM并发症等情况，结合人体测量BMI、饮食调查、生化指标以及主观综合营养评估（subjective global assessment, SGA）的结果，全面评估患者的营养状况，制定和调整营养治疗方案。

1.人体测量体重指数

人体测量BMI被认为是ESRD-MHD患者死亡率的独立预测因素。非透析CKD患者的高BMI与低全因死亡率相关。皮褶厚度测量可用于评估以脂肪形式储存于体内的能量，上臂肌围可反映肌肉蛋白保有量。研究发现，以双能X线吸收测量法作为参照方法，肱三头肌皮褶厚度是能精确估算体脂率的指标之一。当使用体重评估时，应注意根据患者情况选用实际体重、历史体重、体重变化和评估的干体重来进行判断。

2. 饮食调查

通过饮食调查如饮食记录或饮食日记等掌握DM合并CKD患者的膳食摄入情况。饮食记录能缩小因回忆进食内容而产生的误差；饮食日记需要记录食物的种类及摄入量，通常由患者自己完成。KDOQI推荐使用3日饮食记录法进行饮食调查。通过计算氮表现率蛋白质相当量（protein nitrogen appearance rate，PNA）或蛋白质分解代谢率（protein catabolic rate，PCR）获得患者实际蛋白质摄入量。

3. 血清白蛋白和前白蛋白

研究发现，血清白蛋白水平可预测血液透析患者的全因死亡率。血清前白蛋白水平可反映短期营养状况，研究显示血清前白蛋白水平是CKD患者死亡率和住院率的预测因子。此外，胆固醇水平、水和电解质平衡状态也是营养评价的一部分。

4. 主观综合营养评估

SGA作为临床营养评价工具已得到广泛认可，与住院患者的营养风险指标及其他评估数据结果一致。3项研究验证了SGA用于评价血液透析患者营养状态的可靠性和准确性。KDOQI推荐使用SGA对CKD G5期患者进行营养评估。

5. 营养不良炎症评分法

营养不良炎症评分法（malnutrition inflammation score, MIS）是在SGA的基础上，增加了BMI、总铁结合力和血清白蛋白等指标，能评估营养状况和炎症反应。研究发现，MIS与SGA有较好的一致性。KDOQI推荐使用MIS对MHD患者或肾移植受者进行营养评估。

6. 人体成分分析

BIA包括肌肉组织指数、脂肪组织指数、肌肉组织含量、脂肪组织含量、干体重、水肿指数、相位角及容量负荷等指标。研究表明，肌肉组织指数及脂肪组织指数与CKD G3～G5期非透析患者营养状态相关，肌肉组织指数还与腹膜透析患者的营养状况和死亡率相关。BIA测得的相位角与MHD患者的死亡率相关，且与CKD G5期DKD患者营养状态相关。

7. 炎症指标

CKD患者易处于炎症环境，会导致蛋白质分解代谢增加、厌食或食欲下降，对机体营养状况造成影响。C反应蛋白（CRP）是CKD相关心血管事件和死亡率的强预测因子。MHD患者的高敏CRP（hs-CRP）水平与脂肪质量呈正相关，与瘦体重、血清白蛋白、血清前白蛋白呈负相关。

8. 肾性营养不良

肾性营养不良是DKD患者常见的并发症，也是导致DKD患者并发感染、炎症、心脑血管疾病加重的重要因素。营养不良可以由多种病因引起，临床上表现为疲劳、乏力、体重减轻、免疫力下降、血清白蛋白水平下降等，但特异性差，且不能反映营养不良的全部发病机制。在CKD进展中发生的蛋白质代谢异常，尤其是肌肉蛋白质合成和分解异常是导致患者营养不良的重要因素。国际肾脏病与代谢学会于2008年提出了蛋白质能量消耗（protein-energy wasting，PEW）的概念：即机体摄入不足和营养额外丢失，从而引起体内蛋白质和能量储备下降，不能满足机体的代谢需求，进而引起的一种营养缺乏状态，临床上表现为体重下降、进行性骨骼肌消耗和皮下脂肪减少等。从生化指标、肌肉量丢失、体重降低、饮食蛋白质和能量摄入不足4个方面制定PEW诊断标准。①生化指标：血清白蛋白＜38 g/L，血清前白蛋白＜300 mg/L，总胆固醇＜2.59 mmol/L。②肌肉量丢失：上臂肌围下降3个月内＞5%或半年内＞10%。③BMI＜22 kg/m^2（65岁以下）或＜23 kg/m^2（≥65岁）；非预期体重下降3个月内＞5%或半年内＞10%，体脂率＜10%。④蛋白质摄入不足［DPI＜0.8 g/（kg·d）］至少2个月，能量摄入不足［DEI＜25 kJ/（kg·d）］至少2个月。满足3项即可诊断PEW（每项至少满足1条）。研究表明，从CKD G2期开始即可出现PEW，18%～48%的CKD患者合并PEW。

二、糖尿病肾脏疾病患者的营养治疗

根据对DKD患者营养的评估结果，同时评判患者是否存在CVD、血脂异常、痛风和肾结石等并发症，制定个性化营养治疗方案。随访患者的依从性以保证饮食计划成功实施。干预措施包括营养的维持和补充、个体化饮食干预、纠正电解质异常、纠正贫血。随着新知识的出现，营养疗法也在不断完善。

1. 蛋白质

限制蛋白质摄入是治疗DKD患者的一个重要手段，帮助机体维持相对良好的营养状态，同时减少过多含氮废物在患者体内积聚，并尽可能缓解尿毒症相关症状。

（1）CKD G1～G2期患者的蛋白质摄入：由于能量摄入的限制需要更多地摄入蛋白质来促进减重，以富含蛋白质的食物替换富含碳水化合物的食物有助于控制餐后高血糖。但是高蛋白摄入 $[>1.3\ g/(kg\cdot d)]$ 会增加DM患者发生肾功能受损或进展的风险。与脂肪和碳水化合物相比，高蛋白摄入导致肾小球高滤过，肾脏血流动力学的变化可随着时间对肾脏产生不利影响，导致肾功能显著下降。因此，限制高蛋白摄入可为CKD G1～G2期DM患者带来获益。相关指南指出，CKD G1～G2期患者，应避免高蛋白摄入 $[>1.3\ g/(kg\cdot d)]$，推荐蛋白质摄入量为0.8～0.9 $g/(kg\cdot d)$。

（2）CKD G3～G5期患者的蛋白质摄入：严格限制蛋白饮食是营养治疗最重要的组成部分，可以降低患者尿蛋白水平、延缓肾脏病进展、降低死亡风险、改善多种代谢紊乱。研究发现，在给予低蛋白饮食 $[0.6\ g/(kg\cdot d)]$ 的基础上加用复方 α –酮酸可延缓CKD G3～G4期患者eGFR下降、减轻心血管钙化和心肌重构。2020年KDOQI指南对于代谢稳定的CKD G3～G5期非透析患者，推荐限制饮食中蛋白质的摄入，以降低ESRD的发生及死亡风险，改善生活质量。低蛋白饮食 $[0.6\ g/(kg\cdot d)]$ 或极低蛋白饮食 $[0.28～0.43\ g/(kg\cdot d)]$ 联合补充复方 α –酮酸可减少CKD G3～G5期患者营养不良的发生。荟萃分析显示，低蛋白饮食 $[0.6～0.8\ g/(kg\cdot d)]$ 治疗可有效降低DM患者UAER和尿蛋白水平，临床也可根据DKD患者蛋白尿的情况推荐蛋白质的摄入量，如在尿蛋白大于>2 g/d 者，推荐蛋白质摄入量为0.6 $g/(kg\cdot d)$，同时补充复方 α –酮酸0.12 $g/(kg\cdot d)$。对于MHD患者，应在全面评估患者营养状态后给予个体化建议。2020年KDOQI推荐进行MHD的DM患者蛋白质摄入量为1.2 $g/(kg\cdot d)$，腹膜透析患者的推荐蛋白质摄入量为1.2～1.3 g/（kg·d）；我国《慢性肾脏病患者膳食指导》（2017年版）推荐血液透析或腹膜透析患者蛋白质摄入量为1.0～1.2 g/（kg·d）。在低蛋白饮食基础上添加必需氨基酸或复方 α-酮酸，可以维持或改善DKD患者的营养状况，同时延缓肾脏疾病进展。目前关于极低蛋白饮食对于DKD患者的肾脏保护作用尚缺少大规模的循证医学证据，因此，不推荐对DKD G3～G5期患者常规给予极低蛋白饮食治疗。

（3）蛋白质的质量：除了蛋白质摄入量以外，膳食中蛋白质的质量也影响CKD G3～G5期DM患者肾脏进展。大型前瞻性观察性研究结果显示，在饮食中增加红肉摄入量与ESRD发生风险密切相关，改变摄入蛋白质的种类来源，如增加鱼、蛋、奶制品等可降低ESRD发生风险。通过提高饮食蛋白中豆类蛋白比例（动物蛋白占35%，豆类蛋白占35%和蔬菜蛋白占30%），可显著降低DKD患者尿蛋白水平。国内外指南推荐DKD患者摄入的蛋白质种类应以从家禽、鱼、大豆等食物中获得的生物学效价高的优质蛋白质为主。

2. *碳水化合物*

（1）碳水化合物是人体能量的主要来源，正常成人每日需要量为5～8 g/kg（体重）。蛋白质和脂肪摄入的限制使非DM的CKD患者的能量主要来自碳水化合物，供能比为55%～65%。由于碳水化合物最终会转化为单糖被人体吸收和利用，故摄入过多碳水化合物可能升高血糖。对于T2DM的CKD患者，低能量饮食可以降低体脂率，改善代谢参数。研究表明，饮食中摄入过量的果糖会导致明显的高代谢综合征，增加CKD的发生风险，加速肾功能恶化。因此血糖生成指数（glycemic index, GI）较低的食物是DKD患者更为理想的碳水化合物。GI反映的是这个食物对血糖升高的影响程度。GI对DM患者有特别的意义：DM患者如果吃了高GI的食物，血糖会很快出现高峰，会对已经出现损伤的胰岛细胞造成不良的刺激。血糖的波动还会对血管造成损害，加重DM的血管并发症。稀饭、米汤、面糊、米粉、发糕、精粉馒头、面条等，可使血糖发生较大的波动，故DM患者应尽量少吃或不吃这类食物，日常宜多选用富含膳食纤维的燕麦、豆类和叶、茎类蔬菜等，可摄入全谷类、新鲜水果、蔬菜等低GI食物以保证充足的能量。临床应根据患者年龄、性别、体力活动、身体成分、目标体重等制定个体化能量摄入量，以维持正常的营养状况。CKD G3～G5期患者在营养治疗过程中应保证摄入充足的能量以避免PEW的发生。CKD G3～G5期DM患者，给予30～35 kcal/（kg·d）能量，同时给予低蛋白饮食联合复方α-酮酸可有效维持较好的营养状态，降低PEW的发生风险。我国《慢性肾脏病患者膳食指导》（2017年版）推荐CKD G4～G5期患者在限制蛋白质摄入量的同时，能量摄入维持在35 kcal/（kg·d）（年龄≤60岁）或30～35 kcal/（kg·d）（年龄＞60岁），根据患者的身高、体重、性别、年龄、活动量、饮食史、并发症及应激状况等进行调整。2019年KDOQI发布的有关CKD的营养指南推荐成人CKD G1～G5D期代谢稳定的患者的能量摄入为25～35 kcal/（kg·d），同时进行个体化调整。临床上需要制定个体化能量平衡计划，目标是既要延缓CKD进展，又要满足患者的营养需求。膳食中碳水化合物是能量供给的主要来源，占总能量45%～60%。研究显示，过多或过低的碳水化合物摄入均影响患者的生存预后。一般建议碳水化合物供能应小于总能量的10%，以摄入全谷类、新鲜水果、蔬菜等低GI食物为主保证充足的能量，但要注意监测血钾和血磷。

（2）甜味剂因为高甜度、低能量的特性，被广泛用于替代碳水化合物作为食品添加剂，摄入小剂量非营养性甜味剂不会影响T2DM患者的血糖控制。多项临床研究发现，用甜味剂替代等甜度的碳水化合物，可减少每天碳水化合物和能量摄入，有益于血糖和体重的控制。适量摄入糖醇和非营养性甜味剂是安全的。鼓励DKD患者适当增加膳食纤维摄入，促进肠道蠕动，减少尿毒症毒素的吸收。

3. 脂肪

脂肪是除碳水化合物、蛋白质之外的能量供给来源，可产生人体所必需的脂肪酸。CKD患者每日脂肪供能比为25%～35%，减少饱和脂肪酸和反式脂肪酸，适当提高ω-3多不饱和脂肪酸（omega-3 polyunsaturated fatty acids，ω-3 PUFA）和单不饱和脂肪酸的摄入量。国内营养指南建议DKD患者总脂肪的供能比应＜30%，其中饱和脂肪酸应＜10%。T2DM肥胖患者应适当限制能量摄入，直至达到标准体重。另外，ω-3 PUFA具有抑制炎症、降低血压、减慢心率、缓解DM肾脏损害等作用。国外研究发现，饮食摄入ω-3 PUFA与T1DM患者的蛋白尿程度呈负相关，表明ω-3 PUFA具有降低DM患者尿蛋白、保护肾脏的作用。ω-3 PUFA的摄入还可降低血清TG水平、升高高密度脂蛋白（HDL）水平，但低密度脂蛋白（LDL）也会随脂肪酸的摄入增加而增加，故推荐适当提高ω-3 PUFA和单不饱和脂肪酸的摄入量。透析患者体内ω-3 PUFA含量明显降低，且随着透析时间的延长进一步减少，因此应更注重对ω-3 PUFA的补充。

4. 电解质

（1）钠：钠盐摄入是DKD患者GFR下降的独立危险因素。限盐可降低患者血压和尿蛋白水平，并降低CKD患者心血管事件的发生风险。一项针对CKD G3～G4期伴高血压患者的双盲随机对照研究显示：低钠饮食可显著降低血压、容量负荷、尿蛋白水平。多个营养指南推荐DKD患者饮食限制钠的摄入量为1.5～2.3 g/d。我国《慢性肾脏病患者膳食指导》建议CKD各期患者钠摄入量应<2.0 g/d。不推荐食用低钠盐来限制钠的摄入，因为低钠盐中增加了钾的含量，易引起高钾血症。2019年KDOQI发布的CKD相关营养指南推荐CKD G3～G5期非透析的成年患者钠摄入量<2.3 g/d。合并高血压和水肿的患者更应严格限制钠摄入量，包括限制摄入含钠高的调味品或食物，例如味精、酱油、调味酱、腌制品等加工食品。

（2）磷：CKD G3～G5期DM患者需调整饮食中磷的摄入以维持血磷在正常范围。我国《慢性肾脏病患者膳食指导》（2017年版）建议磷摄入量<800 mg/d。《中国慢性肾脏病矿物质和骨异常诊治指南》（2018年版）建议CKD G3a～G5D期患者，血磷超过目标值，应限制饮食磷摄入量（800～1000 mg/d），或联合其他降磷治疗措施。饮食结构应选择磷/蛋白比值低、磷吸收率低的食物，限制含有大量磷酸盐添加剂的食物摄入。磷的摄入量应根据患者实际情况综合考虑给予个体化建议，如营养不良、低磷血症患者应适当增加磷的摄入量。

（3）钙：CKD G3～G5期DM患者调整元素钙的摄入以维持血钙在正常范围。高钙血症可能增加CKD患者心血管事件发生和死亡风险。透析预后与实践模式研究（DOPPS）数据显示：血清钙在2.15～2.50 mmol/L，患者死亡风险最低；血清钙＞2.50 mmol/L全因死亡和心血管死亡风险升高。我国《慢性肾脏病患者膳食指导》（2017年版）建议钙摄入量不应超过2000 mg/d。《中国慢性肾脏病矿物质和骨异常诊治指南》（2018年版）建议成人CKD G3a～G5D期患者，尽可能避免高钙血症。2020年KDOQI发布的CKD相关营养指南对于CKD G3～G4期未接受活性维生素D类似物治疗的患者总的元素钙摄入量为800～1000 mg/d（包括饮食钙、钙剂、含钙磷结合剂等），以维持钙平衡。

（4）钾：CKD G3～G5 期DM患者个体化调整饮食中钾的摄入，以保证血钾在正常范围。 CKD G3～G5期DM伴高钾血症患者应严格控制钾的摄入量，必要时口服降钾药物。2007年《欧洲最佳血液透析实践指南》推荐透析CKD患者如果血钾＞6.0 mmol/L，每日钾摄入量为1.95～2.73 g。对于血钾＞5.5 mmol/L的肾衰竭DM患者，推荐饮食钾摄入量应＜3 g/d，并要保证营养摄入均衡。经过纠正可逆因素和给予低钾饮食后，血钾仍较高的患者，建议口服降钾药物治疗以维持患者血钾在正常范围之内。

（5）预防代谢性酸中毒：CKD G3～G5期患者通过增加饮食中水果和蔬菜的摄入量降低机体的净产酸量。补充碳酸氢钠减少机体净产酸量以延缓残余肾功能的下降。尽量维持患者的血清碳酸氢盐水平在24～26 mmol/L。

5. 维生素和微量元素

CKD G3～G5期DM患者可适当补充缺乏的维生素。微量元素仅提供给伴有微量元素缺乏引起的相关症状或生化指标异常的CKD G3～G5期的DM患者。目前关于CKD G3～G5期的DM患者维生素和微量元素的摄入量缺少循证医学研究证据。2019年KDOQI发布的CKD营养指南建议：CKD G1～G5D的成人患者如果证实叶酸、维生素C和维生素D缺乏，可给予适当的补充。不建议常规补充维生素E或维生素A，避免增加潜在的毒性反应，如需补充，应监测毒性。我国《慢性肾脏病患者膳食指导》（2017年版）建议患者如果出现贫血，应补充含铁量高的食物。补充其他微量元素以维持在血液中的正常水平为宜。2020年KDOQI发布的CKD营养指南不建议CKD G1～G5D期成人患者常规补充硒和锌。对于长期饮食摄入硒和锌不足的血液透析患者，可补充多种维生素，包括所有水溶性维生素和必需微量元素,以预防或治疗微量营养素缺乏症。血液透析患者饮食中叶酸摄入量低而未定期口服补充剂可能导致叶酸缺乏,建议补充叶酸、维生素B_{12}。但是补充叶酸可降低血液透析患者发生高同型半胱氨酸血症的风险,不能降低CVD死亡及全因死亡率,因此不推荐合并高同型半胱氨酸血症的血液透析患者常规补充叶酸。对于有维生素C缺乏风险的血液透析患者,可补充维生素C,但须避免过度补充维生素C,否则可导致高草酸盐血症。血液透析患者中$25(OH)D_3$缺乏症很常见,补充营养性维生素D可提高血液透析患者的$25(OH)D_3$水平,而不影响血钙、血磷、PTH水平。

6. 外源性营养素

目前关于CKD G3～G5期DM患者外源性营养素的补充尚缺乏循证医学研究证据。CKD G3～G5期DM患者如果出现高分解代谢或PEW,可考虑给予口服营养补充剂。如果经口补充受限或仍无法提供充足的能量,建议给予管饲喂食或肠外营养。

(邱红渝 彭宇浩)

第十一节 老年糖尿病肾脏疾病

一、老年糖尿病肾脏疾病概述和流行病学

年龄≥65周岁的DM患者被定义为老年DM患者,包括65岁以前和65岁及以后诊断DM的老年人。国内外报道DM发病率最高的年龄段是65～79岁,老年是罹患DM的高风险期。2017年DM患病调查显示,老年DM患病率为30.0%。我国老年DM患者的知晓率、诊断率、治疗率均不高,血糖总体控制水平不理想,患者因DKD肾脏并发症或缺血性心脑血管病就诊才被诊断为DKD的现象很常见。老年DM患者以餐后血糖升高为多见,尤其是新诊断的患者,即使是联合空腹血浆血糖(FPG)和HbA1c做筛查时,仍有20%的餐后高血糖患者漏诊。与进入老年前已患DM者比较,老年后患DM者更

多表现为有明显胰岛素抵抗和胰岛素代偿性高分泌的慢性发病过程，更多伴有心血管病风险因素以及多种因素所致的肾功能损害，包括DKD，较少合并糖尿病视网膜病变。腹型肥胖比单纯BMI增高在老年患者中更常见。同时合并糖代谢紊乱、高血压、腹型肥胖、高甘油三酯血症（代谢综合征）的老年人占比为30%～40%。高血压和血脂紊乱是老年人心脑血管死亡主要的危险因素，约72%的DM患者会合并高血压和血脂紊乱，三者并存将使心脑血管死亡风险增加3倍。老年DM患者约1/3合并肾损伤，除高血糖之外，高血压、肥胖、高血清尿酸及肾毒性药物等是老年DM患者慢性肾损伤的主要影响因素。合并肾损伤的老年DM患者中，单纯DM所致CKD仅占1/3，高血压对肾功能影响更大，故选择治疗方法时需考虑病因治疗。DKD所致肾衰竭是老年DM患者需行透析治疗的主要病因，也是DM患者重要死亡原因之一，严重影响老年DM患者的生活质量，以及增加医疗负担。此外，DKD患者的CVD风险也显著增加。

二、老年糖尿病肾脏疾病的筛查和诊断

随机尿检测UACR是最为简便的筛查方法，UACR＞30 mg/g即被认为升高，剧烈运动、感染、发热、充血性心力衰竭等可能导致UACR升高。UACR在正常范围内的有些患者也可能已经出现肾功能损害。eGFR是评价肾功能的重要手段之一，目前通常推荐采用CKD-EPI公式计算eGFR。老年人由于体重低、蛋白质摄入少，可能导致eGFR假性正常化，单独使用eGFR判断老年人的肾功能意义有限，且在老年人中eGFR的界定尚存在争议。对老年DKD患者诊断时需要筛查UACR和血清肌酐，同时采用UACR和eGFR进行评估，有助于发现老年DKD患者的早期肾脏损害。根据UACR增高和（或）eGFR下降，同时排除其他因素导致的CKD而做出临床诊断，不建议对老年DKD患者常规行肾脏穿刺活检。DKD患者多数病程较长，一般同时存在糖尿病视网膜病变，以蛋白尿为主而不伴肉眼血尿，eGFR逐渐下降。老年DKD患者发生糖尿病肾损伤时常合并高血压、高血脂、高尿酸、药物性肾损伤等其他因素。

三、老年糖尿病肾脏疾病的综合治疗

当老年DM患者合并CKD时，强调以降糖为基础，合理饮食、运动、控制血压、控制血脂等的综合治疗，注意预防心血管事件和心血管死亡风险。

1. 生活方式治疗

（1）饮食治疗：在进行饮食治疗前，需要对老年DKD患者营养状态进行评估。老年患者出现营养不良可能引发住院日延长、医疗支出增加以及再住院率增加等一系列问题。早期识别并管理营养不良有助于阻止及延缓并发症的发生、发展。老年人改变饮食习惯较为困难，可基于固有的饮食习惯做适当调整。老年DKD患者肌肉含量较低，足够的能量摄入可避免肌肉蛋白分解，故应适度增加蛋白质摄入量，以摄入富含亮氨酸等支链氨基酸的优质蛋白质为主。肾功能正常的老年人需摄入蛋白质$1.0 \sim 1.3$ g/（kg·d），合并急慢性疾病的老年DKD患者需摄入蛋白质$1.2 \sim 1.5$ g/（kg·d），合并肌少症或严重营养不良的老年人摄入蛋白质1.5 g/（kg·d）。对于CKD G4～G5期非透析患者，推荐优质蛋白质摄入量为0.8 g/（kg·d）。除动物蛋白外，可选择优质的植物蛋白。碳水化合物是中国老年DM患者主要的能量来源，碳水化合物可以快速分解供能，也可以降低药物治疗中的低血糖发生风险。进食碳水化合物同时摄入富含膳食纤维的食物可以延缓血糖升高，减少血糖波动，改善血脂水平。膳食纤维增加饱腹感、延缓胃排空，伴有胃轻瘫和胃肠功能紊乱的老年患者避免过量摄入。应关注患者进食碳水化合物、蛋白质与蔬菜的顺序，后进食碳水化合物可降低患者的餐后血糖增幅。合并高血压的患者同时限制钠盐摄入，$NaCl < 5$ g/d或$Na^+ < 2$ g/d有助于老年DKD患者降低血压及CVD风险。对于长期食物摄入不均衡的老年DKD患者，还需注意补充维生素和矿物质。老年DM患者与非DM人群相比，营养不良发生风险更高，更易发生肌少症和衰弱，因此，应避免过度限制能量摄入，强调合理膳食、均衡营养，警惕老年糖尿病营养不良，定期采用营养风险筛查评分表、营养评价量表等营养不良筛查工具确认患者营养风险，尽早发现并干预，有利于改善患者预后。

（2）运动：运动是预防和治疗老年DM的有效方法之一，以规律运动

为主的生活方式干预可以改善DM患者的胰岛素抵抗。但老年患者常伴有
多种慢性疾病，如合并骨关节病变，使步行能力下降；合并脑血管病变、
周围神经病变或肌少症，患者易发生跌倒。因此，老年DM患者开始运动
治疗前需要根据病史、家族史、体力活动水平以及相关的医学检查结果等
进行运动风险评价，并通过心肺耐力、身体成分、肌肉力量和肌肉耐力、
柔韧性以及平衡能力等多项测试对老年患者的运动能力进行评估，为运
动治疗方案的制定提供依据。此外，老年患者常需要服用多种药物，应指
导患者合理安排服药时间和运动时间的间隔，并评估运动对药物代谢的影
响，避免运动相关低血糖、低血压等事件发生。低血糖可发生在运动过程
中，也可在运动后出现延迟性低血糖，需加强运动前、后和运动中的血
糖监测，在运动过程中、运动后或增加运动量时需要注意观察患者有无
头晕、心悸、乏力、手抖、出冷汗等低血糖症状，一旦发生，立即停止运
动并及时处理。低、中等强度有氧运动对于绝大多数老年DM患者是安全
的，具体形式包括徒步、跳健身舞、骑自行车、慢跑等。每周运动5～7
天，运动的最佳时段是餐后1小时，在每餐后运动约20分钟。抗阻训练同
样适用于老年人群，可通过哑铃、弹力带等器械进行抗阻训练，且应加
强下肢肌力训练，以预防和延缓老年性肌少症。老年DM患者常伴有平衡
能力下降等问题，练瑜伽、打太极拳和练习八段锦可以提高协调性及平
衡能力。增强下肢肌力和平衡能力可以降低老年DM患者跌倒风险，增加
其对运动的依从性。

2. 降糖治疗

根据老年T2DKD患者肾功能、血糖情况选择合适的降糖方案，降糖治
疗优先选用不易引起低血糖的、具有肾脏保护作用的SGLT-2抑制剂或有限
证据的GLP-1受体激动剂；其次可选择基本不经过肾脏排泄的药物，如利
格列汀、瑞格列奈和格列喹酮。单药治疗3个月以上血糖仍控制不佳，可联
合不同机制的药物进行治疗，注意避免联合用药增加低血糖及其他不良反
应的风险。应用各种降糖药时均应关注是否需根据eGFR进行剂量调整。经
过规范的非胰岛素治疗无法达到血糖控制目标的老年患者可启动胰岛素治
疗，基础胰岛素（如德谷胰岛素、甘精胰岛素等）较使用一日多次速效胰

岛素或预混胰岛素更为安全，剂量也更容易调整。使用胰岛素治疗应加强防治低血糖，尽量避免低血糖的发生。老年DKD降糖治疗以不发生低血糖和严重高血糖为基本原则。

（1）二甲双胍：国内外多个指南推荐二甲双胍作为老年T2DM患者的首选降糖药。老年DKD患者需要根据eGFR决定能否使用或者是否减量。二甲双胍的不良反应包括胃肠道反应与体重下降，限制了其在部分老年患者中的使用。老年DM患者应从小剂量起始（500 mg/d），逐渐增加剂量，最大剂量不超过2500 mg/d。使用缓释剂型或肠溶剂型有可能减轻胃肠道反应，减少服药次数。如果老年患者已出现肾功能不全，需定期监测肾功能，并根据肾功能调整二甲双胍剂量。eGFR为45～59 mL/（min·1.73 m²）的老年患者应减量，eGFR＜45 mL/（min·1.73 m²）应考虑停药。有重度感染、心力衰竭、呼吸衰竭等疾病的老年患者禁用二甲双胍，eGFR≥60 mL/（min·1.73 m²）的老年患者使用含碘对比剂检查当天要停用二甲双胍，在检查完至少48小时且复查肾功能无恶化后可继续用药；若患者eGFR为45～59 mL/（min·1.73 m²），需在接受含碘对比剂及全身麻醉术前48小时停药，术后仍需要停药48～72小时，复查肾功能无恶化后可继续用药。二甲双胍会增加老年DM患者维生素B$_{12}$缺乏的风险，应在用药后定期监测维生素B$_{12}$水平。

（2）磺脲类：磺脲类药物降糖疗效明确，但易致低血糖及体重增加，长效磺脲类药物上述不良反应更常见，老年DKD患者应慎用。短效类药物以及药物浓度平稳的缓释、控释剂型可在权衡其获益和风险后选用。磺脲类药物与经肝脏细胞色素P450酶代谢药物（如他汀类、抗生素、质子泵抑制剂等）合用时，应警惕低血糖事件及其他不良反应。格列喹酮血浆半衰期为1.5小时，仅5%代谢产物经肾脏排泄，伴肾功能不全的老年DKD患者可以选择。

（3）格列奈类：降糖效果与磺脲类药物相近，体重增加的风险相似，而低血糖风险较低。该类药物需在餐前15分钟内服用，对患者用药依从性要求较高。瑞格列奈主要经肝脏代谢，可以用于肾功能不全的老年患者，无须调整剂量。

（4）α-糖苷酶抑制剂：α-糖苷酶抑制剂主要有阿卡波糖、伏格列波糖、米格列醇等。α-糖苷酶抑制剂通过抑制小肠α-糖苷酶活性，延缓碳水化合物的分解、吸收，从而降低餐后血糖。适用于高碳水化合物饮食结构和餐后血糖升高的DM患者。该类药物的常见不良反应包括腹胀、腹泻、排气增多等胃肠道反应，一定程度上影响了其在老年人群中的应用。使用应小剂量起始，逐渐增加剂量。该类药物单独使用低血糖风险较低，若出现低血糖应使用葡萄糖纠正。

（5）TZD：TZD是胰岛素增敏剂，通过增加骨骼肌、肝脏及脂肪组织对胰岛素的敏感性发挥降糖作用。目前常用的TZD有罗格列酮、吡格列酮，单独使用时不易诱发低血糖，但与胰岛素或胰岛素促泌剂联用可增加患者低血糖风险。TZD作为目前唯一的胰岛素增敏剂，研究显示有一定心血管保护作用。存在严重胰岛素抵抗的老年DM患者可考虑选用该类药物，但TZD可能导致患者体重增加、水肿、骨折和心力衰竭的风险增加，有充血性心力衰竭、骨质疏松、跌倒或骨折风险的老年DKD患者应谨慎使用该类药物。

（6）DPP-4抑制剂：DPP-4抑制剂是近年来国内外相关指南推荐的老年DM一线降糖药之一。该类药物单独应用时，患者一般不出现低血糖，对体重影响一般，胃肠道反应少，较适用于老年患者。西格列汀、利格列汀和沙格列汀的心血管结局试验（CVOT）老年亚组结果显示，该类药物不增加老年患者的主要心血管不良事件（MACE）的发生风险，利格列汀不增加老年患者肾脏复合结局的风险，沙格列汀可能增加患者因心力衰竭住院的风险。利格列汀、沙格列汀在肝功能不全患者中应用时无须调整药物剂量，西格列汀用于轻至中度肝功能不全的患者无须调整剂量。利格列汀可用于CKD G1～G5期的老年患者，无须调整药物剂量，其余DPP-4抑制剂需根据肾功能调整剂量或停用。若怀疑患者出现胰腺炎，应停止使用该类药物。

（7）SGLT-2抑制剂：SGLT-2抑制剂通过抑制近端肾小管SGLT-2的活性增加尿葡萄糖排泄，从而达到降糖作用。我国目前批准临床使用的SGLT-2抑制剂包括达格列净、恩格列净和卡格列净。SGLT-2抑制剂的降糖机制不依赖胰岛素，极少导致低血糖。SGLT-2抑制剂降糖同时有减重、减少内脏脂肪、降血清尿酸的作用。恩格列净和卡格列净的CVOT老年亚组结果显示其可降低T2DM老年患者主要心血管不良事件风险。达格列净、恩格列净的CVOT显示其能够降低T2DM患者的因心力衰竭住院风险。卡格列净、达格列净、恩格列净均显示可改善患者肾脏结局。SGLT-2抑制剂对肾脏结局的改善，老年组与总体人群一致。SGLT-2 抑制剂常见的不良反应为泌尿生殖系统感染、血容量减少等，老年患者使用风险有可能更高。

（8）GLP-1受体激动剂：GLP-1受体激动剂通过与GLP-1受体结合发挥作用，以葡萄糖浓度依赖的方式促进胰岛素分泌和抑制胰高血糖素分泌来降低血糖，兼具降低体重、血压和血脂的作用，更适用于伴胰岛素抵抗、腹型肥胖的DM患者，单独应用GLP-1受体激动剂时低血糖发生风险低。GLP-1受体激动剂在老年人群中的安全性和有效性与成人相似。目前国内上市的GLP-1受体激动剂有艾塞那肽、利拉鲁肽、利司那肽、度拉糖肽、洛塞那肽、司美格鲁肽，均需皮下注射。利拉鲁肽每日注射一次，可在任意时间注射。利司那肽每日注射一次，可在任意一餐前注射。艾塞那肽周制剂、洛塞那肽、度拉糖肽和司美格鲁肽每周注射一次，无其他时间限制。GLP-1受体激动剂灵活的给药方式提高了老年DM患者用药的依从性，周制剂的用药依从性更高。利拉鲁肽、度拉糖肽、司美格鲁肽显著降低T2DM患者心血管不良事件风险。GLP-1受体激动剂应用没有年龄限制，但可能导致恶心、厌食、呕吐、腹泻等胃肠道不良反应及体重减轻，不适合用于营养不良、肌少症以及衰弱的老年患者。因有延迟胃排空的作用，存在胃肠功能异常尤其是有胃轻瘫的老年患者不宜选用该类药物。

（9）胰岛素：在生活方式和非胰岛素的降糖药治疗基础上，老年T2DKD患者血糖仍未达标，可加用胰岛素治疗。在起始胰岛素治疗前，需要充分考虑老年DM患者的整体健康状态、血糖升高的特点和低血糖风险等因素，权衡患者获益风险比，个体化选择治疗方案。当起始胰岛素治疗时，首选基础胰岛素，用药方便、依从性高，适用于多数老年患者。基础胰岛素应选择血药浓度较平稳的剂型（如德谷胰岛素、甘精胰岛素U100、甘精胰岛素U300），在早上注射，以降低低血糖的发生风险，尤其是夜间低血糖的发生风险。可根据体重计算起始剂量，$0.1\sim0.3$ U/（kg·d），根据空腹血糖水平，每3～5天调整一次剂量，直至空腹血糖达到预定目标。当空腹血糖达标，但HbA1c不达标时，应重点关注餐后血糖，必要时可添加餐时胰岛素。基础胰岛素联合餐时胰岛素（3次/天）比较符合人体生理胰岛素分泌模式，但复杂的给药方案会降低患者长期治疗的依从性，不适用于健康状态差、预期寿命短的老年DM患者。双胰岛素每日注射1～2次，与多次胰岛素注射疗效相当，注射次数少，患者用药依从性较高，在老年DM患者中具有与非老年DM患者相似的药代动力学、疗效和安全性。预混胰岛素与基础胰岛素联合餐时胰岛素方案相比注射次数少，但在老年DM患者中，尤其是长DM病程、自身胰岛功能较差、进餐不规律的患者中，每日2次预混胰岛素治疗灵活性差，可能增加低血糖风险。当老年DM患者HbA1c＞10.0%，或伴有高血糖症状，或严重高血糖（空腹血糖＞16.7 mmol/L）时，根据患者的健康状态及治疗目标，可采用短期胰岛素治疗。除自身胰岛功能衰竭者外，老年DM患者经短期胰岛素治疗血糖控制平稳、高糖毒性解除后，应及时减少胰岛素注射次数并优化降糖方案。在老年DM患者中，对于已应用胰岛素的老年DM患者，应评估胰岛素治疗是否是必需的，是否可以简化胰岛素治疗方案。高龄、预期寿命短或健康状态差的老年DM患者不建议多针胰岛素治疗。对于非胰岛素治疗血糖控制可达标的老年DM患者，应逐步将胰岛素进行减停。必须联用胰岛素才能将血糖控制满意的老年DM患者，应尽量简化胰岛素治疗方案，尽量减少注射次数；采用长效或超长效胰岛素类似物控制空腹及餐前血糖满意者，当餐后血糖不达标时再考虑加用餐时胰岛素；可以将预混胰岛素转换为基础胰岛素，以简化方案并降低低血糖发生风险。

2020年ADA指南建议，老年T2DM患者应注意调整胰岛素用法。对于使用基础胰岛素和餐时胰岛素的患者，应将基础胰岛素的注射时间从就寝前改为早晨，对餐时胰岛素，若使用已经＞10 IU，建议减少1/2剂量，增加口服降糖药，最终停用胰岛素；如餐时胰岛素≤10 IU，则直接停用胰岛素，添加非胰岛素类药物，eGFR≥45 mL/（min·1.73 m²）者加用二甲双胍，对于eGFR＜45 mL/（min·1.73 m²）的老年患者，若已使用二甲双胍或对二甲双胍不耐受，则调整为其他口服降糖药；对于使用预混胰岛素的老年DM患者，注射时间应改为早晨，使用总剂量的70%，根据空腹血糖值调整胰岛素剂量或添加口服降糖药。

3. 降压治疗

（1）目标血压：老年DKD患者同时并发高血压的风险更高。高血压是心血管疾病的独立危险因素，在控制其他危险因素后，收缩压每升高10 mmHg，缺血性心脏疾病和缺血性脑卒中的相对发病风险增加30%，而降压治疗能够降低DM患者心血管事件的发生风险及死亡风险。在老年患者中，降压治疗的获益也已被临床研究充分证实。控制血压达标对于减缓CKD的进展至关重要。推荐老年DM患者收缩压控制目标为<140 mmHg，以降低CVD风险。合并ASCVD的老年DM患者，如能够耐受，可考虑将收缩压控制在<130 mmHg，但需密切监测血压，不建议收缩压<120 mmHg，以防出现体位性低血压。对于年龄≥80岁、预期寿命短或健康状态差的老年DKD患者可适当放宽收缩压控制目标（<150 mmHg）。

（2）降压药物选择：ACEI显著减少DM患者的主要心血管不良事件、心血管死亡和全因死亡，在老年DM患者中，ACEI也可以减少心血管死亡。ARB在DM患者中具有相似效果，在老年人中，ARB显著减少脑卒中。国内外相关指南推荐将ACEI或ARB作为老年DM患者控制血压的一线用药，但不建议两类药联合应用，以避免高钾血症和AKI的风险。在应用过程中密切监测血钾、血清肌酐水平。如使用ACEI或ARB单药血压控制不佳，可考虑加用CCB、噻嗪类利尿剂或β受体阻滞剂协同降压。在降压过程中注意关注血压达标情况、肾功能和血钾变化。

4. 心血管疾病危险因素的防治

（1）控制血脂：高甘油三酯血症和低高密度脂蛋白胆固醇血症是DM最常见的血脂异常类型，LDL-C与动脉粥样硬化有关联。对合并ASCVD或检测指标异常的老年DM患者，LDL-C需要<2.6 mmol/L，有其他心脑血管病变存在的患者，LDL-C <1.8 mmol/L。治疗需要长期服用他汀类药物。当使用他汀类药物单药不能使LDL-C达标时，可联合服用胆固醇吸收抑制剂依折麦布。对他汀类药物不耐受者（如出现肝酶升高、肌酶异常）可调换其他降胆固醇药物。单纯高甘油三酯血症者，首先控制脂肪的摄入量。血清TG水平在2.26～5.50 mmol/L者，可选用贝特类降脂药物；如

血清TG≥5.65 mmol/L，首选贝特类降脂药物。

（2）控制高尿酸血症：老年人高尿酸血症发病率高于中青年，但痛风发作和痛风石发病率低于中青年。老年DM患者合并高尿酸血症更常见，国内报道为20%～40%。高尿酸血症是动脉粥样硬化、外周神经病变的独立危险因素，控制高尿酸血症是老年DM患者重要的管理目标之一。目前推荐的控制目标：单纯DM合并高尿酸血症，血清尿酸控制在<420 μmol/L；合并心血管和肾脏病变，血清尿酸需<360 μmol/L；有痛风发作的患者，血清尿酸<300 μmol/L。老年DM患者血清尿酸干预治疗时机：血清尿酸>420 μmol/L，生活方式（低嘌呤饮食、戒烟、戒酒、多饮水）未能控制达标者，应该服用降尿酸药物。老年人推荐服用抑制嘌呤合成类药物（别嘌呤醇、非布司他），小剂量起始，逐步降低血清尿酸水平至目标值，别嘌呤醇主要从肾脏排出，CKD G3～G4期患者需减量，CKD G5期患者禁用。CKD G4～G5期患者可减量使用非布司他。如用促尿酸排出的药物苯溴马隆，需注意关注肝、肾功能的变化和碱化尿液，使用$NaHCO_3$维持尿pH值在6.2～6.9。当尿pH值≥7时无须服用$NaHCO_3$，避免引发肾脏非尿酸盐结石。

（3）抗血小板药物：适用于老年DM患者心脑血管病的二级预防，阿司匹林是首选抗血小板药物，使用方便，每日75～100 mg，空腹服用注意防范消化道出血风险。有纤维蛋白原水平升高、存在高凝状态者，或对阿司匹林不耐受者，可用氯吡格雷，每日50～75 mg，或西洛他唑50 mg，2次/天，也可联合口服贝前列腺素钠片。

5.透析治疗

（1）老年DM合并CKD G5期患者的透析指征：由于老年DM合并CKD G5期（ESRD）患者常常合并高血压、心血管病变、肾性贫血、酮症、酸中毒、水钠潴留以及全身中毒症状等并发症，症状比一般的ESRD患者出现早、进展快、病情重，同时，由于机体代谢异常，体内多种酶的功能障碍影响了氮质代谢与肌酐生成，所测得的血清肌酐代表的肾功能往往低于实际所代表的肾功能，因此老年DM合并ESRD患者可能需要较早地接受替代治疗。透析时机一般由两方面的因素来决定：①临床症状和明显的尿毒症并发症；②实验室指标。若临床症状明显，并发症多，eGFR<15 mL/（min·1.73 m^2）可以考虑透析治疗。

（2）透析方式的选择：透析治疗有腹膜透析和血液透析。腹膜透析与血液透析各有利弊。对老年DKD患者透析方式的选择也尚无统一的标准。①腹膜透析。腹膜透析的优点是：血流动力学稳定，血浆溶质浓度峰值相对稳定，无血管通路问题。残余肾功能减损缓慢，容易控制高血压、清除中分子物质和β$_2$-MG。不需复杂的透析设备，不用肝素，减少肝素相关并发症。腹膜透析的缺点是糖负荷过多，易出现高脂血症和腹膜透析相关性腹膜炎。蛋白质和氨基酸丢失、营养不良、腹膜透析导管并发症、腹膜硬化使透析效能下降、老年DM患者机体防御能力降低是产生腹膜感染的重要原因。老年DKD患者行腹膜透析更易出现营养不良、出口和隧道感染、腹膜炎、胃轻瘫等。②血液透析：伴DM的老年ESRD患者接受血液透析的远期生存率和生活质量优于接受腹膜透析，但老年DKD患者行血液透析时并发症明显增多。a.透析中低血压：发生率约占20%，其原因与冠心病、心肌病、血管功能差、低蛋白血症、自主神经功能紊乱、严重贫血、心包积液等有关。处理：采用高钠透析液；低超滤率（<500 mL/h）；序贯透析或血液滤过；部分病例可口服α受体激动剂，或应用肉碱；低温透析；合并低蛋白血症者，静脉给予白蛋白或血浆；用EPO纠正贫血；伴高血压者，在透析前停用降压药物；透析中不进食；使用生物相容性好的透析膜。b.透析中高血压：约占50%，多因超滤而激活RAAS系统，应注意缓慢超滤达到干体重；降压药物用ACEI、ARB、CCB、α受体阻滞剂，慎用β受体阻滞剂。c.透析中低血糖：透析中低血糖与透析前后给予胰岛素治疗、进食差、合并感染、口服降糖药或β受体阻滞剂的使用等因素相关。d.伴有DKA者在透析后常发生脑水肿或原有脑水肿加重，应积极处理DKA。e.血管通路失败，并发症以通路血栓、狭窄、感染、假性动脉瘤等多见。f.神经病变，血液透析对DM相关感觉、运动神经病变几乎无效。

6.肾移植

不能单纯把年龄作为肾移植的排除因素，应结合其他影响患者预后的因素判断能否进行肾移植。老年DM合并ESRD肾衰竭患者需长期透析，透析的并发症多、死亡率高。研究表明，老年人群即使优先分配较低质量肾脏，移植的生存率仍优于透析。需要充分评估该类患者移植的预后，以及住院时间、费用、生活质量和生存率。

四、老年糖尿病肾脏疾病慢性并发症的防治

1. 心血管病变的防治

老年DM伴发的心血管病变包括动脉粥样硬化导致的缺血性冠状动脉供血不足或闭塞；DM微血管病变所致心肌病变、心脏自主神经病变，可引发心律失常、对心肌缺血感应的缺失；高血压引起心室肥厚、舒张功能减退；长病程的老年DM患者常伴有多支冠状动脉病变，临床上可出现无症状心肌梗死、心力衰竭、心源性猝死等严重心血管事件。对于已确诊无症状冠心病的老年DM患者，需进行扩冠、抗凝、调脂、稳定斑块等治疗，避免发生严重冠状动脉事件。老年T2DM患者，当无禁忌证时可优先选用联合SGLT-2抑制剂或GLP-1受体激动剂类降糖药降低心血管事件发生风险。对已经发生临床心肌梗死的老年DM患者，需在心脏专科医生的指导下采取积极有效的治疗措施，防止并发症（包括严重心律失常、心力衰竭、心源性休克等）的发生，以降低心血管病死率。

2. 脑血管病变的防治

老年DM合并的脑血管病变90%以上是缺血性脑梗死，近1/3卒中患者的病因与颈动脉重度狭窄和斑块脱落有关，老年DM患者容易合并心房纤颤，钙化性心脏瓣膜病患者心瓣膜的栓子脱落也是卒中发生的危险因素。伴有脑血管病的老年DM患者，可表现为急性脑梗死病灶部位的神经功能缺损、失语、意识障碍、淡漠、焦虑、抑郁、认知障碍等症状，少数患者表现为无症状性脑梗死。确诊患者均需对脑血管病变的危险因素进行评估，包括神经系统体征、运动能力和认知功能的检查，代谢相关生化指标，动脉粥样硬化和心脏超声相关检查，进行头部CT、磁共振成像（MRI）及血管成像了解有无颅内病变。脑梗死的一级预防包括生活方式管理和戒烟，控制血压、血糖、血脂。如发现动脉壁有小斑块形成或头部CT/MRI发现小缺血灶，要开始抗血小板治疗。二级预防针对已发生脑梗死者，防止再

发，降低致残率和病死率，并改善患者的生活质量。对于有肢体运动障碍的老年患者，坚持适度的肢体运动康复治疗能改善预后。需胰岛素或胰岛素促泌剂治疗的老年DM患者，因为有较高的低血糖风险，血糖控制标准需酌情放宽至HbA1c<8.5%，餐后或随机血糖应<13.9 mmol/L，避免发生糖尿病高血糖高渗状态（HHS），HHS可加重或诱发再次脑梗死。血压控制标准可放宽为<150/85 mmHg，在病情稳定后逐步调整血压为<140/80 mmHg。LDL-C控制在<1.8 mmol/L。西洛他唑联合阿司匹林抗血小板治疗对预防脑梗死再发有明确获益。

3. 下肢血管病变的防治

老年DKD患者普遍存在下肢动脉粥样硬化性病变（lower extremity atherosclerotic disease, LEAD），病变程度和进展速度与患者遗传背景、年龄、病程、血糖及伴随其他代谢异常控制水平等密切相关，与心脑血管病变严重程度有较高的一致性。下肢动脉闭塞可引起缺血性下肢运动障碍（间歇性跛行），也是糖尿病足导致截肢致残的主要病因。DM患者的LEAD具有弥散性、长节段、膝下小血管多发、节段性完全闭塞、侧支循环形成差、钙化严重等特征。临床可表现为无症状（早期）、不同程度间歇性跛行及缺血性静息痛、溃疡或坏疽。为降低LEAD的危害，国内外相关指南推荐进行LEAD的筛查和防治。规范化的LEAD三级预防包括：一级预防，防止或延缓LEAD的发生；二级预防，缓解症状，延缓LEAD的进展；三级预防，血运重建，减少截肢和心血管事件发生。对每一位老年DKD患者均应定期行足背动脉搏动触诊筛查。如足背动脉搏动正常，行下肢动脉超声检查，明确存在动脉粥样硬化斑块者，建议养成良好的生活方式，控制血糖、血压、血脂和血清尿酸等指标，联合抗血小板治疗，定期复查。如足背动脉搏动明显减弱或消失，静息踝肱指数（ABI）>0.90，无间歇性跛行，严格控制各项代谢指标，用抗血小板药物治疗。如有间歇性跛行症状，ABI≤0.90，提示存在下肢动脉闭塞，可行下肢动脉CT血管成像、磁共振动脉造影和数字减影血管造影（DSA）检查，以明确病变程度，是否需要血管重建治疗，严格控制各项代谢指标，在阿司匹林的基础上联合贝前列腺素钠或西洛他唑治疗。如果内科保守治疗无效，患者有外科手术或血管腔内介入治疗的适应证，应及时选择对应的血管重建手术。

4. 缺血性肠病的防治

缺血性肠病是肠系膜动脉或静脉血栓或栓塞引起供血区域局部肠坏死所致的病症，临床上分为急性肠系膜缺血、慢性肠系膜缺血和缺血性结肠炎。高血压、DM、高脂血症、高尿酸血症所致动脉粥样硬化、心房颤动、心瓣膜病、血管炎性病变引起的血栓脱落均是致病因素。合并外周动脉粥样硬化的老年DM患者是缺血性肠病的易发人群，患者出现腹痛、恶心、呕吐、腹泻、便血等肠道病变症状需注意和其他急腹症进行鉴别诊断。腹部彩超、CT/MRI的选择性血管造影有助于明确病变部位。尽早确诊，可采取肠道减压、禁食、营养支持、维持水和电解质平衡、抗炎等治疗，同时可行扩张血管、溶栓、抗凝、血管介入手术等病因治疗，如患者发生肠坏死、腹膜炎、局部脓肿，需要外科手术治疗。

5. 糖尿病视网膜病变

糖尿病视网膜病变是DM特有的微血管并发症，可起始于在DM前期。血糖和血压控制差、不良生活方式均是糖尿病视网膜病变进展至不可逆转失明的重要原因，尤其是病程长的老年DM患者。老年后患DM者糖尿病视网膜病变患病率低于老年前患DM者，老年相关和DM相关的黄斑病变所致失明风险显著增加。老年DM患者需每年进行眼科检查、视网膜病变筛查，有条件者每年常规进行免散瞳眼底照相、光学相干断层成像（OCT）筛查，及时发现早期视网膜和黄斑水肿等病变，及早开始治疗对降低失明率获益最大。若患者出现黄斑水肿、中度及以上的非增殖性糖尿病视网膜病变，应由在糖尿病视网膜病变管理方面有知识和经验的眼科医生进一步管理。发展至重度非增殖期视网膜病变后，激光光凝治疗是预防失明的有效措施，辅以改善微循环药物（如羟苯磺酸钙、胰激肽释放原酶）等有一定帮助。玻璃体腔内注射抗血管内皮生长因子（VEGF）适用于治疗中度以上DM黄斑水肿，以减轻失明的风险。

6. 糖尿病周围神经病变

糖尿病周围神经病变（diabetic peripheral neuropathy, DPN）是指DM所

致的脑神经、脊神经、远端神经及自主神经病变，是DM最常见的慢性并发症，老年DM患者，特别是有10年以上DM病史者，50%以上被累及，其中以远端对称性多发性神经病变（distal symmetric polyneuropathy, DSPN）最具代表性。DPN是因长期高血糖及相关代谢异常引起周围神经缺血、轴索损伤或脱髓鞘性退变，致感觉、运动、自主神经功能减弱，出现对应神经调节功能异常。由于老年DM患者伴存的骨关节病变、精神异常、认知障碍等病变，症状可能会相互影响，当诊断DPN时需要综合分析。DPN的治疗包括：①控制血糖，目标HbA1c＜7.0%，良好的血糖控制可以延缓DPN的进展。②病因治疗：改善微循环，常用药物为前列地尔、贝前列腺素钠、西洛他唑、己酮可可碱、胰激肽释放原酶、羟苯磺酸钙等；抗氧化应激，常用药物为α-硫辛酸；改善代谢紊乱，常用药物为依帕司他，在临床上可采取PGE₁、α-硫辛酸和依帕司他联合治疗；神经修复营养治疗，如甲钴胺、神经节苷酯、肌醇和亚麻酸等。普瑞巴林或度洛西汀作为治疗痛性神经病的首选药物，能明显改善疼痛症状，在老年DM患者中使用是安全有效的。合并体位性低血压的患者，可选用盐酸米多君改善体位性低血压。胃轻瘫患者首选甲氧氯普胺治疗，较多潘立酮对心律影响小，更适合老年DM患者，可联合应用抑制胃酸分泌的药物。有胃轻瘫或胃肠功能降低的患者，禁用肠促胰岛素类的降糖药。

7. 糖尿病足

因DPN所致下肢远端感觉神经/运动神经功能异常，伴随不同程度下肢血管病变引起供血不足，致足部皮肤、软组织、骨关节受损变形，足缘或足趾局部缺血性坏死，称为干性坏疽；在慢性病变基础上，足部皮肤破损后合并的细菌感染可快速延伸至深层软组织/骨而形成脓肿，导致湿性坏疽，如治疗不及时，感染继续扩散可引发菌血症、败血症甚至死亡。在糖尿病足患者中，老年患者约占50%，是老年DM患者致死、致残的严重慢性并发症之一。不良生活方式，血糖、血压、LDL-C长期控制不佳，是糖尿病足的致病因素，高龄也是截肢风险增加的独立危险因素。DM患者发生糖尿病足后死亡风险增加1倍以上，主要死亡原因为心脑血管疾病、猝死。对老年DM患者而言，糖尿病足的主要防治措施包括：①控制危险因素，降低足部损伤的发生风险；②定期进行下肢血管、神经病变的筛查，早期识别老年糖尿病足的高危患者；③纠正容易引起神经病变性糖尿病足溃疡的危险因素，如不合脚的鞋袜、趾甲异常、足部皮肤干燥或足底干裂，避免热水长时间泡脚，避免使用电热宝、热水袋暖脚，防止足部感染或烫伤，积极预防神经病变性糖尿病足溃疡的发生；④每日检查足部皮肤，尽早发现神经病变性糖尿病足溃疡并及时就诊处置，降低感染率；⑤神经病变性糖尿病足溃疡合并感染，需判断感染程度，轻度感染也要积极局部抗炎治疗，中度以上感染应尽快到专科就诊，接受多学科综合治疗，必要时给予改善下肢血液循环的治疗，早期控制感染，降低截肢风险；⑥对于溃疡合并感染治疗难愈合、疗程长或已截肢的患者，心脑血管疾病和ESRD是主要死亡原因，需全面评估、综合防治，以降低病死率。对于已发生神经病变性糖尿病足溃疡和坏疽的患者，需根据损伤情况分级处置，采取患肢减压、局部清创引流，同时改善全身营养状态、控制血糖、有效控制感染、神经营养、改善下肢血液循环等综合治疗。及时有效地控制感染和改善下肢血液循环、及时地多学科会诊和转诊有利于神经病变性糖尿病足溃疡的早日愈合和降低截肢率。

五、老年糖尿病肾脏疾病急性并发症的防治

1. 低血糖

在老年DM患者中，低血糖是常见的急性并发症之一，可导致心律不齐、心肌梗死、跌倒，甚至昏迷、死亡等不良事件，反复发生严重低血糖会导致老年DM患者的认知功能下降甚至痴呆。年龄是低血糖发生的危险因素之一，因此，老年DM患者较非老年DM患者的低血糖风险更高。除年龄因素以外，血糖调节能力减弱、肾功能不全导致胰岛素清除减慢、合并CVD、多重用药、合并自主神经病变等均是老年DM患者发生低血糖的危险因素。老年DM患者认知功能下降也是导致严重低血糖风险增加的重要原因。饮酒、过度限制碳水化合物、进餐不规律、大量运动前未加餐等不良

生活习惯是导致低血糖的常见诱因。典型低血糖症状有出汗、心慌、手抖等交感神经兴奋症状和脑功能受损症状。但老年DM患者低血糖临床表现不典型，发生低血糖时常常不表现为交感神经兴奋症状，而表现为头晕、视物模糊、意识障碍等脑功能受损症状，夜间低血糖可表现为睡眠质量下降、噩梦等。老年DM患者由于神经反应性减弱，对低血糖的反应阈值下降，极易出现严重低血糖。老年DM患者的无症状性低血糖发生风险较非老年DM患者更高，且存在无症状性低血糖的老年DM患者发生严重症状性低血糖甚至死亡的风险高。反复低血糖可进一步减弱神经反应性，老年DM患者可能在不出现低血糖症状的情况下直接昏迷，尤其是夜间容易发生上述情况，难以被发现和及时得到救治。胰岛素和（或）胰岛素促泌剂不规范使用是老年DM患者发生低血糖的重要原因，因此，对老年DM患者选择胰岛素、磺脲类或格列奈类降糖药，需要严格掌握适应证，根据肾功能情况谨慎选用，同时应加强血糖监测，必要时可应用CGM。单药应用二甲双胍、DPP-4抑制剂、α-糖苷酶抑制剂、GLP-1受体激动剂、SGLT-2抑制剂等低血糖风险较低，但由于老年DM患者常合并多种疾病，故应警惕与其他药物相互作用而导致的低血糖风险增加。此外注意调整饮食结构和进餐顺序，避免进食太快，有利于降低胃肠道对碳水化合物类食物的消化吸收速度，减少餐后胰岛素释放；或采取主食分餐，均可避免反应性低血糖发生。长效胰岛素+口服降糖药联合模式较预混胰岛素应用引发的低血糖少。有夜间低血糖倾向者，可将长效胰岛素调至早餐前注射。当出现低血糖症状时，及时测定血糖，根据血糖降低的不同程度补充葡萄糖。正在服用α-糖苷酶抑制剂的患者，需直接摄入葡萄糖制剂。在纠正低血糖后需仔细分析发生的诱因，找出解决方法，避免再发。

2. 高血糖高渗状态

HHS是DM的严重急性并发症之一，临床以严重高血糖、血浆渗透压升高、脱水和意识障碍为主要表现，无明显的酮症和代谢性酸中毒。老年DM患者是存在HHS的最主要人群。HHS比DKA的病死率高，约为DKA病死率的10倍，需引起临床医生的高度重视。感染是HHS的主要诱因，其次是胰岛素等降糖药的不恰当停用。患者表现为烦渴、多饮、淡漠、嗜睡，甚至出现幻觉、癫痫样发作、昏迷等。老年DM患者由于皮肤弹性差，脱水表现的识别更加困难。HHS的诊断标准包括：血糖≥33.3 mmol/L，有效血浆渗透压≥320 mOsm/L，血气分析无明显代谢性酸中毒和无严重酮症。在治疗上，补液有助于恢复血容量和肾脏灌注、改善外周循环，并降低血糖水平。老年DM患者注意补液过慢、过少易出现低血压、肾前性肾功能不全，但补液过量、过快则可能出现心力衰竭，因此补液速度需根据患者的血压、肾功能、心功能情况进行个体化调整。持续静脉泵入胰岛素，并注意监测血钾，避免血钾过低或者过高导致恶性心律失常。

3. 糖尿病酮症酸中毒

DKA在老年DM患者中不常见，但是一旦出现，老年DM患者较非老年DM患者更可能出现各种并发症，导致器官、系统功能损害。胰岛素用药依从性差、感染、心房颤动等是老年DM患者发生DKA的重要诱因。此外，使用SGLT-2抑制剂的老年DM患者也需警惕发生DKA。腹痛、恶心、呕吐是DKA的常见临床表现，但当老年DM患者合并DKA时，神经系统表现可能更为突出，这些胃肠道表现不明显。诊断要点包括：血糖增高，血酮体和（或）尿酮体水平升高，血pH值和（或）CO_2CP降低。在治疗上尽快补液恢复血容量、降低血糖、纠正电解质及酸碱失衡，同时积极寻找并去除诱因、防治并发症，以降低病死率。

4.乳酸酸中毒

乳酸酸中毒罕有发生，但患者死亡率高，极其凶险。当老年DM患者合并肾功能不全时，可能造成双胍类药物在体内蓄积，增加乳酸酸中毒风险。当肝、肾功能不全的老年DM患者应用双胍类药物时，应高度警惕乳酸酸中毒。

5.急性肾损伤

在老年DM患者治疗过程中应谨慎用药，防止发生AKI，避免不必要的药物使用。对老年DM患者进行健康教育，不可自行随意选用降糖药或者有肾毒性的中草药。

（邱红渝）

第十二节　妊娠合并糖尿病肾脏疾病

一、妊娠合并糖尿病肾脏疾病概述和流行病学

妊娠合并DM包括妊娠前DM合并妊娠（pregestational diabetes mellitus, PGDM）、DM前期和妊娠期DM（gestational diabetes mellitus, GDM）。

（1）PGDM：根据其DM类型分别诊断为T1DM合并妊娠或T2DM合并妊娠。

（2）DM前期：包括空腹血糖受损（IFG）和糖耐量受损（IGT）。

（3）GDM：经过营养管理和运动指导可将血糖控制理想者定义为A1型GDM；需要加用降糖药才能将血糖控制理想者定义为A2型GDM。据相关研究统计有5%～10% PGDM孕妇合并DKD，妊娠可造成暂时性肾功能恶化，但尚无研究发现妊娠合并早期DKD与ESRD相关。DKD孕妇如果肾功能正常，同时在妊娠期血糖控制理想，妊娠对肾功能的影响较小。但妊娠初期已经合并肾功能不全或大量蛋白尿（>3.0 g/24 h）的DKD孕妇可能进展为ESRD。妊娠合并DKD的孕妇发生不良产科并发症的风险也明显增高，包括高血压疾病、子宫胎盘功能不全以及因为肾功能恶化导致的早产。

二、妊娠合并糖尿病肾脏疾病的筛查和诊断

（1）对所有首次产前检查的孕妇进行FPG筛查以除外妊娠前漏诊的DM，FPG≥5.6 mmol/L可诊断为妊娠合并IFG，在明确诊断后应进行饮食指导，妊娠期可不行口服葡萄糖耐量试验（oral glucose tolerance test, OGTT）。首次产前检查还需要排查DM的高危因素，包括肥胖、一级亲属有T2DM病史、冠心病史、慢性高血压、HDL<1 mmol/L、GDM史或巨大儿分娩史、多囊卵巢综合征史、年龄>45岁。不推荐对妊娠期患者用HbA1c进行DM筛查。GDM指在妊娠期发生的糖代谢异常，不包含在妊娠前已经存在的T1DM或T2DM。妊娠期产前检查发现血糖升高的程度已经达到DM

的标准，应诊断为PGDM。妊娠前未确诊、妊娠期发现血糖升高达到以下任何一项标准应诊断为PGDM：①FPG ≥ 7.0 mmol/L；②伴有典型的高血糖或高血糖危象症状，任意血糖≥11.1 mmol/L；③HbA1c≥6.5%；④妊娠期OGTT-2小时血糖≥11.1 mmol/L。确诊为DM（T1DM或 T2DM）、DM前期（IFG或IGT）或既往有GDM史的妇女如果计划妊娠，需要进行妊娠前咨询和病情评估。评估内容包括：妊娠前血糖控制水平，有无糖尿病视网膜病变、DKD、神经病变和CVD等，有无甲状腺功能异常等。

（2）对PGDM患者需要筛查UACR和血清肌酐，采用UACR和eGFR进行评估，有助于发现GDM患者的早期肾脏损害。妊娠可造成轻度DKD妇女暂时性肾功能减退；合并严重的肾功能不全妇女［血清肌酐＞265 μmol/L或eGFR＜30 mL/（min·1.73 m^2）］，妊娠可导致ESRD，因此，不建议合并严重肾功能不全的DKD患者妊娠。

三、妊娠合并糖尿病肾脏疾病的综合治疗

1. 生活方式干预

（1）饮食治疗：适当减少能量摄入，妊娠早期不低于1600 kcal/d，妊娠中晚期适当增加。根据妊娠前BMI和妊娠期体重增长速度指导患者控制每日摄入的总能量，制定个体化、合理的膳食方案。控制总能量摄入有助于维持血糖水平和妊娠期适宜的体重增长，同时有助于降低娩出巨大儿的风险；不能过分限制总能量摄入以免发生酮症。妊娠中晚期可根据不同情况增加总能量摄入。不建议妊娠前超重和肥胖的妊娠合并DM患者在整个妊娠期过度限制总能量和减重，对于妊娠前肥胖的妇女，应减少总能量摄入，以摄入1600～1800 kcal/d为宜。碳水化合物是饮食中能量供应的最主要来源，每日碳水化合物的摄入量不应低于175 g，碳水化合物供应的能量以占总能量的50%～60%为宜。优先选择多样化、GI较低、对血糖影响较小的食物。低GI的碳水化合物有助于降低妊娠期体重增长过度的风险，并能够改善糖耐量异常、减轻妊娠导致的胰岛素抵抗、减少GDM孕妇胰岛素的使用、降低GDM孕妇分娩巨大儿的风险。肥胖孕妇可适当减少碳水化合

物的摄入量。充足的蛋白质摄入可以满足孕妇妊娠期生理调节及胎儿生长发育所需。每日蛋白质摄入量不应低于70 g。适当限制饱和脂肪酸含量高食物，如动物油脂、红肉类、全脂奶制品等，减少油炸食品的摄入量，饱和脂肪酸摄入量不应超过总摄入量的7%；单不饱和脂肪酸，如橄榄油等，其供能应占脂肪供能的1/3以上；减少或限制反式脂肪酸的摄入量。膳食纤维具有控制餐后血糖上升程度、改善糖耐量和降低血胆固醇的作用，同时还有助于降低妊娠期便秘、GDM和子痫前期的发生率。膳食纤维每日摄入量应为25～30 g。孕妇对铁、叶酸、钙、磷、锌、维生素D、维生素B_6的需要量明显增加，补充叶酸、镁、维生素D、锌等的摄入有助于降低妊娠期的FPG水平、胰岛素和胰岛素抵抗水平，以及GDM的发生风险。

（2）运动：妊娠前和妊娠早期规律运动，可明显降低GDM的风险。妊娠早期开始每周规律自行车运动，可使超重和肥胖者GDM的发生风险显著下降，可有效控制超重和肥胖孕妇妊娠期体重增长，减轻其妊娠期胰岛素抵抗程度。有荟萃分析显示，对于妊娠前BMI正常的孕妇，运动也可显著降低GDM的发生风险。GDM孕妇在接受规范的饮食和规律运动后对胰岛素治疗的需求明显降低。对于BMI＞25.0 kg/m^2的GDM患者，饮食联合运动治疗可以使需要胰岛素治疗的患者比例显著降低，胰岛素治疗的起始时间明显延迟及胰岛素治疗的药物剂量显著减少。妊娠中晚期规律运动，可显著降低GDM患者娩出巨大儿及剖宫产手术率。无运动禁忌证的DM或早期DKD孕妇，1周中至少5天每天进行20～30分钟中等强度的运动。

2. 降糖治疗

通过生活方式干预血糖仍不能达标的GDM患者，应接受降糖药治疗。DM妇女在计划妊娠前可将口服降糖药更换为胰岛素。口服降糖药如二甲双胍可在医生指导下继续使用。

（1）二甲双胍：妊娠期应用二甲双胍的有效性和对母儿的近期安全性与胰岛素相似；若患T2DM的孕妇无法使用胰岛素，可使用二甲双胍控制血糖。二甲双胍（单用或联用胰岛素）与单用胰岛素相比，不良妊娠结局无增加，证实了二甲双胍的有效性和安全性。GDM患者使用二甲双胍后血糖控制情况和母儿结局与单用胰岛素相似，同时，二甲双胍还可减少GDM患者妊娠期增重和新生儿低血糖的发生，较胰岛素更具优势。二甲双胍可以通过胎盘进入胎儿体内，但目前尚未发现二甲双胍对子代有明确的不良作用。二甲双胍最小推荐剂量为500 mg/d，最佳有效剂量为2000 mg/d，可用的最大剂量为2500 mg/d，缓释剂型最大用量为2000 mg/d。使用1次/天的缓释制剂患者可能具有更好的胃肠道耐受性，提高用药依从性。二甲双胍禁用于妊娠合并T1DM、严重肾功能不全［eGFR<30 mL/（min·1.73 m²）］、心力衰竭、DKA和急性感染的孕妇。

（2）磺脲类：常用的磺脲类药物主要有格列本脲、格列齐特、格列吡嗪、格列喹酮和格列美脲。目前临床缺乏孕妇使用磺脲类药物的经验，不建议使用。

（3）格列奈类：降糖效果与磺脲类药物相近，体重增加的风险相似，而低血糖风险较低。目前缺乏孕妇使用格列奈类药物的安全性评估，不建议使用。

（4）α-糖苷酶抑制剂：α-糖苷酶抑制剂主要有阿卡波糖、伏格列波糖、米格列醇。目前缺乏孕妇使用α-糖苷酶抑制剂的临床研究，孕妇不建议使用。

（5）TZD：胰岛素增敏剂，通过增加骨骼肌、肝脏及脂肪组织对胰岛素的敏感性发挥降糖作用。不建议孕妇使用该类药物。

（6）DPP-4抑制剂：该类药物通过抑制DPP-4酶活性提高GLP-1的水平，葡萄糖浓度依赖性地促进内源性胰岛素分泌，抑制胰高血糖素分泌，降低血糖。除非确有需要，一般不得在妊娠期间使用本类药物。

（7）SGLT-2抑制剂：SGLT-2抑制剂通过抑制近端肾小管SGLT-2的活性增加尿葡萄糖排泄，从而达到降糖作用。SGLT-2抑制剂在妊娠中期和晚期不推荐使用。

（8）GLP-1受体激动剂：GLP-1受体激动剂通过与GLP-1受体结合发挥作用，以葡萄糖浓度依赖的方式促进胰岛素分泌和抑制胰高血糖素分泌，从而降低血糖，并能延缓胃排空，抑制食欲中枢、减少进食量，兼具降低体重、血压和血脂的作用。没有GLP-1受体激动剂用于孕妇的足够数据，故不推荐其在妊娠期使用。

（9）胰岛素：①速效人胰岛素类似物——门冬胰岛素是可以用于孕妇的人胰岛素类似物。其特点是起效迅速、药效维持时间短。其具有最强或最佳的降低餐后高血糖的作用，用于控制餐后血糖水平，不易发生低血糖。②短效胰岛素：特点是起效快，剂量易于调整，可皮下、肌内和静脉注射使用。静脉注射短效胰岛素能使血糖迅速下降。短效胰岛素半衰期为5～6分钟，故可用于抢救DKA患者。③中性鱼精蛋白锌胰岛素（neutral protamine Hagedorn, NPH）：是含有鱼精蛋白、短效胰岛素和锌离子的混悬液，只能皮下注射而不能静脉使用，进入人体后在组织中蛋白酶的分解作用下，胰岛素与鱼精蛋白分离，释放出胰岛素而发挥生物学效应。其特点是起效慢，降低血糖的强度弱于短效胰岛素。④长效胰岛素类似物：可用于控制孕妇的夜间血糖、空腹血糖和餐前血糖。

胰岛素使用原则：GDM患者经饮食治疗3～7天，行24小时血糖轮廓试验，包括夜间血糖、三餐前30分钟血糖及三餐后2小时血糖及尿酮体。如果患者空腹或餐前血糖≥5.3 mmol/L，或餐后2小时血糖≥ 6.7 mmol/L，在调整饮食后出现饥饿性酮症，增加摄入后血糖又超过妊娠期血糖标准，应及时加用胰岛素治疗。根据妊娠期血糖监测的结果制定胰岛素治疗方案。空腹血糖或餐前血糖高的孕妇可选择基础胰岛素治疗方案，睡前注射长效胰岛素，或在早餐前和睡前共注射2次NPH。餐后血糖升高的孕妇，可选择在餐时或三餐前注射速效或短效胰岛素。由于妊娠期餐后血糖升高较为显著，一般不推荐应用预混胰岛素。妊娠合并T1DM或者合并T2DM且血糖控制不理想的患者，可考虑使用胰岛素泵控制血糖。

3. 降压治疗

目标血压：<140/90 mmHg。GDM患者在控制血压药物的选择方面是有要求的，ACEI或者ARB类药物在妊娠期间禁用，因为这两大类药物在动物试验中发现有致畸的作用。如果妊娠前或妊娠早期曾使用ACEI或ARB类药物，并不建议因此终止妊娠，但一旦确定妊娠建议立即停用此类药物。能够用于GDM的药物有拉贝洛尔，该药具有良好的降压效果，可降低血管阻力、增加肾血流量而无明显降低心输出量、每搏心输出量及减少胎盘血流量的作用，同时能提高血浆前列环素水平，减少血小板消耗及对抗血小

板的凝集，有促进胎儿肺成熟作用，GDM患者使用比较安全有效。硝苯地平和氨氯地平GDM患者可以选用，但是有一定风险，硝苯地平控释片在妊娠20周以内禁用。

4. 心血管事件危险因素的防治

（1）降血脂和降尿酸：他汀类和贝特类降脂药物孕妇禁用；降尿酸药物苯溴马隆妊娠期禁用，非布司他在确认治疗益处大于风险后才能用于孕妇。

（2）抗血小板药物：PGDM增加子痫前期的发生风险，ADA推荐从妊娠12周开始服用小剂量阿司匹林以降低子痫前期的发生风险。但预防子痫前期，阿司匹林有效剂量需＞100 mg/d。PGDM患者服用阿司匹林的益处，尤其是阿司匹林对子代的影响尚缺乏充分的证据。硫酸氯吡格雷无在妊娠期使用的临床资料，故应避免在妊娠期使用。

四、妊娠合并糖尿病肾脏疾病急性并发症的防治

1. 低血糖

妊娠期低血糖在一般情况下是指妊娠期随机血糖＜3.3 mmol/L。由于妊娠期血糖波动范围大，可能因为膳食、药物或者应激状态等因素出现低血糖，故PGDM妇女在妊娠早期和夜间出现低血糖的风险明显增加，同时妊娠导致的反调节机制的改变可能会降低其对低血糖的感知能力。典型低血糖症状包括出汗、心慌、手抖等交感神经兴奋症状。当出现低血糖症状时，应及时测定血糖，补充葡萄糖，找出诱因，避免再发。

2. 糖尿病酮症酸中毒

DKA是妊娠合并DM的严重并发症，妊娠期间漏诊、未及时诊断或治疗的DM，以及胰岛素治疗不规范、饮食控制不合理、产程中和手术前后应激状态、合并感染、应用糖皮质激素等原因可导致DKA的发生。防治DKA的关键在于及早识别，DKA的临床表现包括恶心、呕吐、乏力、口渴、多饮、多尿，少数伴有腹痛、胎心率异常、不明原因的死胎、皮肤黏膜干燥、呼气有酮臭味，病情严重者出现意识障碍或昏迷。实验室检查：随机

血糖>13.9 mmol/L、尿酮体阳性、血pH值<7.35、CO_2CP<13.8 mmol/L、血酮体>5 mmol/L、电解质紊乱等。T1DM和T2DM合并妊娠的患者在孕产期更容易并发DKA。孕产期DKA与非妊娠期DKA的处理原则相同，包括快速静脉补充生理盐水和胰岛素，同时积极寻找并去除诱因、防治并发症等，以降低病死率。

3.急性肾损伤

DKD妇女在妊娠期应密切监测肾功能，妊娠可造成急性肾功能减退，但一般是暂时的，在诱因消除后肾功能可能恢复，一般不会引起ESRD。

（邱红渝）

第十三节　糖尿病合并急性肾损伤

一、糖尿病合并急性肾损伤的流行病学

AKI是指不超过3个月的肾脏功能或结构方面的异常，包括血、尿、组织检测或影像学方面的肾损伤标志物的异常，严重者可出现ARF，导致体内氮质代谢产物积聚、水与电解质平衡紊乱及出现多系统并发症的临床综合征。全球每年约有1330万患者被诊断为AKI，其中85%的患者来自发展中国家。AKI通常发病急，病程发展快，病情危重，是一种在临床各科常见的危重症。每年有大约170万人的死亡与AKI相关。我国AKI的总发生率为11.6%，住院患者AKI相关死亡率为8.8%。DM是发生AKI的高危因素，DM患者发生AKI的风险是非DM患者的2~3倍。AKI是DM的重要并发症之一，早期诊断、积极防治对患者预后有重要影响。

二、糖尿病合并急性肾损伤的诊断

1.急性肾损伤的诊断标准

在48小时内肾功能突然减退，血清肌酐升高绝对值>26.5 μmol/L（0.3 mg/dL）；或血清肌酐较前升高>50%；或尿量减少［尿量<0.5 mL/（kg·h）］，时

间超过6小时。上面的标准既包括血清肌酐绝对值的改变，也包括相对于年龄、性别、BMI等差异的相对值的改变，需要在48小时内至少2次的血清肌酐值。尿量标准的纳入是由于其在预测AKI方面的重要性，但同时要考虑到患者尿量测量可能并不准确的情况。单独应用尿量诊断标准，要除外尿路梗阻或其他可导致尿量减少的可逆因素。上面的标准在应用时要与临床相结合。根据肾功能在短时间内进行性减退，结合相应临床表现和实验室检查结果，一般不难做出诊断。

2.评判糖尿病合并急性肾损伤的原因

判断是肾前性、肾实质性还是肾后性因素导致，并鉴别出特定的病因。不同的病因在早期有不同的治疗方法。DM患者一旦出现急性eGFR下降，应进一步做一系列检查明确原因，主要检查内容包括：①确定AKI与可能病因的关系；②评估肾脏灌注情况；③寻找可能的肾毒性药物；④评判肾外表现；⑤检查尿液情况，如尿比重、尿蛋白、尿沉渣等；⑥肾脏B超图像。

3. 肾活检

如DM患者出现病因不明、无法解释的AKI或者肾功能稳定的患者出现eGFR迅速下降，难以确诊及制定方案时，应尽早进行肾活检，确定诊断和制定正确的治疗方案。

4. 急性肾损伤的分期

为了正确识别AKI并评估其预后，需要一种分期系统。分期系统的应用要考虑到能否在诊断和治疗干预方面提供有用信息。现有的AKI分期主要针对重症患者（见表2-13-1）。

表2-13-1　AKI的分期

分期	血清肌酐	尿量
Ⅰ	增加＞26.5 μmol/L 或增加＞50%～199%	＜0.5 mL/（kg·h） （时间＞6小时）
Ⅱ	增加200%～300%	＜0.5 mL/（kg·h） （时间＞12小时）
Ⅲ	增加＞300% 急性上升＞44.2 μmol/L	少尿［＜0.3 mg/(kg·h)］ （时间＞24小时）或无尿＞12小时

三、急性肾损伤的早期诊断的生物学指标

AKI现行诊断标准中使用血清肌酐和尿量指标，但是血清肌酐具有个体差异，同等程度的肾损伤血清肌酐的改变可能并不一致，并且血清肌酐的变化滞后于肾功能的实际变化。最近的研究表明，有些更为敏感的指标对于AKI的早期诊断有着较为重要的作用：

（1）胱抑素C：是内源性半胱氨酸蛋白酶抑制剂，分子量为13 kDa，由有核细胞以恒定的速度产生并释放入血，可自由地在肾小球滤过，并在肾小管重吸收和代谢，不能被肾小管分泌。发生AKI时，其比血清肌酐更好地反映GFR变化，可比血清肌酐早1～2天检测到AKI。

（2）KIM-1：是一跨膜蛋白，缺血和中毒损伤可引起该物质在近端小管细胞中高表达，其细胞外（管腔）段通过蛋白水解脱落进入尿液内，KIM-1能反映早期肾小管损伤。

（3）NGAL：是结合在明胶酶上的分子量为25 kDa的蛋白质，最早于粒细胞内被发现，生物学特性复杂；缺血性损伤可引起髓袢升支粗段NGAL分泌迅速增加，使尿中NGAL浓度增加，AKI患者尿NGAL浓度升高迅速，比血清肌酐升高早2～4天。

（4）钠氢交换体3（NHE3）：是近端小管含量最丰富的顶端膜钠转运子，在肾小管损伤后通过胞吐形式进入尿液中，NHE3可以鉴别AKI的不同病因如肾前性氮质血症、梗阻性肾病和尿路感染等。

（5）IL-18：属于前炎症因子，当缺血时由受损近端小管释放入尿，IL-18浓度在肾小管损伤后12小时达到高峰，有助于AKI早期诊断。

（6）N-乙酰-β-D-氨基葡萄糖苷酶：目前被认为是早期反映近端肾小管损伤的标志物。

四、糖尿病合并急性肾损伤的常见病因和预防

1. 肾素-血管紧张素-醛固酮系统抑制剂相关急性肾损伤

国内外指南推荐ACEI或ARB作为治疗DKD的一线药物。ACEI或ARB在治疗期间可能会导致血清肌酐升高，出现AKI或高钾血症，尤其是老年DKD患者和肾功能已经受损的DKD患者。研究发现使用RAAS抑制剂（ACEI或ARB）时，血清肌酐上涨<30%不会增加肾脏不良结局，且AKI相关标志物水平无明显升高。国内相关指南建议在使用ACEI或ARB2个月内，每1～2周监测血钾和血清肌酐水平，若无异常变化，可酌情延长监测时间；若在用药2个月内血清肌酐升高幅度>30%需减量观察；若血清肌酐升高>50%应停用该类药物；联合使用ACEI及ARB可能对DKD患者降低尿蛋白更有效，但高钾血症和AKI发生率显著增加。为预防AKI的发生，对DKD患者不推荐ACEI与ARB联合应用。

2. 碘对比剂相关急性肾损伤

（1）碘对比剂中所含的碘对肾小管上皮细胞和内皮细胞有直接的毒性作用，这种毒性作用可能与碘对比剂直接激活凋亡相关信号通路、破坏线粒体活性和缺氧等机制有关，同时碘对比剂的高渗性增加了其固有的细胞毒性。研究发现在eGFR>45 mL/（min·1.73 m²）的患者中未发现碘对比剂使用是对比剂相关急性肾损伤（postcontrast acute kidney injury，PC-AKI）的危险因素，但在eGFR为30～44 mL/（min·1.73 m²）的患者中，碘对比剂的使用与PC-AKI的发生有相关性，在eGFR<30 mL/（min·1.73 m²）的CKD G4～G5期患者中，碘对比剂的使用是AKI发生的独立危险因素。国内外相关指南指出：eGFR≥30 mL/（min·1.73 m²）的患者发生PC-AKI的风险较低，推荐增强CT检查患者eGFR风险阈值为30 mL/（min·1.73 m²）。从现有的证据看，对eGFR≥30 mL/（min·1.73 m²）的患者，直接进行增强CT检查是安全的。对eGFR<30 mL/（min·1.73 m²）的患者可在综合考虑碘对比剂使用的获益和风险的情况下，在检查前向患者解释相关情况后酌情使用。DM合并CKD的患者需进行肾功能筛查确定eGFR后再评估能否行增强CT检查。

（2）二甲双胍是T2DM单药治疗的一线药物。尽管DM患者使用二甲双胍不会直接增加PC-AKI的风险，但患者使用碘对比剂可间接引起乳酸酸中毒。二甲双胍在DKD患者中的使用建议如下：eGFR为45～59 mL/（min·1.73 m²），检查前二甲双胍剂量最高为2000 mg/d；eGFR为30～44 mL/（min·1.73 m²），检查前二甲双胍剂量最高为1000 mg/d；eGFR＜30 mL/（min·1.73 m²），应在碘对比剂注射前停止使用二甲双胍。应在增强CT检查后48小时内检测eGFR，如果肾功能无显著变化可重新开始使用二甲双胍。

（3）PC-AKI的预防：目前临床上多采用静脉补液的水化方案，也可以通过口服补液来增加尿量，防止碘对比剂在肾小管内形成结晶，进而减轻肾脏毒性。较常用的水化方案是在检查开始前静脉输入生理盐水1～4小时，检查后持续输液3～12小时，常用的输液量是碘对比剂使用前后固定输液500 mL，或基于体重调整的输液方案（每小时1～3 mL/kg）。研究表明对eGFR＜30 mL/（min·1.73 m²）的CKD患者进行生理盐水预防是可靠的。除生理盐水外，静脉注射碳酸氢盐溶液也有较好的预防作用。

3. 其他原因导致的急性肾损伤

（1）肾毒性药物：氨基糖苷类抗生素、多肽类抗生素如万古霉素、磺胺类抗生素、抗真菌药物如两性霉素B，肿瘤化疗药物及免疫抑制剂如顺铂、氨甲蝶呤、环孢素A、他克莫司等，NSAIDs、右旋糖酐、甘露醇等，含马兜铃酸的一些中草药等。

（2）感染：严重的细菌、病毒、真菌等感染，由于微生物毒素及代谢产物损伤肾小管上皮细胞会导致AKI。另外，败血症是DM患者发生ARF的一个重要原因，DM患者发生败血症常与呼吸道感染和尿路感染有关。治疗以良好地控制血糖和针对性抗感染治疗为主。

（3）急性溶血：溶血产生大量血红蛋白及红细胞破坏产物可形成管型，堵塞肾小管腔，导致肾小管坏死。如血型不合输血，合并自身免疫性溶血性贫血、各种药物、毒物及遗传性疾病所致的急性溶血。

（4）DM伴肾乳头坏死：中年以上女性DM患者最易发生，在临床上常有严重肾感染表现，表现为反复发热、血尿、腰痛，可能伴有尿中排出坏死乳头组织，可出现AKI甚至ARF。

（5）高尿酸血症：尿酸产物增加伴血清尿酸增高，大量尿酸盐结晶沉积，导致肾小管内梗阻并损伤肾小管引起AKI。

（6）糖尿病合并急性HHS：主要诱因可能为严重脱水和低血容量或治疗不当（不合理限制水分、利尿剂的不合理使用）等情况可导致AKI。原有DM伴CKD患者也常易发生AKI。脱水的原因为明显高血糖所致的高渗性利尿，血液浓缩，血浆渗透压增高，细胞内外容量下降，失水严重，造成低血容量性高渗性失水，临床上可出现低血压甚至休克，导致ARF。

（7）DKA：AKI是DKA最常见的并发症和主要的死亡原因之一，原因可能是渗透性利尿，极度脱水导致低血容量。DKA的处理在于迅速和适当补充失水，尽快纠正低血压和休克以改善肾脏的灌注，严重低血压者可补充胶体。如发生ARF，尽量早期开始透析。

（8）SGLT-2抑制剂：SGLT-2抑制剂可影响肾脏血流动力学，早期可导致血清肌酐短期升高，但是，多项荟萃分析均证实SGLT-2抑制剂不增加DM患者的AKI风险。

五、糖尿病合并急性肾损伤的一般治疗措施

1.急性肾损伤的病因治疗极为重要

从流行病学看，病因与预后明显相关，因此积极的病因治疗是AKI治疗中的首要环节。随着人们对AKI认识的提高，早期诊断、早期预防、联合用药以及透析治疗技术的进步，AKI的治愈率有明显提高。对于各种引起AKI的原发病（如严重创伤、严重感染、中毒等），应进行积极妥善的治疗。

2.营养疗法

口服补充营养成分是营养疗法最安全的实施途径。对于不能口服的患者，可采用鼻饲和胃肠道外营养疗法。补充时应注意水过多等并发症。出现ARF时，限制蛋白质摄入量为0.6～0.8 g/（kg·d），同时，补充的蛋白质中至少需一半为优质蛋白（如动物蛋白）。对于高分解代谢或营养不良及需接受透析治疗的患者，每天每千克体重给予1.0～1.2 g的蛋白质或氨基酸

（包括必需氨基酸和非必需氨基酸）。

　　3. 纠正可逆的病因

　　停用影响肾灌注或直接肾毒性的药物。外源性肾毒性物质主要为一些生物毒素、抗生素、NSAIDs、造影剂、重金属以及顺铂等。对肾病综合征、DM、老年人合并心力衰竭等患者，在使用以上药物时应特别注意。严格掌握用药适应证，根据eGFR调整剂量以及密切观察肾功能、尿量等改变。产生内源性肾毒性物质的疾病主要为高尿酸血症、肌红蛋白尿、血红蛋白尿、高钙血症等。高尿酸血症可由原发性痛风，或淋巴瘤、白血病在放化疗后患者体内核苷酸大量转化为尿酸，尿酸盐结晶在肾小管中沉积导致肾内梗阻。肌红蛋白尿是由各种原因的横纹肌代谢失常所致，大量肌细胞死亡、裂解后，形成的肌红蛋白从肾小球滤过到达近端肾小管，引起阻塞而导致肾衰竭。肌红蛋白色素结晶也可阻塞肾小管造成肾内阻塞。肾前性低血容量、低血压患者，若既往服降压药物应停用；若有出血或贫血，给予输血或等渗盐水以扩充细胞外容量，恢复正常血压。注意对于已经存在水肿或心力衰竭的DKD患者，输入液体可能加重水肿或心力衰竭，需要根据患者情况计算输液量。对于梗阻患者，应排除梗阻原因，尽快解除梗阻。

六、糖尿病合并急性肾损伤的血糖控制

1. 口服降糖药

　　DM合并AKI患者在ARF期间不建议使用双胍类、磺脲类、SGLT-2抑制剂和TZD等口服降糖药。如果选择口服降糖药，可使用对肾脏影响小、低血糖发生风险低的药物，如DPP-4抑制剂（利格列汀）、格列奈类（瑞格列奈）。

2. 胰岛素的使用

　　DM患者如并发AKI，应根据患者肾功能损伤程度，及时调整胰岛素使用方案，严密监测血糖，防止发生低血糖。当eGFR降为20 mL/（min·1.73 m^2）以下，由于肾脏对胰岛素的代谢清除能力下降，胰岛素半衰期延长，清除率

降低，胰岛素剂量需要减少，根据血糖情况逐步调整剂量。对于ARF需要血液透析的患者，建议选用短效或速效剂型，同时密切监测血糖，及时调整胰岛素剂量，避免低血糖。

七、糖尿病合并急性肾损伤的并发症的处理

1.水钠潴留

在血容量不足纠正之后，应以"量出为入"的原则控制液体的入量。24小时液体入量为显性失液量及不显性失液量之和减去内生水量。显性失液量是指前一日24小时内的尿、粪、呕吐物、出汗、引流液及创面渗液等丢失液体的总和；不显性失液量是每日从呼气中排出水分（400~500 mL）和从皮肤蒸发失去水分（300~400 mL）。但不显性失液量估计常有困难，可按12 mL/（kg·d）计算，并参考体温、气温和湿度等。发热者体温每升高10℃，应增加入水量0.1 mL/（kg·h）；呼吸困难或气管切开均增加呼吸道水分丢失。下列几点可作为监测补液量的指标：①皮下无脱水或水肿征象；②每日体重增加若超过0.5 kg，提示体液过多；③血清钠浓度偏低，且无失盐基础，提示体液潴留；④中心静脉压正常为0.59~0.98 kPa（6~10 cmH$_2$O），若高于1.17 kPa（12 cmH$_2$O），提示体液过多；⑤胸部X线片若显示肺充血征象，提示体液过多；⑥心率快、血压高、呼吸频速，若无感染征象，应怀疑体液过多。水钠潴留轻者，一般通过限制水钠摄入及使用利尿剂如呋塞米或托拉塞米而得到控制。如果用常规剂量无效，则应加大剂量，注意利尿剂的副作用。当利尿剂治疗无效时，可进行血液透析治疗。

2.高钾血症

ARF患者如果少尿或无尿，肾脏排钾功能暂时丧失，同时大多DKD患者合并代谢性酸中毒，细胞内K$^+$转移至细胞外，易出现高钾血症。高钾血症是少尿期的主要死因。防治高钾血症的主要措施如下。①严格限制食物及药物中钾的摄入：避免摄入含钾高的食物及药物。在无尿时不应补钾。如病情需要补钾，则应见尿补钾，即当尿量>30 mL/h或每天>500 mL时

可补钾，且应尽量口服；如需静脉滴注，则浓度应小于0.3%。切忌静脉推注补钾。②避免输注陈旧库存血液。③积极控制感染：清除坏死病灶、扩创引流。④纠正酸中毒：当$CO_2CP \leqslant 15$ mmol/L合并高钾血症时，静脉滴注5%$NaHCO_3$溶液，按5 mL/kg（体重）可提高CO_2CP 4.5 mmol/L计算患者所需补充的量，严重酸中毒者由静脉直接推入60～100 mL。$NaHCO_3$能使血液中的K^+往细胞内转移，降低血钾。但要注意在纠正酸中毒同时静脉注入10%葡萄糖酸钙10～20 mL以防止低钙性抽搐。⑤促进K^+进入细胞内：10%葡萄糖液500 mL加普通胰岛素10 IU静脉滴注，或25%～50%葡萄糖溶液250 mL，按5～6 g葡萄糖加1 IU胰岛素进行静脉滴注。可促进糖原合成，使K^+进入细胞内。⑥给予钙剂：常用10%的葡萄糖酸钙10～20 mL静脉推注，往往在几分钟内见效，其作用维持0.5～1小时。近期使用过洋地黄的患者禁用钙剂。⑦促进K^+排出体外：保守治疗可口服阳离子交换树脂，树脂中的Ca^{2+}或Na^+与K^+交换，使K^+排出体外。⑧一旦血钾$\geqslant 6.5$ mmol/L，应采取血液透析治疗。

3.代谢性酸中毒

DKD患者需要鉴别是否合并DKA或者乳酸酸中毒。严重代谢性酸中毒患者需要补充碳酸氢盐，因为当严重肾衰竭时，肾脏不能充分泌酸以恢复碱储备。补充碳酸氢盐需要仔细观察并尽力避免可能出现的并发症，如容量超负荷、游离钙浓度降低以及低钾血症等。

4. 低钠血症或高钠血症

低钠血症及与之相伴随的血液低渗在ARF患者中常可见到，应予以纠正。首先要限制水的摄入，也可静脉补充，补钠量=（142-患者血钠）×体重（kg）×0.2。如有高钠血症，则应输注低渗溶液或等渗的葡萄糖溶液。

5. 高磷血症、低钙血症及高镁血症

高磷血症通常可通过控制食物中磷的摄入，使用磷吸附剂而得到改善。钙对镁有拮抗作用，故低钙可加重高镁血症。轻度低钙血症通常不需治疗，但如果低钙较严重则需补钙，可予静脉推注10%葡萄糖酸钙。

6. 高尿酸血症

血清尿酸轻度升高，一般无须特殊治疗。AKI合并明显高尿酸血症，可选用非布司他降尿酸。当eGFR>30 mL/（min·1.73 m²）时，非布司他无须调整剂量；对于eGFR<30 mL/（min·1.73 m²）的AKI患者建议起始剂量减半。

八、糖尿病合并急性肾损伤的透析治疗

（1）透析指征：患者发生ARF，伴少尿或无尿、明显的酸碱失衡和电解质紊乱，保守治疗无效，应该及时选择透析治疗。具体透析指征主要是：少尿（尿量<400 mL/24 h）；无尿（尿量<100 mL/24 h）；高血钾（>6.5 mmol/L）；严重酸中毒（$CO_2CP \leqslant 13$ mmol/L，pH值<7.2）；氮质血症（血尿素氮>30 mmol/L，血清肌酐>700 μmol/L）；急性肺水肿；尿毒症性脑病；尿毒症性神经/肌肉病变；尿毒症性心包炎；严重的钠平衡障碍（Na^+浓度>160 mmol/L或<115 mmol/L）等。

（2）透析治疗的方式主要有以下几种：常规血液透析（间歇性血液透析）、CRRT、血浆置换、血液灌流、腹膜透析等。可以根据临床需要选择。

（3）CRRT治疗具有血流动力学稳定、溶质清除率高、液体平衡精确、利于营养支持、对氮质血症控制好、有助于炎症介质的清除和治疗方便、灵活、及时等独特的优点，从而改善重症ARF患者的预后。CRRT已广泛应用于重症急性ARF患者。临床上严重的ARF患者或合并多器官功能障碍的DM患者尤其适合。

九、急性肾损伤恢复期的管理

ARF患者尿量超过2500 mL/d，预示着进入多尿期，治疗重点为维持水、电解质和酸碱平衡，控制氮质血症，治疗原发病和防治各种并发症。

多尿期持续1~2周，最初3~5天，血清肌酐、血尿素氮水平可继续升高，故已施行透析治疗者，此时仍应继续透析，以后血清肌酐、血尿素氮

水平逐渐下降至接近正常范围。此时可适当增加蛋白质摄入，以利于患者肾脏细胞的修复和再生，并逐渐减少透析次数直至停止透析。部分ARF患者多尿期持续较长，每日尿量在4 L以上。在不影响血容量的前提下，液体的补入量一般为尿量的1/3～2/3即可，尿量超过1500 mL/d应补充钾盐。应加强营养，给予高糖、高维生素、高能量饮食，一切营养尽可能从口摄入。同时应防治感染。

恢复期一般无须特殊处理，主要是加强营养，避免使用损害肾脏的药物及其他对肾脏有损害的因素（如劳累、感染、手术、创伤），定期随访肾功能。此期可加用保护及促进小管功能恢复的药物，如虫草制剂等。ARF患者一般3～6个月可恢复，但少数DM患者，由于肾脏出现不可逆的损害，ARF转为CKD。

（邱红渝）

第十四节　糖尿病肾脏疾病多学科诊治和管理

一、糖尿病肾脏疾病的多学科协作概述

我国DM患者大约有1.16亿。DM带来的危害是巨大的，目前我国正面临着DM带来的巨大负担。DKD已经超过肾小球肾炎成为我国ESRD的首要原因，且DKD患病率随DM患病率的显著增长呈比例增长。同时，DM微血管病变、视网膜病变在致盲性视网膜血管疾病中占据首位，是成年人失明的主要原因之一。DM患者心脑血管意外的发生率较健康人群增加近4倍。糖尿病周围神经病变和下肢血管病变造成的糖尿病足是非外伤性远端肢体截肢的主要原因。DM导致患者多器官、多系统损伤，DKD患者因肾脏已经受损，更易导致其他器官和组织损伤或使损伤进一步加重，明显增加患者病死风险。因此，提倡多学科一体化诊治DKD，一方面能有效延缓进入ESRD病程，另一方面防治心脑血管病变、周围神经病变等严重并发症发生，降低心脑血管疾病等的死亡率，提高患者的生活质量。

二、糖尿病合并慢性肾脏病的鉴别诊断

DM患者出现蛋白尿或GFR下降，并不都是DKD导致。T2DM患者中有30%～40%的患者出现DKD，大部分DM患者不发展为DKD。因此DM患者出现白蛋白尿或GFR下降，首先需要明确是否是DKD，或是DM合并NDKD，或是既有DKD也有NDKD，这需要肾内科医生进行鉴别，一般需要通过肾活检病理来明确诊断。

三、糖尿病肾脏疾病及其他糖尿病并发症的防治管理

以肾内科为主的多学科合作是DKD及其他DM并发症防治的理想模式，通常需要内分泌科、肾内科、心内科、神经内科、眼科和老年科等多学科合作。

门诊多学科防治：建立DKD联合门诊及专病诊疗单元，成立以肾内科为主，由内分泌科、心内科、神经内科、眼科、老年科等学科专家组成多学科诊疗协作组，每3个月进行1次联合门诊随访，DKD患者每6个月在肾病诊疗单元进行1次系统检查，以便进行评估和制定、调整治疗方案。

临床上诊断DKD常依据白蛋白尿和糖尿病视网膜病变等，但白蛋白尿对诊断DKD缺乏特异性，且部分DKD患者早期可表现为尿蛋白阴性，仅存在GFR下降。DM患者出现白蛋白尿或GFR下降，可以是DKD，也可以是NDKD，或是DKD合并NDKD。因此，在诊断DKD之前，应首先排除DM是否合并NDKD，肾活检是诊断DKD并排除NDKD的金标准，如患者无肾活检禁忌证，推荐肾活检病理诊断DKD。当DM患者出现以下情况时，则应优先考虑至肾内科进行肾活检排除NDKD：①无糖尿病视网膜病变；②GFR短时间内快速下降；③蛋白尿急剧增多或出现肾病综合征；④合并顽固性高血压；⑤尿沉渣活动性表现；⑥伴有其他系统性疾病症状或体征；⑦使用ACEI或ARB治疗后1～2个月GFR下降超过30%。

多学科诊疗协作组需要在治疗肾病和控制血糖、血压、血脂的基础上，制定、规范临床用药方案，有效防治DM相关心脑血管疾病、下肢血管

病变、周围神经病变、视网膜病变等并发症，对DKD及DM其他并发症进行评估；对DKD进行临床分期或病理分期诊断；每3个月对患者行1次尿常规、尿微量白蛋白/肌酐比值、24小时尿蛋白定量、eGFR、血浆白蛋白、心电图、超声心动图、血管多普勒超声、外周神经病变等检查，并进行多学科诊治，全面评估DKD患者是否罹患心脑血管并发症、周围神经病变及视网膜病变等。

病房多学科合作管理：以肾内科病房为基础，建立DKD专病诊疗单元，每6个月患者在肾病诊疗单元内进行1次系统检查、多学科评估和治疗。针对DKD患者的肾损害情况、心脑血管疾病、周围动脉病变、周围神经病变和眼底病变等，按照制定的诊疗规范，进行多学科管理和治疗DM相关并发症。

四、糖尿病肾脏疾病的多学科合作治疗

DKD多学科合作治疗的主要内容：在强化血糖、血压和血脂管理及治疗肾病的基础上，降低心脑血管疾病风险，防治糖尿病周围神经病变和视网膜病变等。对于初诊DKD的患者，首先进行DM相关并发症的全面评估，并制定相应的个体化治疗策略。

1.血糖监测

测定指尖血糖（晨起空腹、三餐前、餐后2小时和睡前等时间点）和HbA1c。

2. 饮食治疗

（1）低蛋白饮食能有效延缓CKD进入ESRD的时间。2012年KDIGO指南建议CKD患者保持每天摄入蛋白质 0.8 g/kg（体重），有CKD进展风险的患者蛋白质摄入量不应高于1.3 g/kg（体重）。有学者研究发现，更低的蛋白质摄入量［0.6~0.8 g/（kg·d）］可能是延缓 CKD进展更为有效的管理策略。

（2）低盐饮食，减少钠摄入不但可以增加降压药物的疗效，也可降低CKD患者的血压和尿蛋白水平。2012年KDIGO指南建议DKD患者钠摄入

量为1.5～2.3 g/d（相当于钠盐 3.75 ～5.75 g/d），对于合并高血压的DKD患者，减少钠摄入量应个体化管理。

（3）低脂饮食：减少饱和脂肪酸和反式脂肪酸摄入不但可以改善DKD预后，还可以降低DM患者的心血管疾病风险。ω–3 PUFA可以保护DKD患者肾功能、减少蛋白尿，建议DKD患者按地中海饮食结构，多摄入富含ω–3 PUFA的鱼类及富含单不饱和脂肪酸和多不饱和脂肪酸的坚果、橄榄油，减少摄入含较多饱和脂肪酸和反式脂肪酸的食物。

3. 生活方式调整

（1）运动：DKD患者每周至少进150分钟中等强度的有氧运动，每周至少运动5天，分次进行，每次至少运动30分钟。对于有CVD风险的患者，在进行中等强度的运动前需要进行运动耐量评估。适量运动不但有利于减轻体重、提高体能，还能提高机体对胰岛素的敏感性，降低HbA1c水平，从而减少DM患者并发DKD的风险。但过度运动有可能造成患者低血糖，对于缺少胰岛素的患者，运动也能够导致高血糖甚至酮症。CVD、糖尿病足、糖尿病视网膜病变等的高危人群，应减少运动，防止心力衰竭、皮肤破溃、玻璃体出血等发生。

（2）戒烟限酒：要对患者进行健康宣教，说明在饮酒后可能出现低血糖，特别是使用胰岛素治疗的患者。DKD患者应戒烟，吸烟不但使CKD患者罹患CVD的风险增加，还会加速ESRD进展。

4. 药物治疗

在严格控制血糖、血压、血脂和血清尿酸等基础上，使用RAAS抑制剂、改善肾脏微循环药物等延缓DKD进展，防治心脑血管并发症等。肾内科应与内分泌科合作，选择肾毒性小的降糖药。严格管理血糖：DKD患者血糖控制应个体化，建议血糖控制的靶目标HbA1c不超过7%；对于有低血糖风险或老年DKD患者、有慢性疾病和轻至中度认知障碍者，推荐HbA1c不高于8%；对于有终末期慢性疾病或中重度认知障碍者，推荐HbA1c不高于8.5%。

五、糖尿病其他慢性并发症的多学科合作防治与管理

1. 心血管事件的多学科合作防治

（1）控制血压和血脂达标，减少心脑血管并发症：推荐将130/80 mmHg作为DKD患者血压控制的靶目标，在无禁忌证情况下，降压药物优选ACEI或ARB。DKD患者心血管事件和肾衰竭的发生率随着血压的升高而升高，也随着血压的下降而降低，但血压过低虽然可以进一步降低尿蛋白，但增加心脑血管并发症风险，因此，在DKD患者降血压治疗中，应避免血压过低而导致病情加剧。DKD患者长期服用降脂药物有助于减少心脑血管疾病的发生率。建议DKD患者血脂控制目标值：TG＜1.7 mmol/L，总胆固醇＜5.2 mmol/L，HDL-C男性不低于1.0 mmol/L、女性不低于1.3 mmol/L，LDL-C＜2.6 mmol/L，心血管高危人群LDL-C＜1.8 mmol/L。降低胆固醇优选他汀类药物，如单用他汀类药物无法控制高胆固醇血症，可联用胆固醇吸收抑制剂。贝特类药物仅推荐用于严重的高甘油三酯血症（TG＞5.7 mmol/L）。ACEI或ARB是目前DKD治疗中使用最广泛的药物，两者在疗效和不良反应方面差异无显著性，常规治疗高血压剂量的2倍，可以更好地抑制血管紧张素在DKD患者肾脏局部的作用，但不推荐ACEI和ARB联合使用，两者联合使用可能对降低尿蛋白更有效，但导致高血钾和ARF等事件发生率增加。

（2）ASCVD是DM患者的主要死亡原因：与DM伴随的疾病状态如高血压、血脂代谢紊乱是ASCVD的危险因素，而DM是ASCVD的独立危险因素。DKD患者大血管病变（如卒中、颈动脉狭窄、冠心病、外周血管疾病）发病率是非DKD患者的2～5倍，是DKD患者死亡的主要原因。ADA指南建议，通过适当的生活方式管理和足够剂量降压药治疗仍然不能达到血压控制靶标或者患者出现不能耐受的药物不良反应时，可考虑转诊至心内科。研究表明，DKD患者左室肥厚和充血性心力衰竭主要由舒张功能障碍引起。据估计，在接受CRRT治疗的ESRD患者中，74%会发生左心室肥厚，约31%会发展为充血性心力衰竭。此外，DKD导致的ESRD患者中，心力衰竭、心源性猝死、缺血性和出血性卒中的发生率显著增加。因此，如

DKD患者出现严重的难以逆转的心力衰竭、心源性猝死、缺血性和出血性卒中建议转诊至心脑血管专科。

（3）DKD伴冠心病患者的治疗需要肾内科和心内科或者心外科合作：如果DKD患者有明显的冠心病症状，不应该为了避免造影剂可能造成的肾功能损害而不行冠状动脉造影；对于稳定的冠心病患者，除非有大范围缺血或左主干、左前降支的明显狭窄，在一般情况下推荐药物保守治疗；当患者需要血管重建时，若存在多支狭窄或 SYNTAX评分＞22分，请心内科或者心外科医生评估行冠状动脉旁路移植术（coronary artery bypass graft, CABG）或者经皮冠状动脉介入术（percutaneous coronary intervention, PCI）。当患者出现急性心肌梗死时，需在心脏专科医生的指导下采取积极有效的治疗措施，防止并发症（包括严重心律失常、心力衰竭、心源性休克等）的发生，以降低心血管病死率。必要时可行CABG或PCI。

2. 糖尿病肾脏疾病合并糖尿病足的多学科合作治疗

糖尿病足是由糖尿病周围神经病变、下肢动脉不同程度闭塞引起缺血性末梢血管病变，容易合并下肢感染、溃疡形成和（或）深部组织的破坏，若不在早期进行及时、有效的治疗，会导致患者局部组织溃烂、坏死，严重的需要接受截肢手术。糖尿病足一般需要肾内科与内分泌科、神经内科、血管外科、烧伤科、感染科、骨科多学科合作治疗。DKD合并下肢血管病变患者通常存在血液高凝、血管动脉粥样硬化严重、血管收缩引起管腔狭窄，以及肾活检病理示缺血性病变等。PGE_1和前列环素（PGI_2）可抑制血小板聚集，降低血小板高反应和血栓素A_2水平，抑制血小板活化；扩张微血管，改善肾脏血流；同时可刺激血管内皮细胞产生tPA，具有一定的溶栓作用。国内外一些临床研究显示，PGE_1和PGI_2可降低DKD患者的尿蛋白，改善肾脏微循环，减轻局部炎症反应，可有效延缓DKD进程。目前，临床上常用的PGE_1类药物有前列地尔，前列环素类似物如贝前列腺素钠等。如果患者已发生足部溃疡和坏疽（干性坏疽、湿性坏疽、干湿性坏疽），需根据损伤情况分级处置。局部处置主要是患肢减压，请烧伤科医生指导进行有效的局部清创引流（负压吸引），对促进溃疡愈合很重要。全身处置包括改善全身营养状态、控制血糖、有效抗感染、神经营养、改善血液循环（血运重建）等综合治疗。及时、有效地控制感染和改善下肢血液循环；及时多学科会诊和转诊；如患者有外科手术或血管腔内介入治疗的适应证，应及时选择对应的血管重建手术。外科医生及时介入，有利于神经病变性糖尿病足溃疡的早日愈合和降低截肢率，改善患者的生活质量。

3. 脑血管事件的多学科管理

DM合并的脑血管病变90%以上是缺血性脑梗死，近1/3卒中患者的病因与颈动脉重度狭窄和易损斑块脱落有关。确诊的患者需要由神经内科医生对脑血管病变的危险因素进行评估，包括神经系统体征、运动能力和认知功能的检查，代谢相关指标、动脉粥样硬化（颈动脉、下肢动脉血管超声）和心脏超声相关检查，进行头部CT、MRI及血管成像了解有无颅内病变。脑梗死的一级预防包括生活方式管理和戒烟，控制血压、血糖，将LDL-C维持在理想水平。如发现动脉壁小斑块形成或头部CT/MRI发现小缺血灶，要开始抗血小板药物治疗。二级预防针对已发生脑梗死者，重在防止再发，降低致残率和病死率，并改善患者的生活质量。对肢体运动障碍的脑梗死患者，需要康复科医生协作给予患者肢体运动康复治疗，改善患者预后，提高患者的生活质量。

4. 糖尿病肾脏疾病合并糖尿病视网膜病变的多学科管理

DM患者需每年进行眼科检查、视网膜病变筛查，有条件者每年常规进行免散瞳眼底照相、OCT筛查，及时发现早期视网膜和黄斑水肿等病变。若患者出现黄斑水肿、中度及以上的非增殖性糖尿病视网膜病变，应由在该病管理方面有经验的眼科医生进一步管理。有中度以上病变者，争取各项代谢指标控制达标也能降低失明风险。对于发展至重度非增殖期视网膜病变者，激光光凝治疗是预防失明的有效措施。

5. 糖尿病肾脏疾病患者矿物质和骨异常的多学科管理

骨矿物质代谢和钙磷平衡在DKD早期即开始改变，并随肾功能下降而进展，即发生CKD-MBD，包括肾性骨营养不良（纤维性骨炎、骨软化症、无动力型骨病）和骨代谢异常相关性异位钙沉积。DKD患者出现CKD-MBD，一般需要肾内科、内分泌科和甲状腺外科多学科合作管理。KDOQI

指南建议对GFR <60 mL/（min·1.73 m²）的患者进行骨病及钙、磷代谢异常评估，并指出尚无数据显示常规进行骨活检和骨密度检测会获益，但当出现症状性骨病或要进行积极干预（如甲状旁腺切除术）时可考虑进行骨活检和骨密度检测。KDIGO指南指出GFR <45 mL/（min·1.73 m²）的成人至少检测一次血清钙、磷、iPTH、碱性磷酸酶活性，不建议常规行骨密度检测，因为双能X射线虽然能检测骨密度，却不能显示骨皮质和骨小梁的微细结构，得出的数据可能具有误导性或对治疗没有参考价值。关于CKD-MBD的治疗，KDIGO指南建议血清磷的浓度维持在当地实验室正常参考值范围内；建议当iPTH水平超过正常上限时，对高磷血症、低钙血症和维生素D缺乏进行评估。非透析患者，若缺乏症状或辅助检查证据支持的维生素D缺乏，不建议常规补充维生素D或类似物。双膦酸盐治疗的适用情况包括：骨质疏松、糖皮质激素治疗、恶性疾病等。若缺乏强有力的临床证据，不建议对CKD G4~G5期患者给予双膦酸盐治疗。当出现下列情况请甲状腺外科医生会诊评估是否行甲状旁腺切除术。①严重SHPT：iPTH持续＞800 pg/mL。②药物治疗无效的持续性高钙和（或）高磷血症。③具备至少一枚甲状旁腺增大的影像学证据，如高频彩色超声显示甲状旁腺增大，直径＞1 cm并且有丰富的血流。④既往对活性维生素D及其类似物的药物治疗存在抵抗。甲状旁腺切除术的手术方式主要有三种：甲状旁腺全切除＋自体移植术、甲状旁腺次全切除术和甲状旁腺全切除术。

6. 糖尿病肾脏疾病患者行肾脏替代治疗的多学科管理

对于DKD-ESRD患者，应及时进行肾脏替代治疗，根据DKD患者自身情况，可选择血液透析、腹膜透析或肾移植。当DKD患者eGFR<15 mL/（min·1.73 m²）时，在条件允许的情况下可选择肾移植。虽然与长期透析相比，肾移植是否能提高DKD-ESRD患者生存率一直存在争议。但不少研究表明，即使T2DKD-ESRD肾移植受者远期预后不如非DKD受者，但仍然可以接受肾移植。无论是T1DKD还是T2DKD导致的ESRD，接受肾移植的患者长期生存率较接受透析治疗的患者更高。因此，除非条件受限或手术风险大于获益，肾移植应是所有DKD-ESRD患者较好的肾脏替代治疗方式，有条件的患者建议转诊肾移植科。转诊前肾内科医

生应与肾移植科医生综合评估患者情况，及时发现不利于其预后的危险因素，以减少手术风险和死亡率。

（邱红渝）

参考文献

［1］K/DOQI clinical practice guidelines for chronic kidney disease: evaluation, classification and stratification[J]. Am J Kidney Dis, 2002, 39(2 Suppl 1): S1–S266.

［2］KDOQI.KDOQI clinical practice guidelines and clinical practice recommendations for diabetes and chronic kidney disease[J].Am J Kidney Dis, 2007, 49(2 Suppl 2): S12–S154.

［3］VALLON V,PLATT K A,CUNARD R, et al. SGLT–2 mediates glucose reabsorption in the early proximal tubule[J]. J Am Soc Nephrol, 2011, 22(1): 104–112.

［4］KDIGO.KDIGO clinical practice guideline for anemia in chronic kidney disease[J]. Kidney Int Suppl, 2012, 2(4): Ⅴ-Ⅷ, 279–335.

［5］Kidney Disease: Improving Global Outcomes(KDIGO) CKD Work Group. KDIGO 2012 clinical practice guideline for the evaluation and management of chronic kidney disease[J]. Kidney Int Suppl, 2013, 3(1): 1-150.

［6］TUTTLE K R, BAKRIS G L, BILOUS R W, et al. Diabetic kidney disease: a report from an ADA Consensus Conference[J]. Am J Kidney Dis, 2014, 64(4): 510–533.

［7］Guideline development group. Clinical practice guideline on management of patients with diabetes and chronic kidney disease stage 3b or higher(eGFR < 45 mL/min)[J]. Nephrol Dial Transplant, 2015, 30(Suppl 2): ii1–ii142.

［8］Best Practice for Diabetic Patients on Hemodialysis[J]. Therapeutic Apheresis and Dialysis, 2015, 19(Suppl 1): 40–66.

［9］赵新菊,左力. KDOQI 血液透析充分性临床实践指南 2015 更新版 : 开始血液透析的时机解读 [J]. 中国血液净化 , 2016, 15(8): 385–387.

［10］WANG L, GAO P, ZHANG M, et al. Prevalence and ethnic pattern of diabetes and prediabetes in China in 2013[J]. JAMA, 2017, 317(24): 2515–2523.

［11］SARAFIDIS P A, PERSU A, AGARWAL R, et al. Hypertension in dialysis patients: a consensus document by the European Renal and Cardiovascular

Medicine(EURECA-m)working group of the European Renal Association-European Dialysis and Transplant Association(ERA-EDTA) and the Hypertension and the Kidney working group of the European Society of Hypertension(ESH)[J]. Nephrol Dial Transplant, 2017, 32(4): 620-640.

［12］KDIGO 2017 clinical practice guideline update for the diagnosis, evaluation, prevention, and treatment of chronic kidney disease - mineral and bone disorder （CKD-MBD）[J]. Kidney Int Suppl(2011), 2017, 7(1): 1-59.

［13］中华医学会肾脏病学分会肾性贫血诊断和治疗共识专家组 . 肾性贫血诊断与治疗中国专家共识（2018 修订版）[J]. 中华肾脏病杂志 , 2018, 34(11): 860-866.

［14］中华医学会糖尿病学分会 . 中国 2 型糖尿病防治指南 (2017 年版)[J]. 中华糖尿病杂志 , 2018, 10(1): 4–67.

［15］中国老年医学学会老年内分泌代谢分会 , 国家老年疾病临床医学研究中心 , 老年糖尿病诊疗措施的专家共识编写组 . 中国老年 2 型糖尿病诊疗措施的专家共识 (2018 年版)[J]. 中华内科杂志 , 2018, 57(9): 626–641.

［16］中华医学会糖尿病学分会微血管并发症学组 . 中国糖尿病肾脏疾病防治临床指南 [J]. 中华糖尿病杂志 , 2019, 11(1): 15–28.

［17］American Diabetes Association. Standards of medical care in diabetes 2019[J]. Diabetes Care, 2019, 42(Suppl 1): 1-194.

［18］国家老年医学中心 , 中华医学会老年医学分会 , 中国老年保健协会糖尿病专业委员会 . 中国老年糖尿病诊疗指南 (2021 年版)[J]. 中华糖尿病杂志 , 2021, 13(1): 14–46.

［19］CHEUNG A K, CHANG T I, CUSHMAN W C, et al. Executive summary of the KDIGO 2021 clinical practice guideline for the management of blood pressure in chronic kidney disease[J]. Kidney Int, 2021, 99(3): 559–569.

［20］Kidney Disease: Improving Global Outcomes(KDIGO) Diabetes Work Group. KDIGO 2020 clinical practice guideline for diabetes management in chronic kidney disease[J]. Kidney Int, 2020, 98(4S): S1-S115.

［21］中华医学会肾脏病学分会专家组 . 糖尿病肾脏疾病临床诊疗中国指南 [J]. 中华肾脏病杂志 , 2021, 37(3): 255-304.

［22］国家肾脏疾病临床医学研究中心 . 中国慢性肾脏病矿物质和骨异常诊治指南概要 [J]. 肾脏病与透析肾移植杂志 , 2019, 28(1): 52–57.

［23］IKIZLER T A, BURROWES J D, BYHAM–GRAY L D, et al. KDOQI clinical practice guideline for nutrition in CKD: 2020 update[J]. Am J Kidney Dis, 2020, 76(3 Suppl 1): S1-S107.

［24］中国医师协会肾脏内科医师分会, 中国中西医结合学会肾脏疾病专业委员会营养治疗指南专家协作组 . 中国慢性肾脏病营养治疗临床实践指南 (2021 版)[J]. 中华医学杂志 , 2021, 101(8): 539–559.

［25］CEDERHOLM T, BOSAEUS I, BARAZZONI R, et al. Diagnostic criteria for malnutrition: an ESPEN consensus statement[J]. Clin Nutr, 2015, 34(3): 335-340.

［26］FOUQUE D, KALANTAR-ZADEH K, KOPPLE J, et al. A proposed nomenclature and diagnostic criteria for protein-energy wasting in acute and chronic kidney disease[J]. Kidney Int, 2008, 73(4): 391-398.

［27］National Kidney Foundation.KDOQI clinical practice guideline for hemodialysis adequacy: 2015 update[J]. Am J Kidney Dis, 2015, 66(5): 884-930.

［28］CHAN C T, BLANKESTIJN P J, DEMBER L M, et al. Dialysis initiation, modality choice, access, and prescription: conclusions from a Kidney Disease: Improving Global Outcomes(KDIGO) controversies conference[J]. Kidney Int, 2019, 96(1): 37-47.

［29］GALLIENI M, HOLLENBECK M, INSTON N, et al. Clinical practice guideline on peri- and postoperative care of arteriovenous fistulas and grafts for haemodialysis in adults[J]. Nephrol Dial Transplant, 2019, 34(Suppl 2): ii1–ii42.

［30］糖尿病肾病多学科诊治与管理共识专家组 . 糖尿病肾脏疾病多学科诊治与管理专家共识 [J]. 中国临床医生杂志 , 2020, 48(5): 522–527.

［31］北京大学医学系糖尿病肾脏病专家共识协作组 . 糖尿病肾脏病诊治专家共识 [J]. 中华医学杂志 , 2020, 100(4): 247–260.

［32］张俊清 , 苏白海 , 张捷 , 等 . 糖尿病肾脏疾病早期预测与诊断专家共识 [J]. 中华内科杂志 , 2021, 60(6): 522–532.

［33］《中国围透析期慢性肾脏病管理规范》专家组 . 中国围透析期慢性肾脏病管理规范 [J]. 中华肾脏病杂志 , 2021, 37(8): 690–704.

［34］中华医学会妇产科学分会产科学组 , 中华医学会围产医学分会 , 中国妇幼保健协会妊娠合并糖尿病专业委员会 . 妊娠期高血糖诊治指南 (2022)［第一部分］[J]. 中华妇产科杂志 , 2022, 57(1): 3–12.

［35］余江毅 , 倪青 , 刘苏 . 糖尿病肾脏疾病病证结合诊疗指南 [J]. 中医杂志 , 2022, 63(2): 190–197.

第一节 高血压与肾脏病的相关性概述

高血压目前已成为威胁全人类生命健康的一类非传染性流行病，是导致心、脑、肾、血管疾病最主要的危险因素。据2021年《柳叶刀》（*Lancet*）杂志发表的一篇联合分析（pooled analysis）结果显示，2019年全球高血压患者人数已达12.8亿，我国成年人中有2.45亿罹患高血压，患病率达23.2%。尽管原发性高血压的发病机制尚未完全阐明，但代谢紊乱已成为诱发血压升高的重要病因之一，高血压也是代谢综合征的主要临床表现。近年来随着我国人民生活水平的提高和生活方式的转变，高血压患病率呈现明显上升趋势，防治形势严峻。

肾脏既是调节血压的重要器官，又是高血压损害的靶器官之一。早在200年前就有学者探究了高血压与肾脏病之间的关系，高血压引发的肾损害最开始被称作"肾脏硬化症"。研究已证实，肾脏通过调节RAAS、交感神经系统、水钠排泄等机制深度调控血压，肾功能损害可引起肾性高血压；反过来，高血压又是引发CKD的最常见的危险因素，控制高血压是阻断或延缓CKD进展的关键。蛋白尿是CKD的主要临床表现之一，是肾实质细胞功能和结构受损的结果，同时也是影响肾脏疾病预后的危险因素。因此，探讨高血压、蛋白尿、肾功能三者之间错综复杂的相互影响机制，对把握高血压和CKD的治疗重点至关重要。

一、高血压与蛋白尿

血压升高导致肾脏内皮细胞受损，肾小球滤过膜结构和功能障碍，尿中白蛋白水平增高；长时间慢性化的压力负荷增加导致肾小球肥大，肾脏自我调节功能丧失。而毛细血管僵硬度增加反过来激活了RAAS和交感神经。高血压所致缺血性损伤亦会累及肾小管，通过激活内皮素受体（ETR）和TGF-β/Smad路径，激发上皮-间充质分化（epithelial-mesenchymal transition，EMT）以及后续的肾小管间质纤维化。肾小管功能障碍使得其对尿蛋白的重吸收功能下降，进一步增加尿蛋白水平。与正常血压人群相比，高血压患者出现蛋白尿的比例明显增高，并且心血管终点事件风险随着尿蛋白的增加而明显升高。

反过来，蛋白尿具有预测高血压发生的作用。有研究显示尿蛋白的增加可以预测血压升高，收缩压、舒张压、平均动脉压及脉压差都随尿蛋白的增加而升高。Brantsma等对4635例血压正常人群进行了4年左右的随访，发现UAER每增加10倍，血压升高的风险增加2.3倍。目前，持续性的UAER增加已成为CKD的诊断标准，CKD亦成为高血压的危险因素。高血压和蛋白尿既是CKD的主要临床表现，也是CKD进展过程中影响预后的两个独立危险因素。两者在CKD的发病机制中起协同作用，也成为了CKD药物治疗的两个重要靶点。

二、高血压与肾功能

在高血压状态下，缩血管激素如RAAS激素、前列腺素和内皮素分泌增加，加重肾脏的缺氧；而在CKD发展过程中丢失的肾小管周围毛细血管会进一步加重小管间质的低氧性损伤。目前已有大宗文献显示高血压是eGFR下降的危险因素，血压越高，eGFR的下降速度越快，并且与种族无关。长期高血压未控制或突发恶性高血压可造成肾脏实质细胞受损，进而发生肾衰竭。我国一项前瞻性队列研究结果显示，收缩压每升高10 mmHg，eGFR下降风险增加50.4%。2012年的肾脏早期评估计划（the kidney early evaluation program, KEEP）也显示更高的血压与ESRD风险相关。在校正性别和年龄后，收缩压为130～139 mmHg、140～149 mmHg和≥150 mmHg的患者与收缩压<130 mmHg的患者发生ESRD的风险比值分别是1.08、1.72和3.36，舒张压>90 mmHg的患者与舒张压在60～74 mmHg的患者发生ESRD的风险比值为1.81。Fesler等对平均年龄48.7岁的未治疗的原发性高血压患者进行了5.8年左右的随访研究，结果显示高血压患者的eGFR以每年1.72±0.21 mL/（min·1.73 m²）的速度下降。控制高血压能够明显延缓CKD的进展，降低心血管不良事件发生风险和相关死亡率，而且这种获益在有蛋白尿者中更加明显。

反过来，eGFR的降低也是高血压发生的危险因素。CKD患者的高血压发生率明显高于普通人群，并且随着eGFR的下降逐步升高，CKD G5期患者的高血压患病率>90%。流行病学调查研究结果显示，我国非透析的CKD患者高血压患病率为67.3%～71.2%。因此，高血压和肾损害之间互为因果、互相影响，在治疗上需要做到双管齐下。

（陈肖蕾）

第二节　高血压概述

一、高血压的诊断

根据2020年国际高血压学会（ISH）发布的高血压实践指南，高血压诊断标准为：多次重复测量后诊室收缩压≥140 mmHg和（或）诊室舒张压≥90 mmHg；《中国高血压防治指南（2018年修订版）》的诊断标准与此一致（见表3-2-1）。2022年11月13日发布的《中国高血压临床实践指南》将我国成人高血压诊断界值下调为收缩压≥130 mmHg和（或）舒张压≥

80 mmHg。这一调整的依据主要是基于大量的循证医学证据（如SPRINT研究、STEP研究、CRHCP研究等）表明将血压控制得更低一些，能够为患者带来显著的心血管获益，充分体现了预防为主、早防早治的积极理念。《中国高血压临床实践指南》还将高血压分级简化为1级和2级、心血管病危险分层简化为高危和非高危，可操作性和推广性更强，有利于尽快判断高血压患者的降压治疗时机。

表3-2-1　血压水平分类和定义（2020）

分类	SBP/mmHg	DBP/mmHg
正常血压	＜120和	＜80
正常高值	120～139和（或）	80～89
高血压	≥140和（或）	≥90
1级高血压（轻度）	140～159和（或）	90～99
2级高血压（中度）	160～179和（或）	100～109
3级高血压（重度）	≥180和（或）	≥110
单纯收缩期高血压	≥140和	＜90

注：当SBP和DBP分属于不同级别时，以较高的分级为准。

1.《中国高血压临床实践指南》中的高血压新分级

1级：收缩压130～139 mmHg和（或）舒张压80～89 mmHg

2级：收缩压≥140 mmHg和（或）舒张压≥90 mmHg

2.《中国高血压临床实践指南》中的高血压心血管风险分层

高危患者：收缩压≥140 mmHg和（或）舒张压≥90 mmHg者，或收缩压130～139 mmHg和（或）舒张压80～89 mmHg伴临床合并症、靶器官损害或≥3个心血管风险因素者。

非高危患者：收缩压130～139 mmHg和（或）舒张压80～89 mmHg且未达到上述高危标准者。

二、血压测量和管理

《中国高血压临床实践指南》根据现有循证医学证据，建议采用标准化的诊室血压测量方法，即使用经过国际标准方法验证的血压测量设备，按照标准的准备工作步骤和测量技术进行血压测量。可使用上臂式医用电子血压计测量血压。标准的电子血压测量方法包括以下步骤：①患者适当放松，静坐5分钟以上。②将袖带中部放置在患者上臂平右心房（胸骨中点）的水平。③测量血压应至少获得2次血压读数，每次间隔1～2分钟，取2次读数的平均值。若第1次与第2次血压读数的差值＞10 mmHg，建议测量第3次，取后2次血压读数的平均值。首次测量血压时应测量双上臂血压，以血压高的一侧为准。④心房颤动患者每次测量至少获得3次血压读数，取3次血压读数的平均值。

良好的血压管理是改善高血压肾病远期预后的关键，准确及全面的血压评估对优化降压治疗至关重要。在日常诊疗中对血压的评估多来自传统的诊室血压监测，但诊室血压受时间、场所、检查次数等条件的影响，往往无法真实和全面地评价CKD患者的血压情况，尤其是白大衣高血压患者。美国心脏病协会在有关血压测量的指南中强调，要得到准确的诊室血压需要满足以下条件：①测量者受过良好的训练；②患者采用正确的体位；③测量前患者需要平静休息5分钟以上，避免外界因素的干扰，如噪声、吸烟、咖啡因摄入等；④尺寸合适的袖带。由此可见，要获得准确的诊室血压并非易事，受到很多客观条件的限制。

诊室外的血压测量，包括ABPM和HBPM，可作为标准化诊室血压测量的补充。ABPM需要使用动态血压仪，在日常活动中持续监测24小时血压，白天每15～30分钟获取一次血压值，夜间每15～60分钟获取一次血压值，测量血压时保持手臂静止。ABPM通过定时、自动测量患者在日常生活状态下的血压，可以提供患者全天不同时段的血压水平，帮助医生掌握患者血压昼夜节律变化规律。相关研究显示，ABPM相比传统的诊室血压，与CKD患者的远期预后关系更为密切。HBPM是患者按照标准的血压测量方法在家中自行测量血压。首先需要了解左右臂间血压是否有明显差异，如果差异较显著，则选择读数较高一侧的手臂进行测量。欧洲高血压学会指南建议血压控制稳定的患者每周测量1~2次。近年来，HBPM多用于医疗机构的远程慢性疾病监测APP的数据记录，成为一种新的血压管理模式。患者自我监测血压有利于增加治疗依从性，进而提高血压控制率。研究显示在普通人群中无论诊室血压是否正常，动态血压升高均与心血管事件有关；对于CKD患者，动态血压升高还与肾损害风险升高相关。2020年ISH的标准为诊室血压≥140/90 mmHg，动态血压（ambulatory blood pressure，ABP）≥130/80 mmHg提示高血压；日间ABP≥135/85 mmHg且夜间ABP≥120/70 mmHg，提示高血压。

（陈肖蕾）

第三节　肾性高血压的类型和发病机制

肾性高血压是由肾脏实质性疾病或肾动脉疾病导致的血压升高，是最常见的继发性高血压类型，占成人高血压的5%左右，儿童高血压的60%以上。

一、肾性高血压的类型

可从病变部位和病理生理学机制两个角度来进行分类。

1. 根据病变部位可分为肾实质性高血压和肾血管性高血压

肾实质性高血压的病因包括各种原发和继发的肾小球肾炎、肾小管间质疾病以及遗传性肾病。肾血管性高血压主要是肾动脉狭窄引发的高血压。肾动脉狭窄的常见病因有动脉粥样硬化、纤维肌发育不良及多发性大动脉炎等。肾动脉发生节段性狭窄而导致肾血流灌注不足，引起血压增高。

2. 根据病理生理学发病机制可分为容量依赖性高血压和肾素依赖性高血压

肾实质受到损害以后，GFR下降，水钠排泄减少而致容量负荷增加，从而产生高血压。另外，在肾脏疾病状态下肾小球球旁细胞释放大量肾素而激活RAAS，AngⅡ的分泌显著增加，促使全身小动脉收缩，称为肾素依赖性高血压。实际上，肾性高血压的发生兼顾了容量和肾素增加双重因素。

二、肾性高血压的发病机制

CKD相关高血压的病理生理学机制十分复杂，各种因素相互作用，共同促进肾性高血压的进展。

1. 水钠潴留

肾脏病变导致有效肾单位减少，GFR下降，水钠排泄障碍而导致细胞外液容量扩张。这是CKD患者高血压的启动因素和持续血压升高的病理生理基础。

2. 肾素-血管紧张素-醛固酮系统的激活

AngⅡ是RAAS影响心血管系统最重要的效应因子，可直接作用于血管平滑肌细胞，导致小动脉收缩、外周血管阻力增加；还可通过刺激肾上腺皮质醛固酮的分泌，导致远端肾小管重吸收水和钠的增加，以及促进肾内皮素-1的表达来升高血压。

3. 交感神经系统激活

在正常人群中，交感神经系统通过长效和短效两种机制来调节血压。短效机制调控心率、血管阻力和血管收缩，长效机制则是调节肾素的释放和肾小管的重吸收，从而维持水钠平衡，保持血压稳定。CKD患者的交感神经兴奋性有不同程度的提高，可通过一系列直接和间接的机制引起血压增高。首先受损伤的肾脏会导致中枢交感神经放电增加，引发高血压；其次肾脏的缺血、缺氧使得肾组织内腺苷聚积，肾的传入神经信号增强，交感神经的兴奋性增高。同时，在缺氧状态下RAAS激活，AngⅡ水平增高也有激活交感神经系统的作用。AngⅡ能够与延髓腹外侧区内的AT1受体结合，影响血管调节中枢而直接激活交感神经系统；还能通过降低IL-1β水平来降低脑内NO的含量，从而间接增强交感神经的活性。可以说CKD的交感神经兴奋性增高的始动因素和靶器官都是肾脏。近年来的研究发现CKD患者体内一种可溶性单胺氧化酶——肾胺酶的分泌相对减少，这种酶有促进儿茶酚胺类物质如多巴胺、去甲肾上腺素代谢的作用，因而使得儿茶酚胺类物质水平增高，提高交感神经的活性。

4. 内皮功能障碍

动脉壁僵硬可导致压力感受器的敏感度下降，血管舒缩功能障碍。血管内皮的结构完整和功能正常是保障血管张力和通透性的关键因素。血压异常升高可激活内皮细胞，并导致内皮功能障碍，如果持续时间较长，内皮细胞将解体，血管变得稀薄，最终导致组织灌注减少和缺氧。研究发现内皮损伤导致的肾髓质毛细血管稀薄化是组织缺氧和肾损伤的一个中心步骤。内皮细胞受损一方面使NO合成减少，另一方面释放内皮素-1、Ang II和血栓素A_2增加，血管的舒缩功能失调，血管收缩引发高血压。

5. 甲状旁腺功能亢进

CKD G3～G5期患者因为钙磷代谢紊乱的刺激，甲状旁腺过度分泌PTH，导致继发性甲状旁腺功能亢进。PTH有激活RAAS、诱导内皮素合成增加、激活交感神经系统、增加动脉僵硬度的作用，持续的PTH增高将引起血压升高。此外，人体40%～45%的钠存在于骨骼中，PTH诱发的溶骨效应使钠释放入血，进一步加重水钠潴留。

6. 药物

CKD患者常用的药物有些可引起血压升高，如糖皮质激素、NSAIDs、rHuEPO、环孢素等。某些药物不但会诱发高血压，也可能影响机体对降压药物的反应性，成为难治性高血压的重要原因之一。

7. 患者依从性差

CKD患者常伴发多种合并症，服用药物的种类多、剂量大、医疗花费高，从而可能影响患者按时、足剂量服药。研究显示，依从性差是导致CKD患者降压效果不佳的主要原因之一。临床上可通过使用单片复方制剂来简化用药方案，使服药更加方便、经济，从而增加患者的依从性。

（陈肖蕾）

第四节 慢性肾脏病患者高血压的特殊性

CKD患者合并的高血压除了受肾性高血压的发病机制影响外，也可能是在原有的原发性高血压的基础上加重、进展，因此，CKD患者相较于非CKD患者，往往血压水平更高，治疗更困难，并且存在一些特殊类型。

一、白大衣高血压

患者诊室血压不达标而24小时动态血压达标，称为白大衣高血压。一般指患者诊室血压≥130/80 mmHg，日间动态血压或家测血压<130/80 mmHg。由于纳入研究对象的种族、地域、合并症以及诊断标准的差异，不同文献报道的白大衣高血压患病率有较大差异，普通人群患病率为7%～15%，CKD人群患病率为4.1%～31.7%。理论上如果对合并白大衣高血压的CKD患者进行降压治疗，可能会造成低血压，进而加重肾脏的缺血性损伤。目前白大衣高血压对患者预后的影响存在争议，我国CKD队列研究（C-STRIDE）对1714例CKD患者平均随访4.8年的数据分析显示，白大衣高血压者发生ESRD的风险是正常血压者的2.4倍。一般认为，白大衣高血压患者在静息状态下交感神经兴奋性更高，更易发展成持续性高血压，往往也合并多种代谢性危险因素。这些因素既是白大衣高血压发生的诱因，又是ESRD和心血管事件发生的危险因子。因此，后续需要开展更多高质量的干预性研究来进一步探讨白大衣高血压与CKD患者预后的关系。

二、隐匿性高血压

隐匿性高血压是指患者诊室血压<130/80 mmHg，日间动态血压或家测血压≥130/80 mmHg。不同研究对隐匿性高血压患病率的报道差异较大，在CKD人群中为5.9%～70.3%。美国慢性肾功能不全队列研究（CRIC）的结果显示，隐匿性高血压与eGFR、尿蛋白量及左心室质量指数

相关，提示其与靶器官损害相关。我国的C-STRIDE研究也观察到CKD合并隐匿性高血压患者的ESRD风险是血压正常者的2.2倍。隐匿性高血压患者出现夜间血压增高的概率明显高于出现日间血压增高的概率，这在CKD患者中更加明显，并且夜间血压的控制率也更低。

三、夜间高血压

在正常生理状态下，血压的昼夜节律受下丘脑视交叉上核控制，由自主神经系统进行调节。入睡以后，交感张力下降、外周血管舒张、有效循环容量减少导致血压下降。另外，儿茶酚胺、糖皮质激素等升血压激素在夜间分泌减少，而心房利尿钠肽（ANP）、褪黑素等降血压的激素分泌增加，进一步促成了勺型血压昼夜节律的形成。CKD患者的夜间交感神经张力降幅减小，缩血管激素反常分泌增高而出现夜间高血压。另外，CKD患者因肾小管损伤使得尿钠排泄减少、合并睡眠呼吸暂停低通气综合征、压力感受器敏感性和血管顺应性降低、代谢紊乱等都进一步加重了夜间高血压。根据2017年美国心脏病学会/美国心脏病协会指南，夜间高血压定义为血压>110/65 mmHg。目前的研究显示，夜间高血压不但能预测CKD的发生，还与CKD进展至ESRD相关；并且可增加CKD患者的心脏和肾脏终点事件以及全因死亡风险。因此需要对夜间高血压给予重视和积极干预。目前，CKD患者夜间高血压的控制现状很不理想，来自中国的数据显示，CKD患者的夜间血压达标率仅为22.8%（<120/70 mmHg），远低于日间血压达标率（50.7%，<135/85 mmHg）。

四、难治性高血压

肾性高血压中常见难治性高血压（resistant hypertension, RH）。RH定义为联用至少3种最佳剂量的降压药物（其中应包括一种RAAS抑制剂、一种长效CCB和一种与肾功能水平相适应的利尿剂），血压仍高于140/90 mmHg，或使用4种或更多的降压药物方能达到血压目标水平。CKD人群难治性高血压的患病率是普通人群的2～3倍，并且随着肾功能的减退和蛋白尿的加重而升高。有研究显示，eGFR>60 mL/（min·1.73 m²）组的RH患病率为15.8%，而eGFR分别为45～59 mL/（min·1.73 m²）和<45 mL/（min·1.73 m²）组的RH患病率为24.9%和34.9%。在按照白蛋白尿的严重程度分层分析后，RH的患病率在UACR<10 mg/g、10～29 mg/g、30～299 mg/g及>300 mg/g各组中分别为12.1%、20.8%、27.7%和48.3%。除患病率高外，CKD患者的RH发病率也较高。一项前瞻性研究在8年的随访中观察到CKD人群的RH发病率为30.1%，而非CKD人群是20.1%。RH的发生与不良的心血管和肾脏事件密切相关。

五、血压节律异常

正常的血压节律表现为双峰双谷，即上午6时～10时上升，下午2时～3时下降，下午4时～6时再度上升，之后缓慢下降，凌晨2时～3时为最低谷。血压维持正常的节律以适应日常机体活动的变化，从而有效保护心、脑、肾等靶器官的功能。健康人的血压波动形式表现为勺型血压，即夜间血压下降幅度超过日间血压的10%。若下降幅度小于10%，称为非勺型血压；若夜间血压高于日间血压，称为反勺型血压。CKD患者的高血压以非勺型和反勺型为主，血压昼夜节律消失的患者比例达50%，在ESRD患者中高达80%。血压昼夜节律紊乱的发病机制包括夜间交感神经活性增加、盐敏感性增高、钠排泄能力下降及内皮细胞功能紊乱等，因此也直接造成了CKD患者的不良预后。多项研究发现，非勺型和反勺型血压昼夜节律是肾脏和心血管终点事件、全因死亡的独立预测因子。在治疗方面有观点认为，睡前服用降压药物可能有助于改善夜间高血压，恢复血压昼夜节律。

六、血压变异性

血压变异性为一定时间内血压波动的幅度，通常用动态血压的标准差和变异系数来评估。现有的研究数据均显示，CKD患者短期血压变异性指标均高于非CKD患者，且随着肾功能的下降而升高。C-STRIDE 队列研究结果显示，短期收缩压变异性独立于血压值之外与ESRD等不良终点事件风险增加有关。另有研究发现，血压变异性与尿白蛋白水平呈正相关，即高血压患者肾脏微循环易受血压变异性影响。目前，用何种血压测量方式得出的血压变异性对风险事件的预测价值更大仍未有定论。有研究结果显示，相较于诊室血压，家测血压得出的收缩压变异性更能预测心血管事件的发生。出于性价比、便利性等多方面的综合考虑，目前国际上的高血压指南普遍推荐将家测血压作为血压变异性的评估手段。CKD患者的血压往往波动性很大，如何科学地记录血压，识别假性高血压或低血压非常关键。将血压监测纳入CKD患者的日常生活具有重要的临床意义。

（陈肖蕾）

第五节　高血压肾病

高血压肾病是由长期血压增高引起肾内小动脉及细小动脉病变，造成动脉管腔狭窄，继发缺血性肾实质损害，并导致肾小球硬化、肾小管萎缩和肾间质纤维化的一种疾病。临床特征表现为夜尿增多、低比重尿、轻至中度蛋白尿、GFR进行性下降，最终发展为ESRD。与高血压的发病情况一致，高血压肾病的患病率也逐年增加。美国肾脏病数据系统的统计结果显示，每年新增的透析患者约27.5%具有高血压肾病，高血压肾病是引发ESRD的第二大常见原因。2016年的中国肾脏疾病数据网络（CK-NET）显示，高血压肾病占住院CKD患者致病原因的20.78%，仅次于DKD，也是除DKD与肾小球肾炎外导致ESRD常见的病因。高血压肾病造成的卫生经济资源消耗巨大，应该引起人们的高度重视。

一、高血压肾病的发生机制

高血压肾病是由原发性高血压引起的肾脏结构和功能损伤，发病机制涉及血流动力学改变、氧化应激和炎症、RAAS激活等多方面。

1. 血流动力学改变

高动力循环状态被认为是高血压引发肾损害的始动因素。肾脏是富血流器官，毛细血管网是肾单位的主要组成部分，因此血流压力的变化将直接影响肾脏血管的舒缩功能和结构完整。系统性血压在一定范围内波动时，肾脏依然维持稳定的血流量和GFR的内在能力称为肾脏的自我调节功能。这项功能在很大程度上由肾小球前血管系统的肌源性反应和致密斑相关的管球反馈介导。当肾脏灌注压升高时，肾小球前血管的张力将发生适应性改变，以阻止高压力传导至肾小球毛细血管。当血压水平持续升高，超出了肾脏自身对血压的调控能力，增高的动脉压力传递到肾小球毛细血管，使之发生适应性改变，表现为血管壁增厚、管腔狭窄，最终引起肾小球缺血萎缩、功能丧失。与此同时，代偿性肾单位表现为高灌注、高压力和高滤过，若这种"三高"状态持续不缓解，最终会因血管病变转变为缺血性低灌注的失能肾单位。肾小管退行性变与肾小球节段硬化区域的滤过率降低和肾小球后周围毛细血管血流减少有关。

2. 氧化应激和炎症

氧化应激是指机体在各种有害因素的刺激下，体内氧化系统和抗氧化系统失去平衡后产生大量氧化应激产物，这些产物被称为活性氧，包括过氧化氢、超氧阴离子、羟自由基等。活性氧主要经NADPH氧化酶途径和线粒体途径产生，活性氧的蓄积将损伤DNA、脂质和蛋白质，促发细胞凋亡。氧化应激是高血压发生、发展的重要病理生理学机制之一。活性氧对肾小球足细胞、内皮细胞、肾小管细胞均有直接的损伤作用。活性氧浓度增高还可刺激转录因子激活，促进趋化因子和细胞因子的合成增加，刺激炎症细胞在血管组织的聚集，进而诱发心血管和肾脏的炎症和纤维化。肾脏属高代谢器官，线粒体功能活跃，极易受到氧化应激的损害。另有研究发现，高血压肾损害与巨噬细胞、T细胞、IL-6、IL-1β、TNF-α和趋化因子的相互作用造成的炎症性损伤有关。炎症因子刺激Ⅰ型胶原和纤维连接蛋白表达增加，并通过白细胞产生活性氧，进一步加重肾脏的损伤。

3. 肾素-血管紧张素-醛固酮系统的激活

研究证明RAAS激活引起的机体小动脉平滑肌收缩和水钠潴留是导

致高血压的直接原因，也是造成高血压靶器官损害的病理生理学机制。RAAS激活会诱导肾组织发生炎症反应、纤维化和氧化应激，其中Ang II起主导作用。Ang II通过AT1受体激活内源性NF-κB、丝裂原活化蛋白激酶（mitogen-activated protein kinases，MAPKs）和Rho激酶等信号系统，上调炎症因子和结缔组织生长因子的表达，诱导肾小管上皮发生EMT，最终发展为肾小球硬化和肾间质纤维化，引发ESRD。另外，足细胞胞膜上也富含Ang II的受体，RAAS激活使足细胞的Ca^{2+}内流，通过诱导炎症反应和氧化应激，以及肌动蛋白细胞骨架的重组，引起足细胞的脱落，从而影响肾小球滤过膜分子屏障的结构完整性，引发蛋白尿。

除Ang II外，醛固酮也是引起肾小动脉硬化的独立危险因素。相关文献报道，醛固酮可能会对肾脏系膜细胞的自噬产生负性调节，通过还原型辅酶II氧化酶依赖机制促进胶原合成，并通过NF-κB途径促进肾小管上皮细胞EMT。因此，RAAS对肾脏的影响不仅仅限于血压的增高。

4. 微血管病变

长期的血压升高可通过氧化应激、RAAS激活和炎症刺激，引起器官和组织的微血管发生异常改变，表现为微血管重构或微血管稀疏，最终导致所在器官的功能障碍。微血管重构指血管的管壁增厚和管腔狭窄；微血管稀疏指微血管的分布密度降低。高血压患者体内活性氧水平增高，促进NO降解及合成减少。NO是内皮依赖性血管扩张剂，其浓度降低将导致微血管的舒张功能障碍。此外，氧化应激可刺激血管壁胶原沉积，改变基质金属蛋白酶活性，促进细胞骨架重排，诱导微血管结构性重塑。RAAS激活后，Ang II依赖的微血管收缩可降低微循环流量，并刺激血管平滑肌细胞增生，导致管壁增厚。高血压引起的微血管稀疏与活性氧诱发的内皮细胞凋亡有关。高血压对肾脏微血管的影响主要有两种机制：①长期血压升高引起肾小球前微血管进行性狭窄，进而引起肾微血管灌注不足，导致肾微血管功能障碍；②过高的血管压力传入肾微血管，又可导致微血管过度灌注而引起微循环障碍，最终导致功能性肾单位持续减少。

5. 交感神经兴奋

交感神经过度兴奋可通过降低动脉顺应性来促进动脉粥样硬化的形

成，而后者使肾脏疾病进一步恶化。肾脏足细胞上分布大量肾上腺素能感受器，交感神经的过度放电诱导足细胞增殖，还可引起平滑肌细胞和血管壁外膜的成纤维细胞增生。总的说来交感兴奋促进肾脏炎症和肾脏纤维化的进展。

6. 免疫失调

免疫机制在动脉高血压的发病机制中也发挥着重要作用，它参与了高血压的发展和高血压靶器官损伤。高血压的几个驱动因素，包括AngⅡ诱导的信号、饮食中的NaCl、肠道微生物群，都部分通过免疫机制发挥作用，特别是Treg/Th17平衡。AngⅡ通过一系列的细胞内信号通路调节Treg/Th17平衡，比如TGF-β、IL-6、RORγT、Hippo/TAZ和HIF-1通路。Th17细胞被认为与高血压和高血压末端器官损伤有关，而Treg则发挥保护作用。例如，已有研究表明，Treg缺乏通过增强免疫反应而加重了AngⅡ诱导的微血管损伤，而AngⅡ促进Th17细胞分泌炎症因子IL-17，进一步加速了纤维化。目前IL-17在代谢性肾损伤中所起的作用还存在争议。在DKD中IL-17表现出截然相反的两种效应：清除肾内的Th17细胞可减轻早期糖尿病病理损伤，但给予低剂量的IL-17A又能阻止DKD的进展，而Th17细胞在高血压肾病中的作用尚未阐明。有意思的是，Th17细胞的诱导似乎依赖于肠道微生物群，尤其是盐敏感性乳酸杆菌。研究发现增加饮食含盐量能遏制正常的肠道微生物群，增加Th17细胞数量，进而升高小鼠和人的血压。另外，肠道内的代谢物如短链脂肪酸丙酸，也对免疫细胞亚群组成和血压产生影响。中性粒细胞、单核/巨噬细胞、树突状细胞、髓源性抑制细胞和固有淋巴细胞都既能刺激血压升高，又能诱发靶器官的促纤维化炎症反应。

7. 低氧

由于血流动力学的异常造成肾组织的缺血、缺氧，进而诱发线粒体功能障碍并激活转录因子——HIF。HIF在缺氧状态下的稳定性增强，增强了细胞对低氧的耐受性并影响细胞增生、存活和代谢。研究显示，HIF诱导促纤维化基因的表达，包括VEGF、纤维连接蛋白和Ⅰ型胶原，促进了高血压肾病的纤维化进程；HIF-1α的增高也与肾小球损伤相关。另外，AngⅡ能通过NF-κB通路诱导肾脏内皮细胞HIF-1α的基因的表达。

8. 遗传因素

流行病学调查结果显示，不同种族的高血压肾损害的发生率和预后存在明显差异。在美国人口中，即使血压水平相似，非洲裔美国人的高血压肾损害概率也明显高于高加索人。另外，与无高血压家族史的患者相比，有高血压家族史的患者出现肾脏损害，进展到ESRD的风险更高。这些结果都提示遗传因素决定的基因易感性参与到了高血压肾病的发病机制中。现有的研究已发现涉及下列机制的基因与高血压及其继发性的肾损害相关：①影响肾脏血流动力学；②增加肾小管活性氧生成；③调节免疫细胞功能；④改变足细胞的数量、结构和功能。目前研究最广泛的与高血压肾损伤相关的基因是载脂蛋白L1（*APOL1*）。2010年Giulio等报道*APOL1*基因的两个独立序列G1和G2变异与非洲裔美国人高血压肾病的高发明确相关，并在后续研究中进一步阐释了上述变异诱发CKD的可能机制。*APOL1*变异使得足细胞膜上形成孔隙，进而功能受损。在足细胞特异性*APOL1*缺失的转基因小鼠中可观察到足突消失和肾小球的硬化。另外，有研究发现与肾血管肌原性反应相关的*Dusp5*基因的下调可增强肾血流量的自动调节功能，并伴随蛋白尿、肾小球损伤、巨噬细胞浸润和间质纤维化的减少。全基因组相关研究表明，高血压患者中有*UMOD*、*MYH9*、*SHROOM3*、*RAB38*和*DAB2*的遗传变异者具有更高的ESRD风险。这些发现为开发高血压和相关肾损伤的个体化基因治疗提供了重要的遗传学证据。

9. 其他因素

高血压是代谢综合征的临床表现之一，常合并肥胖、糖尿病、高脂血症、胰岛素抵抗、高尿酸血症等代谢异常，因而在多种因素影响下更易发生肾脏的损害。比如肥胖患者合并高血压的比例较高，而肥胖本身就是尿蛋白增高的重要预测因素。代谢综合征相关的肾损害多同时累及肾小球和肾小管，蛋白尿严重程度高于单纯的高血压肾病，肾功能下降的速度也更快。另外，动脉硬化是高血压导致靶器官损害的主要原因之一。脉搏波传导速度（pulse wave velocity，PWV）、颈动脉内膜中层厚度等动脉硬化程度的指标都与eGFR密切相关。笔者所在的研究团队还通过生物信息学的研究方法，发现高血压肾病患者的肾组织中存在一系列差异表达基因，包括

DUSP1、*FOS*、*JUN*、*TIMP1*等，这些结果提示高血压肾病尚存在许多不为人知的调控机制。

二、高血压肾病的病理表现

肾活检是诊断高血压肾病的重要手段，典型的病理表现在某种程度上可称为"诊断金标准"。然而由于高血压肾病的病理表现缺乏特异性，肾活检的价值更在于排除其他肾脏疾病。

高血压相关性肾损害的病理表现又被称为高血压肾硬化症，目前从全球范围来看，已成为导致ESRD的第2位病因。虽然单从组织病理上看很难区分究竟高血压是引起肾功能损害的主因，还是高血压作为一个合并症加速了CKD的进展，但高血压的严重程度通常与病理损伤程度相当。

高血压导致的肾损害根据肾小动脉病理类型可分为良性小动脉性肾硬化症和恶性小动脉性肾硬化症，临床上以前者多见。

1. 良性小动脉性肾硬化症

普通高血压若长期未得到有效的控制，经5～10年可导致良性小动脉性肾硬化症的病理改变，主要表现为入球小动脉透明样变、小叶间动脉及弓状动脉肌内膜增厚，继而造成管腔狭窄，引起缺血性肾损害。部分肾单位在高灌注、高滤过和高跨膜压的影响下发生肾小球肥大和FSGS。因肾小管对缺血更敏感，故肾小管萎缩的出现多早于肾小球硬化，最终发展至肾小管萎缩和间质纤维化。然而上述病理特征并非高血压肾病特有，肥胖、糖尿病、代谢综合征、高龄、IgA肾病、FSGS和Alport综合征相关肾损害都可出现相似的病理改变。入球小动脉透明样变性是高血压肾病的一个病理学特征。这些典型的透明质沉积是血管平滑肌细胞萎缩、内皮渗漏和血浆蛋白外渗增加这一系列病理级联反应的结果，最终导致内皮下蛋白质积累。另外，凝血亢进、纤溶抑制以及血小板活化也参与了小动脉透明样变的发生。

免疫荧光偶见免疫球蛋白M（IgM）、补体C3、纤维蛋白在肾小球的沉积。电镜下可见肾小球系膜区基质不同程度增多，基底膜增厚，足细胞足突融合，肾小管萎缩和间质淋巴–单核细胞浸润伴胶原纤维增多。

2. 恶性小动脉性肾硬化症

由恶性高血压（舒张压超过130 mmHg，眼底呈高血压3期或4期改变）引起的肾损害，见于63%～90%的恶性高血压患者。在这种情况下肾脏既是高血压的受累器官，又同时通过分泌肾素促进血压的进一步升高。光镜下可见入球小动脉、小叶间动脉及弓状动脉纤维素样坏死，小叶间动脉和弓状动脉内膜增厚，动脉管腔高度狭窄乃至闭塞。典型的血管病变呈"洋葱皮"样外观，即由拉长的肌内膜细胞和结缔组织纤维呈同心圆状层层包绕而成。有时可伴有微血栓和新月体形成。另外，也可见类似于良性小动脉性肾硬化症的缺血性病变，伴有基底膜明显增厚，可见"双轨征"形成。恶性高血压的肾实质病变进展十分迅速，很快发展为肾小球硬化、肾小管萎缩及间质纤维化。免疫荧光无特异性表现，偶可见IgM或补体C3、纤维蛋白阳性。电镜下可见肾小球基底膜皱褶、增厚，内膜层明显增宽，偶可见纤维样物质，足细胞的足突广泛融合。

总之，在多方面的病理生理学机制的共同作用下，各种血压控制不良的恶化效应最终造成了肾血管硬化、肾小球透明变性、管间质纤维化、炎症诱导的上皮–间质转分化和足细胞丢失。

上述病理表现缺乏特异性，在做出高血压肾损害的诊断前需要与以下疾病相鉴别：

1. 原发性局灶节段性肾小球硬化

原发性FSGS临床上大多数为肾病综合征水平蛋白尿，病理上可以表现为肾小动脉管壁的透明样变性、节段性硬化及肾小球缺血性改变等，但原发性 FSGS 的足细胞足突融合范围多数为弥漫（＞80%）。在高血压肾病中，良性小动脉性肾硬化症在临床上表现为蛋白尿多小于 2 g/24 h，病理上足细胞足突融合范围为节段性（＜50%），而急进型高血压可以表现为大量蛋白尿及足突弥漫融合，但急进性高血压肾病患者的肾小动脉在光镜下有相对特异性的表现，可与之鉴别。

2. 血栓性微血管病

由多发性硬化、抗心磷脂抗体综合征等诱发的血栓性微血管病

（TMA）需与恶性高血压肾病进行鉴别。两者都可以表现为典型的TMA病理表现：肾小球内皮下间隙明显增宽，双轨征形成，小动脉葱皮样改变等，需结合临床病史和实验室检查进行鉴别。

3. 糖尿病肾脏疾病

可以表现为肾小球基底膜增厚，明显的小动脉透明样变性，但其有典型的K-W结节形成，结合相应的临床病史可与之鉴别。

4. 慢性肾炎

一般病理表现以肾小球病变（细胞增生及基质增多）为主，后期合并高血压后，随之出现小动脉管壁透明样变和增厚；而高血压肾病的肾小球病变主要以缺血性病变为主，肾小管萎缩明显。两者之间需要结合病史、实验室检查及病理表现综合鉴别。

三、高血压肾病的临床表现

高血压肾病早期表现出肾小管浓缩功能障碍相关的症状，如低比重尿、夜尿增多；尿常规检查可发现轻度蛋白尿、镜下血尿和少量的管型。随着病情进展，肾小球功能受累，GFR下降，血清肌酐将逐渐增高，并最终进展至ESRD。在此过程中，常伴随其他的高血压靶器官损害，如心、脑血管疾病和高血压眼底病变。

四、高血压肾病的诊断

高血压肾病的诊断首先要明确高血压和CKD的诊断，并排除继发性高血压。高血压的诊断标准如前述。CKD的诊断标准目前广泛采用KDIGO指南的标准：UACR>30 mg/g或者eGFR<60 mL/（min·1.73 m^2）达3个月。

《高血压肾病诊断和治疗中国专家共识（2022）》提出，高血压肾病的诊断依据需要结合患者的病史、实验室检查结果、其他高血压靶器官受累情况以及肾脏病理特点。具体包括：①在确诊高血压之后的病程中（5～10年）逐渐出现微量白蛋白尿或轻至中度的蛋白尿，或出现肾功能损害等临床表现；②有高血压家族史，或伴有其他靶器官损害，如左心室肥厚、冠心病、外周血管疾病等；③相对正常的尿沉渣，镜检时有形成分少；④除外其他病因导致肾病的可能；⑤肾穿刺活检病理符合高血压引起的肾小动脉硬化。总的说来，高血压肾病是一种排除性诊断。在这部2022年版的专家共识中也给出了详尽的高血压肾病诊断流程（见图3-5-1）。

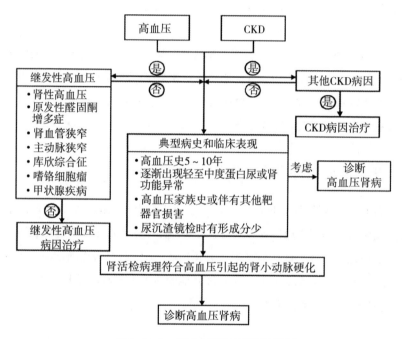

图3-5-1　高血压肾病诊断流程图

五、高血压肾病的早期筛查

同许多CKD一样，高血压肾病起病隐匿，早期没有明显的临床症状，很多患者待出现夜尿增多、蛋白尿、顽固性高血压时方才就诊。此时疾病可能已发展到CKD中晚期，肾脏损害无法逆转，错过了最佳治疗时机。因为高血压肾病可能最先受累的是肾小管，微量白蛋白尿的诊断价值弱于对DKD的诊断。

因此，对高血压肾病患者早期筛查、早期诊治，可有效延缓疾病的进展。

然而目前尚缺乏特异性和敏感性都高的能早期反映肾损害的生物标志物，一些相关的研究已在进行中，下面列举一些受关注度较高的潜在标志物。

1. 肾损伤分子-1

因为高血压肾病的肾小管受损早于肾小球，小管损伤的标志物利于早期发现肾脏受损。KIM-1是肾脏近曲小管上皮细胞的一种跨膜蛋白，属于免疫球蛋白基因超家族。在正常情况下，肾脏组织几乎不表达KIM-1蛋白，但在肾小球压力增加、肾小球滤过液蛋白增加和肾小管损伤的刺激下，KIM-1表达显著增强。研究发现，KIM-1在肾脏损害后4～6小时即可出现，被认为是一种反应早期肾损伤的可靠生物标志物。

2. 中性粒细胞明胶酶相关脂质运载蛋白

NGAL来源于白细胞、髓袢和集合管，可通过介导表皮生长因子受体的激活调控HIF-1α和脂质运载蛋白2的表达，从而导致肾损伤和CKD的进一步发展。尿NGAL能评估疾病的严重程度及疗效，预测早期CKD的发生并准确预估疾病严重程度，可作为CKD的早期标志物。NGAL被认为是诊断AKI的最有效的生物标志物。已有研究发现，在检测到eGFR变化前，尿NGAL便可很好地预测肾脏损伤。

3. 足细胞特异性蛋白

在高血压肾病发病过程中，足细胞从肾小球基底膜脱落进入尿中，因此尿液中足细胞特异性蛋白水平增高可作为早期肾损伤的标志。研究发现，高血压肾损伤患者尿液中裂隙素和足细胞素两种足细胞特异性蛋白水平的升高先于蛋白尿出现。

4. 不对称二甲基精氨酸

不对称二甲基精氨酸（asymmetric dimethylarginine，ADMA）为L-精氨酸类似物，可结合eNOS催化区，经MAPKs途径抑制NO合成，从而使得血管内皮功能受损，肾组织发生缺氧性损伤，另外ADMA还能刺激NF-κB和TGF-β的过度分泌。目前认为，高水平的ADMA可预测更快的肾损害进程。

（陈肖蕾）

六、高血压肾病的治疗

（一）生活方式干预

1. 膳食

高血压肾病患者应采用低盐饮食，Na^+摄入量<2 g/d或NaCl<5 g/d，可通过检测24小时尿钠评估限盐是否达标。大多数CKD患者在高血压中表现出盐敏感的特性，高盐膳食会加剧液体潴留，还与夜间血压不下降有关。因此，限制钠盐摄入有利于血压控制。有研究证明低盐饮食可使24小时平均动态收缩压/舒张压降低10/4 mmHg，也可减少普通人群的CVD风险。此外，低盐饮食还能增强ACEI在治疗高血压及蛋白尿中的作用。调查显示我国成人膳食的平均盐摄入量约为每日10.5 g，远高于指南的推荐剂量。

高血压肾病患者应增加膳食纤维的摄入，如多吃水果和蔬菜，但肾功能受损的患者应注意限制高钾食物。研究发现，水果和蔬菜的摄入有利于减轻CKD患者代谢性酸中毒，减少饱和脂肪酸和胆固醇的摄入。

蛋白质的摄入主要参考CKD患者的营养治疗建议，取决于CKD分期、透析模式、是否合并糖尿病等因素。具体见表3-5-1。

2. 体育锻炼

高血压肾病患者应进行中等强度的体育锻炼，每周5次，每次30分钟或每周累计时间至少150分钟；进行与心血管和身体耐受性相适应水平的运动。规律的体育锻炼有利于提高身体素质、增强肌肉力量、降低血压和减轻体重，并且可改善糖代谢紊乱。部分观察性研究显示高血压肾病患者较高的体力活动水平与较低的死亡风险相关。需要注意的是，高血压肾病患者可能存在多种合并症，活动强度应根据患者的认知及身体状况制定个体化的锻炼方案。

表3-5-1　高血压肾病患者蛋白质摄入建议

	建　议
CKD G1～G2期 （非糖尿病）	·蛋白质摄入量<1.3 g/（kg·d） ·非持续性大量蛋白尿，建议蛋白质摄入量为0.8 g/（kg·d），不推荐蛋白质摄入量≤0.6 g/（kg·d） ·有大量蛋白尿者，建议蛋白质摄入量为0.7 g/（kg·d），同时加用复方α-酮酸治疗
CKD G1～G2期 （糖尿病）	蛋白质摄入量<1.3 g/（kg·d），建议蛋白质摄入量为0.8 g/（kg·d）
CKD G3～G5期 （非糖尿病）	蛋白质摄入量<0.8 g/（kg·d），建议蛋白质摄入量为0.6 g/（kg·d）或极低蛋白膳食［0.3 g/（kg·d）］，联合补充复方α-酮酸
CKD G3～G5期 （糖尿病）	推荐代谢稳定的患者蛋白质摄入量为0.6 g/（kg·d），并可补充复方α-酮酸
血液透析	蛋白质摄入量为1.0～1.2 g/（kg$_{理想体重}$·d）
腹膜透析	推荐无残余肾功能者蛋白质摄入量为1.0～1.2 g/（kg·d）；有残余肾功能者蛋白质摄入量为0.8～1.0 g/（kg·d）

3. 其他

肥胖本身是高血压的危险因素，控制体重在合理的范围内能显著降低高血压的患病率。减重、限酒的获益虽然已在普通人群中得到证实，但在CKD人群中的证据尚不足，2021年KDIGO指南暂未给出具体的推荐意见。2016年版《中国肾性高血压管理指南》推荐非透析CKD患者维持BMI在20～24 kg/m²。另外，高血压肾病患者还应避免饮用高浓度的含咖啡因饮料（茶、咖啡）、戒烟及保持充足的睡眠、良好的心态等。可进行一些减压活动，如睡前缓慢有规律地呼吸控制、冥想、瑜伽等。

（二）血压管理

虽然我国CKD患者高血压知晓率为85.8%，治疗率为81%，但控制率还是非常不理想。国内CKD住院患者将血压控制在140/90 mmHg以下的大概有33.1%～41.1%，而控制在130/80 mmHg以下的只有14.1%～50.0%。因透析CKD和非透析CKD人群在血压管理方面存在一定的差异性，下文主要介绍非透析CKD人群的血压管理。

1. 血压的控制目标

《中国高血压防治指南（2018年修订版）》及2016年版《中国肾性高血压管理指南》推荐CKD患者的降压目标值应根据尿白蛋白的情况而定：尿白蛋白＜30 mg/d时为收缩压＜140/90 mmHg，在尿白蛋白为30～300 mg/d或更高时为收缩压＜130/80 mmHg，60岁以上的患者可适当放宽降压目标。根据2021年KDIGO CKD血压管理指南的建议，非透析CKD人群的目标血压值为收缩压＜120 mmHg。需要注意的是该目标值是在采用标准化诊室血压测量的前提条件下设定的，若测量方法不规范，则不完全适用。2021年KDIGO发布的CKD临床实践指南提出的血压目标值较既往有降低，主要是基于SPRINT（systolic blood pressure intervention trial）研究的结果。该研究将强化降压与标准降压进行比较（收缩压＜120 mmHg *vs.* ＜140 mmHg），发现强化降压能够为CKD患者带来更多的心脏保护、认知获益并延长了生存期。然而，更低的血压靶目标未显示出肾脏方面的获益，心血管保护作用是独立于肾病改善的。而且，对于虚弱及高龄的老年人群，更低的血压值可能会带来更多的损害风险，如体位性低血压导致摔倒、AKI、电解质紊乱、心动过缓或心律失常等。因此，我们建议结合患者的年龄、合并症、药物耐受性等特征综合考虑，制定个体化的血压目标值，以实现最佳的临床获益。另外，SPRINT研究排除了糖尿病人群，收缩压＜120 mmHg者的心血管获益仍然证据不足。针对糖尿病合并CKD患者的降压治疗已涵盖在前面章节，此处不赘述。

需要注意的是，SPRINT研究纳入的CKD患者尿蛋白均＜1 g/d，其结论在尿蛋白水平较高的CKD患者中的适用性具有争议。然而，近年来两个中等规模的临床研究MDRD（the modification of diet in renal disease trial）研究和AASK（the African American study of kidney disease and hypertension）研究的结果都显示，尿蛋白＞1 g/d的CKD患者从强化降压中获益更大。

《高血压肾病诊断和治疗中国专家共识（2022）》参考已发布的国内外相关指南和专家共识，并结合高质量的临床研究结果，特别提出了针对高血压肾病的降压目标值：

（1）尿蛋白＞1 g/d的高血压肾病非透析患者，血压控制目标应＜130/80 mmHg，可耐受且肾功能稳定的非透析患者可进一步降低收缩压为＜120 mmHg；尿蛋白≤1 g/d的高血压肾病非透析患者，血压控制目标＜130/80 mmHg。

（2）高血压肾病非透析患者若合并糖尿病，建议控制血压＜130/80 mmHg，有蛋白尿且耐受良好的患者可以进一步控制收缩压＜120 mmHg。

（3）年龄＞65岁高血压肾病非透析患者，如能耐受，血压可逐渐降为＜140/90 mmHg。

（4）血液透析患者收缩压需控制在130～160 mmHg。

总的说来，血压目标值的提出都是基于现有的循证医学证据，今后仍会在不断的争议和探讨中推陈出新，以实现保护靶器官功能、减少心脑血管并发症和降低死亡风险的终极目标。未来还需要设计前瞻性试验来积累某个血压目标值在不同血压特征的队列中影响肾脏预后的证据。

2. 降压治疗前的评估

在启动降压治疗前，应评估患者的以下疾病特征：

（1）年龄。

（2）血压的水平。

（3）CKD分期。

（4）合并症：糖尿病、高血脂、高尿酸、肥胖、心脑血管疾病等。

（5）危险因素：膳食、吸烟、体力活动、精神压力等。

应针对上述情况，制定个体化的治疗策略，包括设定合理的降压靶目标、选择合适的降压药物、干预危险因素及治疗合并症。降压治疗的原则是实现降压达标以及对靶器官的保护，延缓肾脏病的进展，降低心血管事件风险。降压达标的速度建议以缓慢平稳降压为原则，除高血压急症和亚急症外，大多数患者在4周内或12周内将血压逐渐降至目标水平。年轻、病程较短的高血压患者，降压速度可稍快；老年人、病程较长，有合并症且耐受性差的患者，降压速度可稍慢。

3. 传统降压药物

要根据患者的血压水平、肾功能情况、尿蛋白水平、靶器官损害及合并症等情况选择降压药物，并制定个体化的治疗方案。降压药物治疗的时机取决于CVD风险评估水平：①高危患者，应及时启动药物治疗，并对并存的危险因素进行干预；②中低危患者，可首先改善生活方式，观察1～3个月，若血压仍不达标则开始降压药物治疗；③普通高血压患者，建议从小剂量开始服用降压药物，逐渐增量或者增加药物种类，逐步达到血压目标值；④CKD患者，血压如果超过目标血压值20 mmHg，建议联合使用两种及以上的降压药物。因为缺乏足够的循证医学证据，目前并无指南推荐针对CKD的特定联合降压方案。

（1）ACEI/ARB：此类药物能阻断RAAS，有效降低体循环血压和肾小囊内压。除此之外，ACEI/ARB还能通过保护足细胞、抑制氧化应激和细胞凋亡、干预信号通路等机制发挥肾脏保护作用。对于合并蛋白尿的高血压肾病患者，指南建议降压药物首选RAAS抑制剂。当血清肌酐$>$256 μmol/L时，应从小剂量开始使用，并检测血钾和血清肌酐，逐步滴定到最大耐受剂量。目前的RCT研究和荟萃分析显示，ACEI及ARB都可降低尿蛋白、延缓肾衰竭的进展及减少主要心血管不良事件的发生，降低全因死亡率。并且使用RAAS抑制剂的CKD伴蛋白尿患者的肾脏获益独立于降压作用。ACEI和ARB联用，虽然有小型研究发现可增加降压和降尿蛋白的效果，但AKI和高钾血症的风险明显增加。因此相关指南建议避免ACEI和ARB联用。由于ACEI/ARB对肾小球出球小动脉的扩张作用强于入球小动脉，使用后有引起GFR降低的风险，因此在用药过程中需要定期监测血清肌酐，若血清肌酐值较基线升高幅度$>$30%则需要减量或停用。对于血清肌酐超过40%的急性升高，需要首先排除患者存在诱发肾脏灌注减少的情况，如血容量减少、心力衰竭等。由于近年来的研究显示CKD患者使用ACEI/ARB后在肾脏、心血管方面明显获益，故指南建议高钾血症患者如非必须不应停用此类药物。可通过饮食限钾、联用降钾药物等措施来控制血钾。

（2）直接肾素抑制剂：阿利吉仑属非肽类直接肾素抑制剂，是目前唯一获批的口服直接肾素抑制剂。它能在第一环节阻断RAAS系统，降低肾素活性，减少AngⅡ和醛固酮的生成，不影响缓激肽和前列腺素的代谢，起到降血压和治疗心血管疾病的作用。可单独使用或与其他类降压药物联用。阿利吉伦在CKD患者中应用的数据资料有限，并且其与ACEI或ARB联用可增加高血钾、低血压、血清肌酐升高等不良事件，目前在临床上尚未推广使用。

（3）MRA（醛固酮受体拮抗剂）：盐皮质激素受体，也称为醛固酮受体，在心力衰竭、高血压、糖尿病及CKD的发病机制中发挥重要的病理生理学作用。研究发现，40%～50%的CKD患者在长期使用ACEI/ARB后可能出现醛固酮逃逸现象，即血清醛固酮水平超过基线值。盐皮质激素受体的过度激活可诱导炎症和纤维化的发生，造成心血管和肾脏等多器官的损伤。因此，MRA可用于包括高血压肾病在内的多种慢性肾脏疾病的治疗。以螺内酯和依普利酮为代表的前两代MRA属甾体类MRA，除与盐皮质激素受体结合外，还与性激素受体结合，因此存在男性乳房发育的副作用。第三代MRA非奈利酮，属非甾体MRA，对盐皮质激素受体选择性更高、结合更完全，因此发挥的盐皮质激素受体拮抗作用更强，也无性激素相关不良反应。与螺内酯相比，肾功能恶化和高钾血症的风险更低。研究显示非奈利酮在CKD伴2型糖尿病的患者中使用，可以带来额外的心、肾双重获益。因此，FDA在2021年批准非奈利酮用于治疗CKD伴2型糖尿病成人患者，2022年6月中国国家药品监督管理局也批准非奈利酮在中国上市。目前非奈利酮用于原发性高血压的治疗尚缺乏充分的循证医学证据。FIDELITY研究结果显示，在基线血压控制良好的基础上，非奈利酮组患者较安慰剂组患者平均收缩压降低3.7 mmHg。《高血压肾病诊断和治疗中国专家共识（2022）》建议eGFR＞30 mL/（min·1.73 m^2）的高血压肾病患者当使用ACEI或ARB控制血压和尿蛋白效果不理想时，尤其是合并糖尿病及心脑血管病时，可联用非甾体MRA，但应注意对eGFR的评估以及对肾功能和血钾的监测。

（4）利尿剂：CKD患者时常因水钠潴留发生水肿和血压增高，利尿剂能增加尿钠排泄，比低盐饮食更显著地降低血压和血容量，常被用于CKD合并高血压的治疗。袢利尿剂和噻嗪类利尿剂与ACEI或ARB联用还可降低发生高钾血症的风险。目前，有关利尿剂对CKD人群主要终点事件影响的研究比较少，且利尿剂有引起电解质异常、代谢紊乱的不良反应，通常不作为首选降压药物。《2020年ISH国际高血压实践指南》指出噻嗪类利尿剂可用于CKD G1~G3期轻度肾功能不全的患者,在eGFR较低时应采用袢利尿剂替代。《高血压肾病诊断和治疗中国专家共识（2022）》推荐容量负荷增加的高血压肾病患者联用利尿剂控制血压，eGFR＞30 mL/（min·1.73 m²）的患者可考虑使用噻嗪类利尿剂；eGFR＜30 mL/（min·1.73 m²）者可考虑使用袢利尿剂。另外，近年来的研究显示，部分难治性高血压与醛固酮增多有关。在一项研究中，在给予高盐饮食的难治性高血压患者中，有接近一半的患者表现出醛固酮增多症的特征，即血浆肾素活性受抑制且24小时尿醛固酮排泄＞12 μg。因此，这部分患者可能从MRA使用中获益。荟萃分析显示螺内酯作为难治性高血压的附加治疗药物显示出明显的降压效果。但CKD患者使用螺内酯发生高钾血症的风险较高，需要联用口服降钾药物并进行密切的血钾监测。

（5）CCB：CCB类降压药物通过阻断钙通道减少血管平滑肌Ca²⁺的内流，从而使血管平滑肌松弛、外周血管阻力降低、血压下降。目前临床上通常使用二氢吡啶类CCB降压。长效二氢吡啶类CCB具有半衰期长，24小时平稳降压及心脑血管保护作用的优势，而且不受肾功能障碍的影响，亦不易被透析清除，适用于任何分期的CKD患者。CCB不良反应较少，可以与任何一种降压药物联合使用。ACEI或ARB与长效二氢吡啶类CCB的组合是目前众多相关指南推荐用于CKD降压治疗的首选方案。两类药物的联用具有加强降压效果、减少不良反应的协同作用。ACEI或ARB与CCB联用，可同时抑制细胞器内储存钙释放和细胞外Ca²⁺内流，共同降低细胞质内Ca²⁺浓度，产生强烈的血管平滑肌舒张作用。此外，CCB反射性激活RAAS和交感神经系统的作用能被ACEI或ARB抑制，CCB的降压效果得到进一步增强。另外，ACEI或ARB还可通过扩张外周静脉血管、减轻水钠潴留，缓解CCB引发的外周水肿；而ACEI所引发的血管性水肿、干咳等能被CCB部分缓解。多项研究已证明，ACEI或ARB+CCB能够更加有效地控制血压、降低心脑血管事件发生风险、延缓CKD进展，具有良好的安全性。非二氢吡啶类CCB虽然也可以降低血压，但由于与许多药物在代谢上存在相互影响，如他汀类药物、钙调磷酸酶抑制剂、抗真菌药物等，临床使用较少。此外，非二氢吡啶类CCB与β受体阻滞剂联用可能引起房室传导延迟和完全性心脏传导阻滞，存在一定的使用禁忌。

《高血压肾病诊断和治疗中国专家共识（2022）》推荐单用RAAS抑制剂效果欠佳的高血压肾病患者联用CCB类药物，尤其是血液透析患者；有RAAS抑制剂使用禁忌证的高血压肾病患者可以首选CCB类药物。

（6）β受体阻滞剂：β受体阻滞剂的降压作用与其减慢心率、降低心输出量、抑制肾素释放和AngⅡ的产生、阻断突触前β受体从而减少交感神经末梢释放去甲肾上腺素、降低中枢缩血管活性、减少静脉回流、减弱运动和应激时儿茶酚胺释放引起的升压反应等作用有关。同时，由于β受体阻滞剂还通过降低交感神经张力、预防儿茶酚胺的心脏毒性作用、减少心肌氧需求、改善心肌能量代谢、减轻心肌氧化应激、稳定斑块及提高心室颤动阈值等多种机制发挥抗心肌缺血、抗心律失常、改善心肌重构、改善左心室功能及预防猝死等心血管保护作用。《高血压肾病诊断和治疗中国专家共识（2022）》建议心力衰竭或交感神经兴奋等心动过速症状明显的高血压肾病患者可考虑使用β受体阻滞剂，优先于使用CCB类药物。目前有大量的循证医学证据证实β受体阻滞剂可使射血分数降低的心力衰竭和急性心肌梗死患者获益。CKD患者是心力衰竭和冠心病的高发人群，同时易伴发交感神经兴奋，具有较强的β受体阻滞剂适应证。根据对受体的选择性不同，将β受体阻滞剂分为非选择性β受体阻滞剂（同时阻断β_1和β_2受体）、选择性β_1受体阻滞剂及有周围血管扩张作用的β受体阻滞剂三类。高血压相关指南推荐优先使用选择性β_1受体阻滞剂或有周围血管扩张作用的β受体阻滞剂。目前β受体阻滞剂联合其他几大类降压药物均有心血管保护的证据，但由于可能导致糖脂代谢异常，合并糖尿病、高脂血症的患者不宜首选β受体阻滞剂，亦不建议与大剂量利尿剂联用。

（7）α受体阻滞剂：α受体阻滞剂通过阻断血管平滑肌上的α受体，发挥舒张小动脉和小静脉、降低外周血管阻力的作用，并且不影响心输出量。因为在ALLHAT（antihypertensive and lipid-lowering treatment to prevent heart attack trial）研究中α受体阻滞剂与噻嗪类利尿剂相比未显示出明显优势，目前主要高血压指南不再推荐其作为一线降压药物。然而，CKD相关性的高血压中难治性高血压比例较高，α受体阻滞剂常作为附加治疗药物使用。特别是其针对交感神经兴奋，可起到良好的降压效果。该类药物没有明显的代谢不良反应，可用于合并代谢综合征的高血压患者。可与其他种类的降压药物联用。

在2021年《高血压基层合理用药指南》中α受体阻滞剂的适应证包括肾性高血压，纳入的乌拉地尔可用于高血压危象及重度、极重度、难治性高血压患者紧急、快速降压。乌拉地尔兼具兴奋中枢5-羟色胺能神经元的作用，可双重抑制中枢与外周交感神经活动。交感神经异常激活并导致外周血管阻力增加是高血压的主要发病机制之一，需通过α肾上腺素受体发挥作用。阻断血管平滑肌细胞上的α_1受体，可抑制交感神经活性，舒张阻力与容量血管，一方面降低外周血管阻力、减少舒张期心脏负荷，有效降低血压；另一方面也能增加器官血流量，改善组织灌注。另外，α受体阻滞剂还可降低血压变异性。目前，关于α受体阻滞剂治疗高血压的长期预后研究较少，除有效降低血压外，α受体阻滞剂在改善心血管事件和死亡风险等终点事件上未显示出明显的优势，因而不作为一线降压药物使用。另外，长效α受体阻滞剂用于高血压合并代谢综合征的降压治疗，还具有改善糖脂代谢的额外获益。多项研究显示经多沙唑嗪治疗后患者的TG、总胆固醇和LDL-C都有不同程度的降低。一项多中心临床研究发现，在高血压合并糖代谢异常的患者中使用多沙唑嗪附加治疗后空腹血糖水平降低0.23 mmol/L，空腹胰岛素水平降低2 mU/L，稳态模型评估胰岛素抵抗指数（HOMA-IR）明显改善18.2%，10年冠心病风险自16.4%降至13.6%。

α受体阻滞剂的不良反应为体位性低血压、心动过速等，近期有心肌梗死、胃肠道梗阻的患者禁用，心力衰竭患者应慎用。

（8）血管紧张素受体-脑啡肽酶抑制剂（angiotensin receptor-neprilysin inhibitor, ARNI）：沙库巴曲/缬沙坦（LCZ696）是2021年6月中国国家药品监督管理局批准用于原发性高血压的全球首个ARNI，该药在RAAS之外作用于一个新的降压靶点——利尿钠肽。人体内有三种利尿钠肽——ANP、

BNP和C型利尿钠肽（CNP），其中ANP和BNP对维持体液和血压稳态最为重要。在心力衰竭、CKD等疾病状态下，循环中的利尿钠肽水平上调，发挥抵抗过度激活的RAAS和交感神经系统的作用。ANP和BNP都可抑制近端和远端肾小管对钠的重吸收，从而增加水钠的排泄，产生减少血容量和降低血压的作用。ANP还能抵消AngⅡ诱导的系膜细胞收缩作用，增加毛细血管滤过膜面积而加强利尿效果。另外，ANP对肾小球血管的影响表现为扩张入球小动脉、收缩出球小动脉，最终使得肾血流灌注压增高，GFR增加。除此之外，ANP一方面通过激活环磷酸鸟苷依赖的蛋白激酶G，介导NO产生增加；另一方面在主动脉、心室和肾脏中诱导Ca^{2+}/钙调蛋白依赖的NO合成酶，从而松弛血管平滑肌降低血压。ANP还能减弱心脏交感神经兴奋性，导致心率和心输出量下降。BNP则可减少转化TGF-β的表达，促进细胞外纤维基质降解。循环中的利尿钠肽被脑啡肽酶（NEP）降解，但NEP同时还调节其他血管活性物质的代谢，如AngⅡ。因此，单独使用NEP抑制剂虽然增强了利尿钠肽的作用，也同时减少了AngⅡ的降解，两方作用抵消。要达到降压利尿的目的则需要联用RAAS抑制剂。ARNI制剂LCZ696是由NEP抑制剂沙库巴曲和RAAS抑制剂缬沙坦以1∶1的摩尔比例组成的单一相晶体，这种新型的药物结构保证了两种药物成分同步发挥药效，从而以独特的双通道作用机制发挥更强效、更快速的降压作用。在靶器官保护方面，动物实验和临床研究都证实，相较于单独使用RAAS抑制剂，ARNI进一步降低NT-proBNP，减少蛋白尿，延缓eGFR的下降速度。来自中国台湾的一项真实世界研究结果显示，在不同CKD分期的心力衰竭患者中使用ARNI，都有预后方面的获益。在CKD G1～G3期患者中，使用ARNI者因心力衰竭死亡或住院的发生率降低14%；在CKD G4～G5期的患者中，使用ARNI者心血管死亡风险降低28%。

　　ARNI常见的不良反应与ACEI/ARB的不良反应相似，在eGFR<15 mL/（min·1.73 m²）和双侧肾动脉狭窄的患者中需谨慎使用。为避免发生血管性水肿，勿与ACEI联用，并需要在ACEI停用36小时后方可使用。

　　（9）单片复方制剂（single-pill combination，SPC）：是不同作用机制

的两种或两种以上的降压药物的组合。与自由联合的几种药物联合治疗相比较，SPC的使用更加方便，有利于改善患者对服药的依从性，从而提高疗效。我国常用的SPC有ACEI或ARB+噻嗪类利尿剂、ACEI或ARB+二氢吡啶类CCB、二氢吡啶类CCB+β受体阻滞剂。然而，与欧美国家比较，我国可选用的SPC规格较少，使得剂量调整不够灵活，在一定程度上限制了SPC的使用。

4. 新型降压靶点和药物

近年来随着基础研究的深入，陆续发现了一系列新的降压靶点和药物。尽管多数新药物尚处于临床前研究阶段，但新靶点的发现为改善高血压的治疗现状带来了新的曙光。

（1）ACE2/Ang-（1-7）-Mas受体轴：RAAS除了通过经典的ACE-AngⅡ-ATR1轴发挥心血管调节作用外，还具有一条完全相反的ACE2/Ang-（1-7）-Mas受体轴的效应。ACE2/Ang-（1-7）-Mas受体轴抑制心室重构，并通过诱导全身和局部的血管扩张、促进利尿排钠来降低血压，另外还有抑制平滑肌细胞、心肌细胞、成纤维细胞、肾脏实质细胞增生和迁移的作用。ACE2通过裂解AngⅠ和AngⅡ生成Ang-（1-7），后者与Mas受体结合而产生扩血管、利钠和降血压的作用。因此，激活ACE2或Mas有可能成为新的降压靶点。AVE0991是一个在研的Mas受体激动剂，动物实验研究结果显示它可以降低平均动脉压，当其与直接肾素抑制剂联用时效果更强，此外还能减少心脏炎性细胞浸润和胶原纤维沉积，改善压力反射敏感性。ACE2激活剂呫吨酮（xanthenone，XNT）在先期研究中也显示可以降低高血压模型大鼠的血压，并改善心脏功能，逆转心肌、周围血管和肾脏的纤维化。

（2）醛固酮合成酶抑制剂：目前已有动物研究证实醛固酮合成酶抑制剂FAD286A剂量依赖性降低血压和血浆醛固酮水平，并减少心肌和肾脏细胞的肥大和间质纤维化，显示出对高血压靶器官的保护作用。LCI699是第一个用于人的醛固酮合成酶抑制剂。相比于对照组，LCI699能显著降低受试者的血浆和尿中醛固酮水平，使24小时动态收缩压降低4.1 mmHg。由于LCI699对药物靶点的选择性不够高，可能引起皮质醇被抑制的不良反应,近年来又研发了一些新的醛固酮合成酶抑制剂,如BI689648。这些药物的有效性和安全性还有待进一步的动物和临床研究来证实。

（3）脑氨基肽酶A抑制剂:近年来研究发现脑RAS的过度激活在高血压的发生、发展过程中发挥重要作用。脑RAS激活可提高交感神经张力,精氨酸后叶加压素释放增加,进而增加血管阻力,引起高血压。其中发挥上述作用的主要成分是AngⅡ和AngⅢ。氨基肽酶A（aminopeptidases A,APA）是一种膜结合的锌金属蛋白酶,负责AngⅡ的N端裂解,并能将AngⅡ转化为AngⅢ。因此APA可作为高血压治疗的一个潜在靶点。RB150是APA抑制剂EC33的前体药物,可以抑制自发性高血压大鼠体内APA的活性,为新型的中枢性降压药物树立了雏形。目前已有Ⅰ期临床研究评估了RB150的药代动力学和药效学,证实了它的可耐受性和安全性。另一项Ⅱ期临床研究结果显示与安慰剂组比较,RB150使日间动态血压下降了2.7 mmHg,诊室血压下降了4.7 mmHg。

（4）血管活性肠肽（vasoactive intestinal peptide,VIP）:是神经递质的一种,存在于中枢神经和肠神经系统中,既是胃肠道激素,又是神经肽。VIP通过激活G蛋白偶联受体VPAC1和VPA2发挥舒张血管、降低血压、松弛支气管平滑肌等作用。通过将VIP的类似物与弹性蛋白样多肽融合而开发出的药物PB1046,选择性地结合VPAC2,从而避免了因激活VPAC1所致的胃肠道不良反应。目前有两项针对PB1046的临床Ⅰ期研究已完成,2021年生物制药公司PhaseBio宣布,PB1046在针对肺动脉高压的Ⅰb/Ⅱa期临床试验中取得了良好效果。

（5）NHE3:钠摄取和排泄的失衡在高血压以及心力衰竭、CKD的发病机制中起重要作用。NHE3在整个肠腔的肠细胞上表达,在肠内钠的吸收中起主导作用,因此抑制NHE3被认为是控制高血压及其并发症的潜在策略。研究显示NHE3抑制剂tenapanor可减少大鼠的钠摄入;在高容量负荷的动物模型中,tenapanor可减少细胞外液容量,减轻左心室肥厚、蛋白尿和高血压。当与依那普利联用时,进一步和改善心脏舒张功能障碍和PWV。除此之外,有研究还证实了tenapanor通过降低血清肌酐和磷水平来对抗CKD大鼠的血管钙化。

（6）内皮素受体：ET-1是一种内皮衍生的收缩因子，由血管内皮细胞释放。到目前为止，它是最有效的血管收缩剂和维持血管张力的重要因素。ET-1特异性的受体如ETAR和ETBR，都属于G蛋白偶联受体。ET-1与ETAR结合可促进血管收缩、细胞增殖、组织纤维化和血管内皮损伤，而这些都与高血压的发病机制相关。ET-1与ETBR结合可激活血管内皮细胞产生NO，从而松弛血管平滑肌、抑制血管收缩和细胞增殖。因此，抑制ETAR可能是治疗高血压的一种新策略。目前，已有多种ETR拮抗剂问世，根据他们的不同功能分为三类：①选择性ETAR拮抗剂，如达卢生坦、安立生坦；②非选择性ETR拮抗剂，如波生坦和马昔腾坦；③选择性ETBR拮抗剂。第一个用于临床试验的抗高血压ETR拮抗剂是波生坦。研究结果显示原发性高血压患者在使用波生坦4周后血压明显下降，效果与依那普利相当。一项针对总共纳入4898名患者的18项临床研究的荟萃分析得出结论，ETR拮抗剂显著降低了患者24小时动态血压和坐位血压。近期的一项随机、双盲研究观察了不同剂量的aprocitentan（一个ETAR/ETBR双重拮抗剂）的降压效果，与赖诺普利比较，25 mg aprocitentan可使收缩压和舒张压分别降低4.84 mmHg和3.81 mmHg。以上研究的结果均显示了靶向抑制ETR对高血压的治疗作用。

（7）NO途径：NO作为一种血管舒张因子，在血压调节中发挥重要作用。NO由L-精氨酸合成，参与的一氧化氮合酶（NOS）至少有3种：神经元NOS，eNOS和诱导NOS。研究表明NOS抑制剂可诱发高血压，促进巨噬细胞浸润和炎症反应。血管内皮受剪切力和其他因子的刺激后诱导NO的产生和释放，通过抑制血管张力和平滑肌细胞的增殖来降低血压。因此，可以通过增加体内的NO水平来降低血压。NOS的底物，NOS抑制剂对抗药物和NO供体都可用于降压。鞘氨醇-1-磷酸（S1P）是一种有效的生物活性脂质介质，可通过G蛋白偶联受体激活eNOS。近年来的研究显示，S1P信号通路无论是在生理还是在病理条件下，都在血压稳态维持机制中发挥重要作用。FTY720作为S1P受体的拮抗剂，具有升高和加重高血压的作用。动物研究发现NOS底物，L-精氨酸或者它的前体L-瓜氨酸可以降低高血压大鼠的血压，并且还能减轻肾脏损伤。临床研究结果也同样显示L-精氨酸能够降低受试者的收缩压和舒张压。NO抑制剂的对抗药物，如白藜芦醇、褪黑素和N-乙酰半胱氨酸（NAC）也可以发挥调节血压的作用。上述药物能有效降低体内NOS抑制剂ADMA和SDMA的水平，提高血浆中NO浓度，从而降低血压。另外，NO供体，比如硝酸钠和季戊四醇四硝酸也能降低血压。在自发性高血压的动物模型中，硝酸钠能降低血浆ADMA的水平；对母体动物给予N-乙酰半胱氨酸治疗，子代动物的血压可获得持续性降低。

（8）胃肠道菌群：越来越多的证据表明肠道菌群会显著影响高血压和CKD的进展。从高血压患者到无菌小鼠或从高血压大鼠到正常WKY大鼠的粪便菌群移植使受试者的血压升高。此外，肠道菌群调节促炎致病性T细胞的生成，特别是Th17细胞，其与高血压的发病机制有关。一方面，高盐饮食似乎会影响小鼠的肠道细菌，导致乳酸菌的消耗，而另一方面，用乳酸菌治疗小鼠可以减少Th17细胞数量，防止盐敏感性高血压。研究发现胃肠菌群失调与高血压的进展密切相关，来自这些菌群的代谢物在血压的调控中扮演着重要角色。动物研究发现，相比于正常血压大鼠，高血压大鼠肠道菌群的丰度、多样性和均匀度均显著降低，同时产生乙酸盐和丁酸盐的细菌数量下降。中国学者利用宏基因组学和代谢组学的方法分析了不同血压水平人群的肠道菌群，结果同样显示高血压前期患者和高血压患者的肠道菌群丰度和多样性较对照组明显降低，而且普雷沃菌和克雷伯菌的数量有所增加。肠道菌群失调导致相关的细菌代谢终产物水平的变化，比如短链脂肪酸。短链脂肪酸可激活Olfr78和Gpr41，两者都是血管和肾组织内的G蛋白偶联受体。Olfr78参与肾素分泌的调控，Olfr78敲除小鼠的血浆肾素水平和基础血压值更低；而短链脂肪酸诱导低血压的作用机制与Gpr41相关。因此，两种受体完全相反的血压调控效应有利于在正常的生理条件下维持血压稳定。目前短链脂肪酸在血压调节中的具体作用机制尚未完全阐明，不同研究的结论存在差异性，但调节肠道菌群已被认为是治疗高血压的有效手段之一。乳酸菌能刺激抗炎因子的释放，还能降低肠道黏膜细胞旁通透性和预防致病菌的入侵。一项研究结果显示乳酸菌 LBK-16H发酵的牛奶中含有生物活性肽，具有降低血压的作用。其他一些调整肠道乳酸菌群的措施可以发挥升高NO水平，降低血浆、心脏和肾脏组织内内皮素和Ang Ⅱ水平的作用。这些结果都提示益生菌干预可能成为一种新的高血压治疗手段，具体的分子机制还有待阐明。

（9）瘦素：肥胖是引发高血压的常见危险因素，并且与BMI呈正相关。近年来瘦素与高血压的相关性得到了高度关注，研究显示两者之间存在相互影响。一方面，瘦素通过激活醛固酮合成酶，使肾上腺球状带的醛固酮分泌增加，升高血压；但另一方面，瘦素诱导的心脏收缩反应又会被高血压抵消掉。选择性瘦素抵抗理论认为肥胖患者的瘦素分泌增加，诱发了交感过度激活和高血压。动物研究结果显示消融穹窿下器的瘦素受体将导致血压水平下降。然而阻断肾上腺素能神经后瘦素诱导的醛固酮分泌减少和血压变化并不明显，这说明瘦素在高血压治疗中的特异性不高，其作为靶点的意义还有待于进一步的研究。

（10）SGLT-2：SGLTs最初是作为抗糖尿病药物而设计的，是一组调节原尿中葡萄糖重吸收的转运蛋白。原尿中大概90%的葡萄糖在近端肾小管通过SGLT-2的作用被重吸收，因此抑制SGLT-2将减少葡萄糖的重吸收，从而降低血糖水平。然而，这类药物降低血糖的能力受到葡萄糖过滤负荷和渗透性利尿的限制。研究显示，除降血糖外，SGLT-2抑制剂还有降低血压的作用，与利钠和渗透性利尿有关。近年来的临床研究已证实SGLT-2抑制剂在CKD合并糖尿病和非糖尿病的患者中都显示出了心脏和肾脏的获益，降低尿蛋白，延缓肾功能下降，改善心功能，因此在糖代谢异常合并高血压的患者中使用可带来多方面的获益。总的说来，SGLT-2可从改善血流动力学和代谢两个方面来发挥靶器官的保护作用。前者包括利钠、渗透性利尿、抗炎、促酮体形成；后者主要指通过体重和脂肪量的减少，减轻胰岛素抵抗。目前SGLT-2抑制剂也已成为治疗高血压肾病的新型药物选择。

（11）MicroRNAs：即miRNAs。其异常表达与高血压的发病机制，以及其作为靶器官损伤的生物标志物的作用的研究越来越多。miRNAs是调节基因表达的非编码性小RNA分子。研究显示它们在肾脏疾病的发病机制中发挥重要作用，尤其是通过调节TGF-β_1介导的纤维化影响CKD的进展。

细胞实验和动物实验证实了miRNAs对血压的调节作用。与miRNA调控相关的单核苷酸多态性（SNP）及其结合位点与血管活性肽的异常表达相关，其中包括RAAS的主要成分，如肾素、血管紧张素转化酶Ⅰ、醛固酮和AngⅡ受体。来自实验数据的证据表明，miRNAs可能在血管平滑肌细胞增殖的发病机制以及它们与内皮细胞的交互影响中发挥作用。不同类型的miRNAs通过影响炎症、血管生成和细胞衰老参与内皮功能障碍的调节。一些miRNAs已被证实通过单核苷酸多态性变异与许多血压调节基因结合，如miR-155直接调节eNOS的表达。CKD患者体内升高的TNF-α能刺激miR-155-5p下调内皮细胞和血管平滑肌细胞内eNOS的作用。eNOS减少损伤了血管舒张功能、血管平滑肌细胞增生和动脉壁重塑功能，同时减弱了交感神经系统的抑制作用，从而进一步加剧了机体中高血压损伤通路的发展和延续。另外，诸如miR-21的miRNA既是TGF-β依赖性纤维化过程调控的效应因子，也是TGF-β家族成员或TGF-β依赖性通路信号的调控因子。因此，miRNAs参与了小管间质纤维化的发生和发展过程。虽然在CKD状态下miRNA的总量较少，但不同类型miRNA的相对含量会出现不平衡。一项研究发现高血压相关CKD患者的miR-155-5p表达量有所增加，而且在夜间高血压和非勺型高血压患者中也有增加，miR-155-5p成为炎症和异常的血压昼夜节律模式之间的联系。

（12）趋化素：趋化素是一种脂肪因子，可引起血压相关性的病理改变，这一效应受到动脉收缩和血管收缩因子如ET-1的介导。尽管趋化素调节和参与高血压的具体分子机制尚不完全清楚，但它对血管壁的成分产生重要影响。在内皮细胞中，趋化素增加活性氧，并可能导致NO生成减少。Chemerin还是血管平滑肌细胞中的一种有丝分裂原，可使血压升高。此外，趋化素促进微血管新生。然而，针对趋化素的特异性药物还需要进一步研究。

（13）细胞自噬：细胞自噬可维持内皮细胞的正常功能和血管完整性，在肺动脉高压和动脉粥样硬化的发展中起保护作用。过去的研究认为，血压过高引起的心功能障碍抑制了细胞自噬过程；而近期的一项研究却发现肺动脉高压诱导的心室肥厚和舒张性心力衰竭可能与细胞自噬增加相关。因此，细胞自噬在血管生物学和血压调节中的作用仍不清楚，不同研究的矛盾结果仍未得到合理的解释。

（14）乙酰化作用：功能蛋白的乙酰化和去乙酰化在高血压的发病机制中起重要作用。在自发性高血压大鼠中，抑制组蛋白去乙酰化酶可以通过提高盐皮质激素受体靶基因启动子上组蛋白3的乙酰化程度来抑制心肌肥厚和纤维化。此外，抑制赖氨酸去乙酰化酶也可增加高盐皮质激素受体的乙酰化程度，减轻高血压。而SIRT3的缺失导致线粒体超氧化物歧化酶2的高乙酰化和氧化应激的过度产生，从而导致小鼠内皮功能障碍、血管炎症和高血压。

5. 高血压疫苗

高血压疫苗是当前降压治疗领域的研究热点之一。由于RAAS系统在高血压的发生与维持过程中发挥着关键作用，高血压疫苗的研发主要以此为靶点，通过抑制RAAS活性发挥降压作用。早在20世纪50年代就有关于针对RAAS的高血压疫苗的报道。动物研究已证实针对Ang I、Ang II和Ang受体的疫苗都能成功降低血压。2008年一篇文献报道了在72名轻至中度高血压患者中进行的一项多中心、随机双盲、安慰剂对照临床研究。受试者接受了Ang II疫苗CYT006–AngQb皮下注射，高剂量组（300 μg）的收缩压和舒张压较基线值分别下降了9 mmHg和4 mmHg。该研究首次在人体内证实了疫苗的降压效应。另一种由来源于人AT1R的多肽制备的疫苗ATRQ β –001在链脲佐菌素诱导的DKD大鼠中不但降低了血压，还减轻了肾脏损伤。因此，针对RAAS的疫苗可能是一种治疗高血压的潜在手段。然而，近些年这一领域的发展相对停滞，主要原因是尽管高血压生物模型产生了高滴度的抗体，但仍然没有确切的降压效果，并且部分疫苗引起了实验动物的自身免疫性肾脏疾病。在未来，随着生物免疫治疗技术的发展，高血压疫苗的开发仍然是值得关注的领域

6. 高血压的手术治疗

（1）肾交感神经去除术：肾交感神经系统是由毗邻于肾动脉的传入和传出神经纤维组成。肾交感神经兴奋后有增加肾素的分泌、减少肾血流量以及增加肾小管钠重吸收的作用。大量的实验数据已经证明了支配肾脏

的交感神经和由肾脏到中枢神经系统的传入信号的改变参与了高血压和相关疾病的发病机制，包括CKD。2009年，一些研究发现肾交感神经去除术（renal denervation，RDN）治疗难治性高血压的有效性。在动物实验和早期的一些小型人体实验中，RDN获得了确切的效果，具有创伤小、手术时间短、恢复快的优点，能够选择性地破坏位于肾动脉外膜的肾脏传入和传出神经，从而达到降压的目的，因此RDN曾被国内外学者寄予厚望，但后来的RCT研究（SYMPLICITY HTN-3研究）却未能重复出阳性结果。然而SYMPLICITY HTN-3研究存在一些局限性，比如操作者经验不足、技术缺陷等。随着技术改进，3项著名的假手术对照研究（SPYRAL HTN-OFF MED，SPYRAL HTN-ON MED和RADIANCE-HTN SOLO）采用动态血压监测，对降压效果进行评估，研究结果发现手术组血压仅有轻微下降（5～7 mmHg），提出了是否值得进行有创治疗的思考，认为RDN可能仅适合难治性高血压患者和服药依从性不好的患者。然后，近期的Global Symplicity Registry（真实世界登记研究）结果显示在RDN术后，难治性高血压患者的血压能够明显下降。正因如此，2018年欧洲心脏病学会（ESC）/欧洲高血压学会（ESH）高血压指南认为，对于药物难治性高血压患者可以考虑应用RDN治疗。目前研究者仍在继续进行相关研究，以期为RDN治疗的长期有效性和安全性提供依据。

（2）压力感受器刺激疗法：颈动脉窦压力感受器位于双侧颈动脉分叉处，能监测动脉壁伸展的增加并向大脑发送信号，从而导致交感神经张力降低和副交感神经活动增加，对血压调节起重要作用。压力感受性反射激活疗法通过刺激颈动脉窦压力感受器激活压力感受性反射，抑制交感神经和兴奋迷走神经来降低血压。第一代颈动脉窦刺激器采用Rheos系统，用双侧电极将置入锁骨下区域的皮下脉冲发生器与颈动脉窦刺激器相连接。研究显示，应用Rheos系统治疗3个月，可使顽固性高血压患者平均血压降低21/12 mmHg，治疗2年平均血压降低33/22 mmHg。第二代Barostim Neo系统采用单侧电极，脉冲发生器体积更小且电池容量更大，置入步骤简化，安全性高。一项对33例基础血压＞160 mmHg的难治性高血压患者的研究结果显示，随访6个月时受试者平均血压下降26/12 mmHg。最新的

MobiusHD系统不通过电刺激，仅用径向支撑力来对颈动脉窦施加压力，已完成的CALM-FIM_EUR研究显示，治疗6个月后受试者血压降低24/12 mmHg。正在进行中的CALM 2研究将对其治疗难治性高血压的安全性和有效性进行进一步论证。

（3）髂动静脉分流术：髂动静脉分流术是使用一种专门装置在髂动静脉之间建立分流路径，形成人工髂动静脉瘘。初步研究发现这一方法具有明显的降压效果。ROX CONTROL HTN研究共纳入83例高血压患者，随机分配至药物治疗联合动静脉分流治疗组（44例）或单纯药物治疗组（39例）。随访6个月后结果显示，与试验前相比，药物治疗联合动静脉分流治疗组患者和对照组患者收缩压分别降低26.9 mmHg（与基线比较$P<0.0001$）与3.7 mmHg（与基线比较$P=0.31$），然而动静脉分流组有12例因同侧静脉狭窄而行血管成形术或支架术治疗。该研究结论认为，髂动静脉分流术具有显著的降压作用，可能成为药物治疗效果不佳的高血压患者的联合治疗手段。这只是一项初步研究，其远期疗效与安全性仍有待更大规模的研究论证。

除此之外，仍在探索中的器械治疗方法还包括颈动脉体消除术、深部大脑刺激术、正中神经刺激术、迷走神经刺激术等。基于目前的研究结果，国内外相关指南尚未推荐任何器械治疗技术常规用于降压治疗。

7. 控制夜间血压

一方面尽可能使用长效降压药物，维持24小时平稳降压；另一方面可在日间服用降压药物之外，睡前加服至少一种降压药物，以帮助降低CKD患者的夜间血压。在降压过程中需通过动态血压监测评估治疗效果，警惕夜间低血压的发生。目前针对夜间服用降压药物的药代动力学研究较少，结果也存在争议。一项研究发现，和日间服药相比，夜间服用氨氯地平的药物浓度达峰时间（T_{max}）更短，平均药物峰浓度（C_{max}）更高，而且具有更长的半衰期。一项针对ACEI药物培哚普利的小型研究比较了早上9点和21点服药的药代动力学差异。结果显示9点服药的降压效果持续超过24小时，而21点服药的降压效果在18小时后减弱。两种方案都削弱了血压的晨峰现象，但21点服药的效果更强。另外，将部分降压药物调整到睡前服用更有利于使动态血压达标。有研究将除利尿剂外的所有降压药物调整到睡前服用，结果显示夜间血压明显降低且有15%的患者从非勺型血压逆转为正常的血压节律。但也有一些研究得出了阴性结果，认为服药的时间对血压并无明显影响。总的说来，夜间服用降压药物的效果并不确定，即便是有统计学上的差异，降压幅度也不大。当然，我们不止要关注血压的变化，更要关注临床事件的变化。有研究显示，降压药物的给药时间从早晨变为夜间后，CKD患者的蛋白尿有所减少；2014年的一篇荟萃分析结果显示夜间服药相较于常规服药，冠状动脉事件和卒中事件风险明显降低。目前暂时还缺乏大型的临床研究重复出以上结果，所以还没有高血压指南对夜间使用高血压药物做出推荐。

8. 中医学对高血压肾病的认识及防治

"高血压肾病"属西医学概念，因此中医学历代古籍中无此病的明确记载，根据临床症候群多将其归于"眩晕""腰痛""水肿""虚劳""肾劳""关格"等范畴。中医认为，高血压肾病与饮食不节、先天不足、七情失调、劳伤过度及年老体衰等有关。在病因、病机层面，业内基本上认为脾肾虚为本，兼夹湿热、瘀血等邪；在治则、治法上以补肾固精、益气养阴等为主，兼夹活血、化湿利水等。近年来的研究已显示出中医药对减轻高血压肾病的疗效，如降低尿蛋白、血尿素氮和肌酐，以及延缓肾衰竭进展。

（1）单味药：临床治疗高血压肾病主要使用益气、滋阴、活血类中药，包括天麻、黄芪、虫草、丹参、首乌等。这些药物通过减轻氧化应激反应、抗细胞凋亡、降低血压等机制发挥肾脏保护作用。如现代药理研究表明，天麻素既能够对抗儿茶酚胺类递质的缩血管效应，非竞争性拮抗电压依赖性钙通道和受体调控钙通道，阻止Ca^{2+}的内流，起到降压作用，又能够通过清除体内过多的氧自由基发挥抗氧化功效。而黄芩的有效成分大多含有酚羟基结构，具有清除自由基、抗氧化、降血压和肾脏保护作用。

（2）中药提取物：治疗高血压肾病的中药提取物多采用改善血流动力学及抗肾纤维化的药物，如小檗碱、三七总皂苷、银杏叶提取物等。据研究报道，上述提取物均具有扩张血管、抑制血小板聚集，降低血黏度，改善微循环的作用，从而降低肾小球毛细血管的高灌注、高压力、高滤过，延缓肾小动脉硬化的发展。

（3）经典方剂：防己黄芪汤、六味地黄丸、补阳还五汤和泽泻汤等"古方今用"的经典方剂治疗高血压肾病疗效显著。比如防己黄芪汤出自《金匮要略》，在高血压肾病中临床运用极广。研究显示，该方剂配合西药治疗能够明显减轻高血压肾病引起的水肿，改善乏力及心慌等临床症状，减少利尿剂剂量；六味地黄丸合并西药可明显降低高血压肾病患者尿微量白蛋白、β_2微球蛋白水平，改善肾功能，预防高血压早期的肾损害。

（4）中成药及中药注射液：现已发现，多种中成药及中药注射液不仅通过降低血压保护肾脏，还可抑制氧自由基产生、细胞增殖及血小板聚集，降低血黏度，扩张肾血管等，改善肾脏血液流变学，可早期防治高血压肾病。临床常用的药物有通心络、虫草胶囊、银杏注射液等。有学者运用通心络治疗高血压肾病，观察到该药物能明显改善患者的血管内皮功能，能纠正NO/ET-1，PGI_2/TXA_2的失衡，减轻尿蛋白。

总的说来，尽管中医药治疗高血压肾病的临床及基础研究仍存在缺乏大规模随机对照研究、样本量少、对照不合理等问题，未来还需要在分子机制方面进行更深入的研究，但随着中医临床对高血压肾病研究的深入，中西医结合防治高血压肾病的优势逐渐得到认同。并且因其在改善患者生活质量及临床症状、延缓病情进展，提高远期生存率上具有明显的优势，中医药防治高血压肾病有良好的发展前景。

9. 难治性高血压治疗药物新进展

近年来有许多用于难治性高血压治疗的新药临床研究已公布结果或正在进行中，为治疗带来新的曙光。

（1）Ocedurenone（KBP-5074）：是一种新型非甾体类高选择性盐皮质激素受体拮抗药物，能与盐皮质激素受体非常紧密地结合，半衰期长达56小时。BLOCK-CKD是一项全球多中心、随机双盲、安慰剂对照的临床Ⅱ期研究，评估了Ocedurenone在晚期CKD合并难治性高血压患者中的疗效与安全性。研究结果显示，在用药84天后，与安慰剂组比较，服用剂量0.25 mg和0.5 mg患者的收缩压分别降低6.5 mmHg和10.9 mmHg，并且高钾血症的发生风险较小，未增加肾功能损害事件。目前该药物正在进行一项Ⅲ期临床试验，未来1~2年可能获批上市。

（2）Aprocitentan：Aprocitentan是一种口服双重内皮素受体拮抗剂，能和内皮素受体A和内皮素受体B结合，半衰期长。PRECISION试验研究了该药物与其他降压药物联用对难治性高血压的降压作用。试验结果显示，Aprocitentan的降压效果持续时间更长。

（3）Baxdrostat（CIN-107）：Baxdrostat是一种醛固酮合成酶抑制剂，通过抑制醛固酮的合成来降低血压。目前相关的Ⅰ期临床试验已完成，评估该药在难治性高血压患者中应用的疗效和安全性的Ⅱ期临床试验正在进行中。

（4）Firibastat：Firibastat是一种脑APA抑制剂，能选择性阻断脑APA将AngⅡ转化成AngⅢ的过程，进而抑制大脑中AngⅢ的产生，适用于低肾素型高血压患者。Firibastat已完成在超重或肥胖的原发性高血压患者（难治性高血压患者高危人群）中的研究。试验结果表明，高危高血压患者在用药8周后，Firibastat可使收缩压额外降低9.5 mmHg，舒张压额外降低4.2 mmHg，并且Firibastat似乎在黑人患者中的效果更强。目前Ⅲ期临床试验正在进行中。

（5）IONIS-AGT-L_{RX}：IONIS-AGT-L_{RX}是一种针对肝细胞的反义寡核苷酸药物，旨在靶向AGT-mRNA并减少肝脏中的血管紧张素原（AGT）蛋白的合成，阻断AGT引起的瀑布效应。一项Ⅱ期临床试验评估了接受2~3种降压药物后血压仍然不能达标的难治性高血压患者服用IONIS-AGT-L_{RX}的安全性、耐受性、有效性。初步试验结果显示，在IONIS-AGT-L_{RX}治疗20周后患者血浆AGT明显降低，在背景治疗的基础上，收缩压额外降低了12 mmHg，舒张压额外降低了6 mmHg，显示出良好的安全性、耐受性和靶向性。

（6）Zilebesiran：Zilebesiran是以AGT为靶点的siRNA药物，通过皮下给药，抑制AngⅠ和AngⅡ的产生，从而达到降压效果。皮下注射单次给药疗效可以持续数月。目前该药的Ⅰ期临床试验已完成，结果显示，AGT水平可下降90%，并持续6个月。与安慰剂相比，在已经接受三联疗法的高血压患者中Zilebesiran可将收缩压降低7～9 mmHg。更重要的是，该药物破解了每天服用降压药物的困局，单次给药简单方便，有利于改善患者的依从性。目前针对难治性高血压的Ⅱ期临床试验如KARDIA-1和KARDIA-2都在进行之中。

（三）其他治疗

目前尚无针对良性小动脉性肾硬化症的特异性治疗，激素和免疫抑制剂也证实对高血压肾病无效。一般可予抗氧化应激治疗改善肾脏实质细胞的损伤，如前列地尔、普罗布考以及中药虫草、方剂四逆汤等。大型的随机对照研究已证实SGLT-2抑制剂可降低糖尿病和非糖尿病CKD患者的复合肾脏终点事件的发生风险，并且具有降血压的作用，可作为治疗高血压肾病的一种选择。

（四）争议

有研究认为高血压可能是肾脏功能失调的先兆，而非引起肾脏疾病的病因。严格的血压控制有利于减轻蛋白尿，但不能降低ESRD风险。一篇系统回顾的结果显示，严格控制血压有利于非黑人以及重度蛋白尿患者减缓肾功能障碍的进展，而其他具有相似的人口统计学和临床背景的患者则没有从中获益，比如血清肌酐倍增时间和eGFR的变化没有受到影响。不同地区的高血压治疗指南都会结合地域、经济特点和实用性来设置推荐的降压目标值。目标血压值的设定应该基于基线的残余肾功能。

但是，针对肾功能完好的患者预防肾病或CKD患者避免肾病进展的最佳血压目标目前还没有在任何指南中提及。肾功能正常的患者血压控制的证据主要来自初衷是评估心血管事件风险的临床试验。肾脏功能的记录经常是为了匹配特征进行分层分析，而不是为了阐明肾脏预后。单纯招募健康个体来探讨血压对肾功能影响的研究非常少见。有证据表明，将血压降为130/80 mmHg以下是一个比较实际的目标，在伴有蛋白尿的情况下可能需要更严格地降压。并且CKD患者的降压获益还与基础的肾病情况有关，AASK研究发现基础的尿蛋白、肌酐比值＞0.22的人群从严格降压中获益更多。

（五）总结

目前高血压肾病的临床治疗重点是延缓CKD进展，干预所有能加速CKD进展的并发症，如降压、降糖、低盐饮食、避免使用肾毒性药物。除了RAAS抑制剂确切有效外，其他信号通路干预措施的有效性和安全性还未得到充分证据的支持，比如HIF稳定剂、ET-1阻断剂、抗炎治疗或免疫抑制治疗。在临床前期研究中已尝试多种细胞进行干细胞治疗，比如胚胎干细胞、间充质干细胞、脂肪干细胞、肾脏组细胞等，可能提高肾脏细胞的再生性，虽然研究的结果不一致，但有理由相信尽管不能直接分化和替代受损细胞，可能产生保护性和再生因子，从而有利于功能改善。根据现有的证据，CKD中动脉高血压的管理策略应包括评估整体CVD风险和个体化治疗，结合个体患者特有的风险和收益进行治疗。在特定的CKD患者的亚组中，更严格的血压控制及其对肾脏结局的影响仍有待阐明。还需要更多的试验来确定血压测量的最佳方法以达到优化CKD患者的管理策略和降低风险的目的。临床如何应用高血压和CKD病理生理学中的新角色，如microRNAs和肠道菌群，无论是作为疾病的标志物还是作为治疗靶点，仍是重要的研究方向。

总的说来，降压治疗的根本目标是降低心脑肾等靶器官的并发症和死亡的总风险，所有降压措施的获益主要来源于血压降低本身，所以有效降压是第一要旨。治疗方案的选择应权衡患者的长期获益和耐受性，避免或减少不良反应所导致的停药。在很多情况下单药治疗可能因为不良反应而导致治疗效果不好，需要多种措施联合治疗。国内外最新的高血压和慢性肾脏病治疗指南对高血压肾病的防治提供了重要的指导，但精准针对高血压肾病的临床研究，尤其是大规模、高质量的RCT研究仍然相当匮乏，许多临床问题还有待解决。高血压肾病与其他慢性肾脏病具有同样的转归，若不能有效控制血压和干预各种危险因素，最终将发展为ESRD。由于目前仍缺乏逆转肾脏实质细胞慢性化病变的有效方法，早期预防和诊断仍是防治高血压肾病的关键。由于高血压本身会导致多个靶器官的损害，CKD也会造成多系统受累，高血压肾病的治疗应不限于单纯血压的控制，而是采取综合性的管理策略，包括代谢紊乱的纠正、降蛋白尿治疗、CKD并发症的防治以及生活方式的调整等。目前各版指南和专家共识关于CKD合并高血压的治疗推荐意见还是基于较少的RCT研究结果，存在一定的局限性。未来还需要开展更多以心、脑、肾等靶器官保护和生存率为终点事件的大型RCT研究，为不同降压方案提供足够的循证医学证据。

第六节　恶性高血压与肾损伤

一、恶性高血压概述

恶性高血压（malignant hypertension，MHT）的概念最早由Volhard和Fahr在1914年提出，属高血压急症。是由血压骤然上升而引起一系列神经-血管加压效应，造成微血管损伤，继而出现某些脏器功能的严重障碍。恶性高血压普遍定义为，患者的舒张压＞130 mmHg伴Keith-Wagener Ⅲ级和（或）Ⅳ级眼底损害（Ⅲ级：视网膜出血或渗出。Ⅳ级：视盘水肿）。发生的诱因包括极度疲劳、神经过度紧张、寒冷刺激、围绝经期内分泌改变及突然停用降压药物等，多见于原发性高血压，也可出现在继发性高血压如肾性高血压、嗜铬细胞瘤等。有报道称，约50%的恶性高血压继发于肾脏疾病，且以肾小球疾病为主。而IgA肾病是最常见的肾小球肾炎。口服避孕药、吸烟与女性高血压患者的血压急性增高相关。许多恶性高血压患者有高血压病史，但也有数据显示无高血压病史的恶性高血压比例为55.7%～60%。这两类恶性高血压患者发病时的临床表现、血压水平和肾功能情况相似，并且长期生存率也没有差异。

恶性高血压常伴有心、脑、肾、眼等靶器官的损害。相比于普通高血压，恶性高血压造成的肾脏损害更为严重，可在短期内引起肾衰竭甚至ESRD。

二、恶性高血压的流行病学

目前，只有零星报道给出了恶性高血压的发病率和患病率数据。总的说来，恶性高血压的发病率低。在伯明翰（英国）和阿姆斯特丹（荷兰）的大型多民族城市社区，恶性高血压的总发病率为每年每10万人中2例新病例，而非洲黑人和非洲裔加勒比黑人的发病率是这个数据的4倍（每10万人中每年7.3例）。这个结果可能是由于黑人对某些抗高血压药物有耐药性，以及对各种治疗的依从性不够。近些年虽然恶性高血压患者的生存率有所改善，但仍然具有较高的发病率和致死率。有研究报道，在平均年龄为44岁的恶性高血压患者中，5年全因死亡率为10%，其中20%的患者需要接受肾脏替代治疗。从大范围人群看，随着降压药物和措施的发展，恶性高血压的发病率有所下降；但在一些少数族裔，恶性高血压的病例数报道却有所增加。一项来自于法国波尔多的研究队列数据显示，2001—2006年的每年新增恶性高血压病例数为3～5例，而在2016年后每年增加＞15例。欧洲的血液透析登记数据也显示由恶性高血压导致的血液透析人数有所增加。造成这一现象的原因可能一方面与过去漏诊或误诊恶性高血压有关，另一方面也受人口数量和寿命增长的影响。

三、恶性高血压的发病机制

恶性高血压肾病的发病机制与高血压直接损害、RAAS激活、内皮素分泌增加等相关。

1. 高血压直接损害

在正常情况下，血压升高时机体通过血管收缩对内皮细胞产生保护作用。当系统性的血压急速增高时，小血管部分节段发生自动调节性痉挛，其他部位被过度牵拉和扩张，自动调节功能丧失，高血压被传递到内皮，引起毛细血管切应力升高，刺激血管内皮细胞分泌黏附分子，使得血浆蛋白和纤维蛋白原在血管壁沉积，同时内皮细胞通透性增加，最终毛细血管发生纤维素样坏死。

2. 肾素-血管紧张素-醛固酮系统激活

在急性高血压状态下RAAS高度激活，AngⅡ等缩血管因子引起微小血管剧烈收缩，血小板释放血栓素和血小板生长因子，刺激内膜细胞增殖，最终引起毛细血管管腔狭窄、血流量减少，加重了肾脏的缺血性损伤。另外AngⅡ会诱导内皮细胞凋亡，使血管完整性受损。醛固酮水平增高激活NADPH氧化酶活性，使ROS水平增高，促进氧化应激反应；还能激活NF-κB和TGF-β通路，诱导肾脏纤维化。因血压升高产生的利尿作用使血容量减少，进一步激活RAAS。目前认为肾小球旁区域缺血是导致RAAS激活的主要机制。

3. 内皮素分泌增加

内皮素增加一方面直接刺激血管收缩，使血压持续升高，由此带来的压力性利尿作用可导致血容量相对不足，进而激活RAAS；另一方面，RAAS反过来又直接刺激内皮素的分泌增加，彼此形成恶性循环。

4. 微血管内凝血和血栓形成

高血压对血管壁的直接损伤作用激活了体内的凝血系统，使血小板、纤维蛋白原聚集形成微血栓，同时刺激平滑肌细胞肥大和增生。毛细血管内血流动力学发生改变，当血中的红细胞通过病变血管时会受损破坏，发生局部血管内溶血，严重的可导致血栓性微血管病，诱发急进性肾损害。

四、恶性高血压的肾脏病理表现

恶性高血压患者肾脏病理损害可累及小动脉、肾小球和肾小管。特征性的肾脏病理表现包括入球小动脉壁纤维素样坏死和增生性动脉内膜炎。详见本章第五节中高血压肾病的病理表现。肾小球病变取决于恶性高血压的病因。原发性高血压所致者表现为缺血皱缩，肾实质性疾病则兼具缺血性病变和基础肾小球病的特点。肾小管可出现上皮细胞脱落、再生等急性肾小管坏死样病变伴不同程度的肾小管萎缩。间质可见炎症细胞浸润、水肿和纤维化。有研究结果显示，急性肾小管损伤（刷状缘脱落、小管上皮细胞扁平化）是恶性高血压肾病患者1年内肾功能好转的唯一预测因素，而肾小管萎缩/间质纤维化是恶性高血压患者进展至ESRD的风险因素。当发生溶血性尿毒症综合征时，肾脏病理改变既可表现为肾小球内大量血小板性和纤维素微血栓形成，也可表现为肾小动脉及入球小动脉内皮细胞增厚、肿胀、脱落和管腔狭窄。

五、恶性高血压的临床表现

恶性高血压可由慢性高血压发展而来，也可以血压的急骤升高起病。中青年男性相对较多，患者就诊时的血压通常在150～290/100～180 mmHg。病情进展迅速，可出现面色苍白、剧烈头痛、恶心、呕吐、头晕、眩晕、心动过速、呼吸困难、耳鸣等。35%～60%的患者出现视力障碍，表现为视网膜出血、渗出或视盘水肿。神经系统症状包括意识模糊、嗜睡、癫痫发作和昏迷。患者常见左心室肥厚，疾病急性发作时可发生急性左心衰和肺水肿。另外，由于容量缺失和继发性醛固酮增多症，可发生低血钾、代谢性碱中毒。在治疗后血浆肾素水平迅速降低，但醛固酮水平仍可增高达数月之久，需注意与原发性醛固酮增多症相鉴别。

63%～90%的恶性高血压患者出现肾损害的表现，包括非肾病范围的蛋白尿、血尿和AKI，肾病综合征少见；超过半数的患者有白细胞尿；少数可出现血小板减少和微血管病性溶血性贫血，重者发展为溶血性尿毒症综合征。在西伯明翰恶性高血压登记系统中，32%恶性高血压患者的首发症状是ARF（血清肌酐≥300 mmol/L），而蛋白尿见于63%的初诊患者。

六、恶性高血压的诊断

当病例兼具头痛、视物模糊和AKI时应临床疑诊恶性高血压。首先结合血压测量值和起病速度，以及眼底检查明确恶性高血压的诊断。接下来明确心、脑、肾等靶器官的受累情况，尤其注意是否合并血栓性微血管病，力争做出恶性高血压的病因学诊断。患者如具备以下2个条件，临床即可确诊恶性高血压：①血压急剧升高，舒张压≥130 mmHg；②眼底病变呈现出血、渗出（Ⅲ级病变）和（或）视盘水肿（Ⅳ级病变）。需要注意，若患者在血压急剧升高后的较晚阶段才出现临床症状，可能会延误疾病的诊断。

七、恶性高血压的鉴别诊断

1. 其他原因导致的左心衰

可有血压增高，但一般舒张压不会超过130 mmHg，也无相应的眼底病变。

3. 其他原因导致的肾功能损害

在高血压之前出现蛋白尿、血尿、水肿、血清肌酐升高等表现。若血压平稳以后蛋白尿的水平仍持续为1～2 g/d，则应高度怀疑存在基础性肾小球疾病。

3.脑肿瘤

一般高血压程度相对较轻，且视盘水肿限于单侧。

八、恶性高血压合并肾损伤的肾活检指征

因为恶性高血压常继发于肾脏疾病，而肾脏又是恶性高血压最常影响的器官，所以明确肾脏的病理类型对于明确肾脏疾病的诊断、指导治疗以及判断预后至关重要。在具有以下临床情况时应积极进行肾活检：①血压得到良好控制后，尿蛋白量仍较多；②在血压控制良好后，血清肌酐仍居高不下或继续升高；③需要与血管炎、急性过敏性间质性肾炎等急性肾炎综合征相鉴别。

由于存在高血压和小动脉硬化，此类患者肾活检出血风险较高。除严格掌握肾活检指征外，还应注意以下几个问题：①应在血压得到有效控制后施行肾活检；②做好充分的操作前准备，如确保出凝血指标正常、术前适当透析以清除尿毒症毒素、术前备血；③活检后严密监测是否出现腰痛、血尿、低血压等肾脏出血量大的征象，必要时给予止血药物。

九、恶性高血压的治疗

恶性高血压一经诊断应立即采取积极的降压措施，以防止脑出血、高血压脑病、急性左心衰和肾衰竭等严重的脏器损伤。高血压急症的降压治疗原则是不影响重要脏器的灌注，渐进地将血压调控至适宜水平。对于无心力衰竭、高血压脑病、高血压危象的恶性高血压患者，初始的1小时内平均动脉压的降低幅度不超过治疗前血压值的25%；在随后的2~6小时将血压逐渐降至安全水平，一般为160/100 mmHg左右；在随后的24~48小时逐步降压到正常水平。过快降压可能诱发脏器的缺血事件，导致心、脑、肾功能恶化。但对于合并严重靶器官损伤的急症患者，则应适当加快降压速度，在几分钟至几小时内使血压下降至安全水平。在降压过程中密切观察有无心、脑、肾缺血的症状和体征。对于妊娠合并高血压急症的患者，应尽快、平稳地将血压控制到<150/100 mmHg，要避免血压骤降而影响胎盘血液循环。

1. 传统降压药物

由于治疗高血压急症的时间非常紧迫，熟练掌握相关降压药物的治疗策略非常重要。目前只有2018年的ESC/ESH高血压指南对恶性高血压的治疗做出了推荐，仅有4种静脉药物用于恶性高血压患者的快速降压治疗，分别为一线药物（拉贝洛尔、尼卡地平）和替代药物（硝普钠、乌拉地尔）。然而，受医疗条件的限制，上述4种药物可能在某些国家或地区不易获得，也可考虑使用其他降压药物，比如非二氢吡啶类CCB、β受体阻滞剂、ACEI和中枢性α受体阻滞剂。

（1）拉贝洛尔：拉贝洛尔是选择性的α_1受体阻滞剂和非选择性的β受体阻滞剂。临床实践表明，拉贝洛尔适用于妊娠期严重高血压、急性缺血性卒中和颅内出血等几种情况。在高血压急症中，建议初始剂量为20 mg静脉注射，时间超过2分钟，然后继续给予40~80 mg，静脉注射时间超过10分钟。一日总剂量不超过300 mg。另一种使用方法为静脉持续给药，1~2 mg/min，根据治疗反应剂量可滴定至10 mg/min。目前还没有关于肾脏和肝脏损害患者的剂量调整的研究。

（2）尼卡地平：尼卡地平是一种CCB，可用于恶性高血压的治疗。它通过扩张小动脉发挥作用，从而减少总外周阻力和后负荷。初始剂量为5 mg/h静脉滴注，此后每5 ～ 15分钟可将给药速度增加2.5 mg/h。最大剂量为15 mg/h。其他CCB也可用于治疗恶性高血压，但由于药物相关性的水肿而不作为优先选择。因可以减少心脏后负荷，尼卡地平不应用于患有重度主动脉瓣狭窄者。

（3）硝普钠：硝普钠是强效的动脉和静脉扩张药物，用药后数秒钟起效，维持作用时间2～5分钟。起始剂量为0.3 μg/（kg·min），最大剂量可滴定至10 μg/（kg·min）。硝普钠在使用时应注意避光，并且因可能造成氰化物中毒，肾衰竭患者应注意避免长时间使用，连续使用时间不超过3天。需要强调的是，在有主动脉瓣狭窄或有房静脉分流的代偿性高血压患者中，不应使用硝普钠。

（4）乌拉地尔：乌拉地尔是一种抗肾上腺素能药物，通过扩张小动脉起作用，从而降低总外周阻力。特别适用于高血压急症的治疗，初始剂量为10 ～ 50 mg，静脉缓慢注射，大约5分钟起效，如果需要可重复给药一次。后续持续静脉输注以维持降压效果，起始剂量2 mg/min，根据个体反应调整输注速度。通常的维持剂量为9 mg/h。为避免药物的毒性，乌拉地尔的持续用药时间不应超过7天。与尼卡地平类似，乌拉地尔也不应用于主动脉瓣狭窄并伴有房静脉分流的患者。

待血压稳定以后，应逐渐加用口服降压药物并调整药物剂量，待口服降压药物作用稳定后逐渐停用静脉降压药物。此时目标血压设为<140/85～90 mmHg。在多数情况下口服降压药物需要联合用药，既可增加降压疗效，又可减少不良反应，有利于靶器官的保护。药物的选择取决于多种因素，包括临床适应证、药代动力学、药物毒副作用和药物间的相互作用。在没有相关禁忌证的情况下，针对恶性高血压发病机制主张优先选择RAAS抑制剂和β受体阻滞剂。恶性高血压可导致压力性利尿，为避免加重血容量不足而致肾脏缺血，应慎用利尿剂，除非考虑容量过多参与了高血压的发生。当GFR<25 mL/min时，不宜用保钾利尿剂和噻嗪类利尿剂。

2. 治疗药物新选择

（1）非诺贝特：作为一种降脂药物，非诺贝特在恶性高血压的大鼠模型中显示出治疗效果。该模型由一种天然的异生素吲哚-3-甲醇激活大鼠的肾素基因诱导而成。研究发现非诺贝特可抑制RAAS活性（抑制肾素基因表达，降低血浆肾素活性，降低血浆和肾脏AngⅡ水平）。非诺贝特可增加肾脏20-羟-二十烷四烯酸（20-hydroxyeicosatetraenoic acid，20-HETE）的产生量，其为细胞色素P450酶依赖性ω-羟化酶路径的产物。20-HETE是肾小管转运子抑制剂，可增强钠的排泄并抑制AngⅡ依赖性恶性高血压的发生。然而，还没有研究数据显示非诺贝特对人恶性高血压的作用。

（2）AAA：另有一项研究在转基因大鼠中观察了一个新的20-HETE受体拮抗剂AAA的作用。研究通过吲哚-3-甲醇诱导恶性高血压的发生。AAA引起系统性血压下降，并降低了尿白蛋白水平、肾小球硬化指数，减轻了心肌肥厚；也通过抑制肾内AngⅡ的释放抑制了恶性高血压的发展。同样，AAA目前还没有在临床试验中使用。

3. 肾脏替代治疗

对于发生了急进性肾衰竭的患者，若出现了持续性的尿量减少、药物治疗效果不佳的高钾血症、代谢性酸中毒等严重内环境紊乱，需要接受肾脏替代治疗。因此类患者一般起病急，病情重，故施行血液透析更加方便、高效，禁忌证也相对较少。但也有学者认为腹膜透析对血流动力学影响较小，更有利于肾功能的恢复。经过积极治疗一年，若患者仍不能脱离透析，可考虑行肾移植。

十、恶性高血压的预后

经过积极降压治疗以后，多数患者视力可逐渐恢复正常，眼底病变可于2～12周消失。肾衰竭是造成恶性高血压死亡的主要原因。在有效的降压治疗后，肾小动脉纤维素样坏死可逐渐吸收，肾脏病理可部分逆转，肾功能损害可能会终止或逆转。即便是在一开始需要透析治疗的患者，及时、有效的血压控制可能使肾功能恢复。相关研究显示，恶性高血压肾病的1年肾脏存活率约为66%，5年肾脏存活率约为51%。年龄、肾脏病理损害严重程度、基线血清肌酐值、随访期的血压、是否合并其他肾脏疾病等因素都与预后相关。尤其是在随访治疗期严格的血压控制能有效改善恶性高血压患者的长期生存率。

十一、恶性高血压的诊治新进展

总的说来，由于恶性高血压的发病率低以及突发性的特点，相关的研究数据较少，诊断和治疗的指南多基于业界专家的共识而非充分的循证医学证据，并且疾病定义也非完全一致。根据ISH2020年最新的高血压诊治指南，恶性高血压定义为：严重的血压升高（通常＞200/120 mmHg）且合并双侧严重的视网膜病变（出血、棉絮状渗出、视盘水肿）。在这个定义中，并未给出确切的用于诊断恶性高血压的血压阈值。尽管舒张压＞130 mmHg是经典的恶性高血压诊断标准，但专家们认为不应死板地应用这个数值。在临床上存在收缩压很高但舒张压却较低的恶性高血压病例，也具有典型的眼底病变。新的观点认为，患者血压在短时间内升高的幅度要比其血压升高的绝对值更有临床意义，因此强调短期内血压急性升高更为重要。另外，当出现心、肾、脑损伤或血栓性微血管病时，高血压视网膜病变是否是诊断恶性高血压的必备条件尚存争议。有学者提出，单纯的视网膜病变不足以囊括恶性高血压相关的所有微血管损伤，即便在眼底正常的情况下，也应该以多器官损伤来定义恶性高血压。可通过现代的诊断方法来探索由微循环疾病引起的靶器官损伤，比如血液和尿液检查用于评估血栓性微血管病和AKI，脑和心脏MRI评估神经系统和心脏的损伤。2018年的ESC/ESH高血压指南已提出扩大恶性高血压的定义范围，纳入眼底病变以外的缺血性靶器官损害，如高血压脑病、急性心力衰竭、ARF、弥散性血管内凝血（DIC）和微血管病。未来的研究需要明确用经典定义和新定义诊断的恶性高血压患者是否具有相同的预后以及临床特征。

恶性高血压的发病机制尚未完全阐明。在未接受治疗的高血压患者中，只有6%～8%的患者会发展为恶性高血压，其他患者幸免的原因尚无合理的解释。遗传和环境因素可能都参与了恶性高血压的发生，比如补体系统的多态性可能导致了部分患者对恶性高血压和血栓性微血管病的易感性。未来的基础研究需要进一步探索恶性高血压的病理生理学机制，寻找用于恶性高血压预后评估、诊断和监测的生物标志物。治疗方面，目前的争议在于静脉使用降压药物是否是必需的。近些年的研究显示口服降压药物同样可以达到控制血压的目标。另外，个体化的靶向治疗药物也是未来的发展方向。

（陈肖蕾）

第七节　妊娠期高血压疾病与肾损害

妊娠期高血压疾病是妊娠与血压升高并存的一组疾病，发生率为5%～12%，也是造成我国孕产妇死亡的四大原因之一，严重威胁母婴健康。高龄妊娠、肥胖、子痫前期家族史等是妊娠期高血压疾病的危险因素。我国《妊娠期高血压疾病诊治指南（2020）》沿用2013年美国妇产科医师学会的分类标准将妊娠期高血压疾病分为4类，包括妊娠期高血压、子痫前期—子痫、妊娠合并慢性高血压、慢性高血压伴发子痫前期。以上所有分类疾病的核心机制都是血压升高，其中涉及妊娠期新发肾脏损害的是子痫前期—子痫和慢性高血压伴发子痫前期，临床表现为蛋白尿（部分表现为大量蛋白尿）和急性肾功能不全，严重者可致多浆膜腔积液、胎儿发育不良等不良妊娠结局事件。

一、妊娠期血压正常的生理变化特征

以妊娠20周为分界点，正常孕妇妊娠期的血压呈现先降后升的"U"形变化：在妊娠20周前，收缩压和舒张压轻微下降，20周后稍有升高趋势，妊娠37周左右收缩压和舒张压达峰值。多胎妊娠孕妇的平均血压高于单胎妊娠孕妇。妊娠期血压改变主要与外周血管阻力的动态变化有关。在妊娠过程中，为提高胎盘灌注压保证胎盘的血液供应，一方面孕妇的心输

出量增加，并在妊娠20周左右达到峰值；另一方面，子宫动脉管壁增厚和管径扩大，子宫血流量明显增加，并导致母体外周阻力下降。因此，在妊娠20周前，上述改变的综合效应使孕妇的血压（尤其是舒张压）随孕周的进展而逐渐降低，在妊娠20周左右达到最低水平。在妊娠20周后，胎儿的快速生长发育对胎盘血流灌注量的需求明显增加，前述生理性改变已无法满足胎儿的发育要求，母体需要通过升高血压来增加胎盘的血流灌注，因此，在妊娠20周后母体血压将出现适应性的升高。

二、妊娠期高血压疾病的危险因素

（1）年龄≥35岁。

（2）肥胖：妊娠前BMI＞28 kg/m^2。

（3）遗传：有妊娠期高血压疾病家族史。

（4）既往妊娠期高血压疾病病史，如子痫前期、HELLP综合征。

（5）既往妊娠期糖尿病病史。

（6）妊娠前合并疾病：高血压、肾脏疾病、糖尿病、系统性红斑狼疮、抗磷脂综合征、睡眠呼吸暂停低通气综合征等。

（7）子宫张力过高：羊水过多、多胎妊娠、巨大儿及葡萄胎等。

（8）妊娠期精神紧张、负面情绪。

（9）应用辅助生殖技术受孕。

（10）再次妊娠与上次妊娠间隔＞10年。

（11）低钙低镁饮食。

三、妊娠期高血压疾病的发病机制

妊娠期高血压疾病的发病机制尚未完全阐明，目前认为可能与以下因素有关：①滋养细胞或胎盘缺血；②母体的免疫耐受异常致胎盘功能障碍，内皮功能受损；③母体内氧化应激反应增加，损伤血管内皮细胞；④妊娠期高血压疾病有家族遗传倾向，提示可能与遗传相关。

四、妊娠期高血压的诊断

依据国内外现有的指南，妊娠期高血压定义为诊室血压≥140/90 mmHg，其中收缩压140～159 mmHg和（或）舒张压90～109 mmHg为轻度高血压，收缩压≥160 mmHg和（或）舒张压≥110 mmHg为重度高血压。《妊娠期血压管理中国专家共识（2021）》将血压130～139/80～89 mmHg定义为妊娠期正常高值血压。对于血压处于此范围的妊娠妇女也需要给予重视和监测，因为研究显示妊娠期正常高值血压也能增加子痫前期和早产的风险。

与原发性高血压的诊断相似，妊娠期高血压的诊断同样需要强调规范化的血压测量方法，并注意特殊类型高血压的诊断。

1. 血压的规范化测量

推荐使用经认证的上臂式医用电子血压计，血压计应定期校准。因国际上将于2026年起禁止生产含汞血压计，所以指南不再推荐使用传统的台式水银柱血压计。需要注意的是，普通电子血压计内置的血压判定算法通常未考虑正常妊娠和子痫前期患者中出现的血管顺应性变化和血管外间隙水肿等问题，会导致计算值低于实测值。有条件的医疗机构，可使用通过妊娠期及子痫前期特殊认证的品牌和型号的血压计。测量血压的体位应采用标准的坐位，具体方法同前文所述普通高血压的测量方法。

2. 不同的血压评估方法

（1）诊室血压：诊室血压测量是目前妊娠期血压监测的主要手段。对于重度血压升高［收缩压≥160 mmHg和（或）舒张压≥110 mmHg］需在15分钟内重复测量，轻度血压升高［收缩压＜160 mmHg和（或）舒张压＜110 mmHg］应在4～6小时重复测量一次。目前，许多医院开展了无人值守自动诊室血压测量。因无须医护人员，可减少白大衣高血压。

（2）诊室外血压：与普通高血压人群一样，可以用HBPM和ABPM来对妊娠妇女的日常血压进行监测。HBPM与基于互联网的血压管理APP结合，实现医疗管理团队的远程监护。HBPM适用于轻度血压升高孕妇的诊室外管理和经住院治疗后血压稳定者的诊室外血压监测。患者使用智能手机通过血压管理App，每日将自测血压上传至医生端，医生实时掌握患者的血压情况，根据血压变化情况远程指导患者用药或及时通知返院就诊。ABPM适用于子痫前期高危孕妇监测夜间高血压。

五、妊娠期特殊类型高血压

1. 白大衣高血压

白大衣高血压是指在妊娠20周之前出现的诊室血压升高（≥140/90 mmHg），但家测血压<135/85 mmHg 和（或）24小时动态血压正常。白大衣高血压可以增加妊娠期高血压和子痫前期的发生风险。

2. 隐匿性高血压

隐匿性高血压是指在妊娠20周之前出现的诊室血压正常（<140/90 mmHg），但家测血压≥135/85 mmHg 和（或）24小时动态血压升高。对于合并存在高血压相关性靶器官（心脏、肾脏、眼底病变）损害的孕妇，应注意通过诊室外血压测量方法明确是否存在隐匿性高血压。在妊娠合并糖尿病、CKD或既往妊娠合并高血压的高危孕妇中，隐匿性高血压的发生率>25%。

3. 一过性高血压

一过性高血压是指在妊娠20周之后出现的诊室血压升高（≥140/90 mmHg），在未接受降压治疗的情况下，血压在后续测量中恢复正常。目前的研究结果认为，一过性高血压也与妊娠期高血压和子痫前期发生风险增高相关。

4. 慢性高血压

慢性高血压是指在妊娠20周前或在妊娠前出现的诊室血压升高（≥140/90 mmHg）。随着原发性高血压的发病率增高和年轻化，以及高龄和代谢综合征孕妇的增加，慢性高血压孕妇的比例明显增高。另外，CKD也是导致孕妇在妊娠前和妊娠早期出现高血压的重要原因，需要给予高度重视。

六、妊娠期高血压疾病的临床表现

妊娠期高血压导致全身小血管痉挛、内皮损伤及局部缺血，其中内皮细胞激活和损伤是中心环节。肾脏是妊娠期高血压疾病最早，也是最常累及的脏器，主要表现为蛋白尿，严重者可致肾衰竭。据统计，妊娠期高血压疾病是妊娠期AKI的首位病因，约占74.5%；一项中国台湾的研究结果显示，在平均随访9年的时间里，妊娠期高血压孕妇发生ESRD的风险是血压正常孕妇的10.64倍，其中有先兆子痫和慢性高血压病史的女性风险最高。

1. 子痫前期

妊娠20周后孕妇出现收缩压≥140 mmHg和（或）舒张压≥90 mmHg，伴有下列任意1项：尿蛋白定量≥0.3 g/24 h，或尿蛋白/肌酐比值≥0.3，或随机尿蛋白≥（+）；无蛋白尿但伴有以下任何1种器官或系统受累——心、肺、肝、肾等重要器官，或血液系统、消化系统、神经系统的异常改变，胎盘-胎儿受到累及等。当子痫前期孕妇出现血压的持续升高不可控制或脏器的损害加重时称为重度子痫前期，此时若累及肾脏，表现为尿蛋白定量＞2 g/24 h；少尿（24小时尿量＜400 mL，或每小时尿量＜17 mL，或血清肌酐＞106 μmol/L。随着病情进展，尿蛋白增加，甚至出现大量蛋白尿、水肿。严重者可以出现头疼、视物模糊、抽搐乃至昏迷，及子痫发作。在子痫前期中，大多数的肾损害表现为肾功能轻至中度下降，由肾前性和肾性因素所致，一般在产后迅速恢复。严重ARF不多见，可发生于妊娠期高血压疾病的特殊类型，如HELLP综合征。若发生双侧肾皮质坏死则易导致慢性肾衰竭。总的说来，在子痫前期中发生的肾损害多在产后6周内恢复，最迟不超过3个月。

2. 慢性高血压伴发子痫前期

慢性高血压孕妇在妊娠20周前无蛋白尿，在妊娠20周后出现尿蛋白定量≥0.3 g/24 h或随机尿蛋白≥（+）；或在妊娠20周前有蛋白尿，在妊娠20周后尿蛋白量明显增加；或出现血压进一步升高等重度子痫前期的任何一项表现。

七、妊娠期高血压疾病相关肾损伤的发病机制

妊娠期高血压疾病的发病机制相当复杂，是解剖、遗传、免疫和环境等多方面因素共同作用的结果。其中血管痉挛、血小板活化导致血管内凝血和母体血浆容量减少是子痫前期发病机制的三大特征。这些病理生理学变化导致器官的血供受影响，尤其是具有含孔内皮的器官，如胎盘、母体的肾脏、肝脏和脑。肾小动脉痉挛可引起肾脏缺血，加之微血栓栓塞肾小管，肾血流量和GFR降低，严重者出现少尿或无尿。另外血管内皮细胞损伤，导致肾小球滤过膜通透性增加，继而出现血尿、蛋白尿。目前认为母体的免疫紊乱是一个重要的发病机制。一些患者在一些特定的遗传背景条件下（如母亲和胎儿间HLA-DR4的基因共享频率增高），母体的免疫系统遭到封闭，免疫反应平衡失调，一些免疫复合物沉积在胎盘及肾脏，进而激活补体系统，引发血管内皮细胞炎症性损伤。另外，大量蛋白尿导致的低蛋白血症使血液处于浓缩状态，促凝因子和血管收缩因子增多，抗凝因子和血管舒张因子减少，局部凝血机制激活并引起血小板聚集，进一步加剧了血管内皮的损伤。

八、妊娠期高血压疾病的肾脏病理表现

妊娠期高血压疾病导致的肾脏病理改变呈现多样化趋势，典型的病理改变特征为肾小球毛细血管内皮细胞增生，见于子痫前期患者。光镜下肾小球毛细血管内皮细胞肿胀，毛细血管管腔狭窄甚至闭塞，系膜细胞增生，基质增多，插入基底膜与内皮细胞间呈双轨征。严重病例可出现微血栓、纤维蛋白样物质和泡沫细胞，偶见新月体形成；小动脉病变不明显。集合管可被蛋白管型阻塞，严重者出现肾小管坏死。免疫荧光检查可见不同程度的纤维蛋白沉积。电镜下可见肾小球内皮下间隙、基底膜内疏松层增宽，内皮细胞空泡形成和溶酶体增多，细胞核明显增大。上述病理变化大多在分娩后2~4周恢复。另外，也可见其他一些非特异性的病理类型，如毛细血管内增生性肾小球肾炎、系膜增生性肾小球肾炎、局灶节段性肾

小球硬化和肾小球轻微病变。这些病理改变可能在产后长期存在。

九、妊娠期高血压疾病相关肾损伤的临床表现

1. 蛋白尿

蛋白尿是妊娠期高血压疾病相关肾损伤最常见的临床表现。此类患者发展为子痫前期或子痫的风险较高，应引起高度重视，监测血压和尿蛋白的改变。即便是仅有蛋白尿而不伴高血压时，也被认为是由正常妊娠发展为子痫前期进程中的一个阶段。

2. 肾病综合征

较少见，患者表现为大量蛋白尿、低蛋白血症、高度水肿和高脂血症的典型肾病综合征症状。病情发展较快，呈进行性加重。发病机制可能与母体和胎儿间的免疫反应有关。胎盘和肾脏存在相同的抗原，滋养细胞抗体与肾脏发生交叉反应而形成免疫复合物，随后免疫复合物沉积在肾小球基底膜，通过一系列免疫反应导致肾小球肾炎样改变，大量蛋白尿漏出。肾病综合征大多发生在妊娠32周以前，严重威胁母体和胎儿的安全。

3. 急性肾损伤

子痫和子痫前期是导致妊娠期AKI最常见的原因，可能与肾小动脉痉挛导致肾脏缺血有关。临床表现为血清肌酐与尿素氮水平升高，严重者可致少尿或无尿。另外，起因于重度高血压诱发的HELLP综合征也可导致ARF。

十、妊娠期高血压疾病相关肾损伤的早期诊断

近年来随着各种早期诊断肾损伤的生物标志物的研究深入，许多血液和尿液中分子成分的变化在理论上也同样可用于妊娠期高血压疾病相关肾损伤的早期筛查和诊断，以便于指导临床早期干预，及时阻止疾病的进展。常见生物标志物包括血清胱抑素C、NGAL、KIM-1、N-乙酰-β-D-氨基葡萄糖苷酶、视黄醇结合蛋白-4（RBP-4）等。血清胱抑素C被认为在诊断妊娠期高血压疾病相关早期肾损伤方面的敏感性要优于血清肌酐、

血尿素氮。而另一些新型标志物在妊娠期高血压疾病中的价值还存在争议。一项研究结果显示，高血压和子痫前期孕妇的血清NGAL水平高于健康孕妇，并且与血压和蛋白尿水平呈正相关。有意思的是，另一项研究却发现健康孕妇尿中的NGAL水平在孕期增高，反而子痫前期孕妇尿中NGAL水平未增高，并且在用NGAL和尿肌酐的比值进行校正后这一结果同样存在，而且尿NGAL水平与尿白蛋白水平不相关。研究者认为在子痫前期孕妇血中NGAL水平增高的情况下，尿中NGAL没有相应增加，可能与GFR降低导致的NGAL排出减少有关，而且NGAL与尿白蛋白的排泄机制可能不同。因此，尿NGAL用于早期诊断子痫前期的价值不高。近年来的研究也显示血清NGAL不能预测子痫前期孕妇AKI的发生。所以，鉴于孕妇特殊的生理代谢状态，今后还需要进行更加深入广泛的研究为新型肾损伤生物标志物在妊娠期高血压疾病中的应用提供充分的科学依据。多种生物标志物的联合检测有利于提高诊断的灵敏度和特异性，可作为未来的发展方向。

十一、妊娠期高血压疾病的治疗

妊娠期血压升高女性产后血压会逐渐降至正常，但远期高血压的发病风险是妊娠期血压正常者的1.75倍。妊娠期高血压疾病相关肾损伤也大多数会在妊娠结束后痊愈，治疗原则是保障围生期母亲和胎儿安全，保护肾脏功能。治疗的关键是控制妊娠期血压。当子痫发作时应积极控制抽搐，严重病例经评估后应考虑终止妊娠；针对肾功能受损给予对症治疗。

1. 非药物治疗

轻度高血压可不必用药处理，孕妇应放松情绪，保证充足的休息和睡眠及一定的运动量。左侧卧位休息可减轻子宫对主动脉、下腔静脉及髂动脉的压迫，改善胎盘血液供应，增加回心血量及肾血流量，利于利尿消肿。在饮食上注意营养丰富、均衡，不应过度限盐，以免血容量减少而对胎儿产生不利影响。推荐每日食盐摄入量控制在6 g左右，但全身水肿者应进一步减少盐摄入量。体重的增长应保持在孕期推荐的合理范围。

2. 药物治疗

（1）启动降压药物治疗的时机。①无靶器官损伤的孕妇：血压≥140/90 mmHg，在给予生活干预的同时建议启动药物治疗，在治疗过程中严密监测血压。②有靶器官损害的孕妇：收缩压≥140 mmHg和（或）舒张压≥90 mmHg，在生活方式干预同时启动药物治疗，在治疗过程中严密监测血压及靶器官损害情况。③血压≥160/110 mmHg属于妊娠期高血压急症，应立即收入院治疗。

（2）降压目标：目前针对妊娠期高血压疾病孕妇的血压控制目标尚无统一推荐。需要强调的是，在降压的同时应保障子宫-胎盘血流灌注。结合中国人群研究的数据和临床实践，经产科专家和心血管专家共同讨论后建议：无危险因素的妊娠期高血压疾病孕妇血压控制在140/90 mmHg以下；合并靶器官损害的妊娠期高血压疾病孕妇血压控制在135/85 mmHg以下。为保障子宫-胎盘血流灌注，孕妇血压不应低于130/80 mmHg。

（3）口服降压药物：目前国内已经上市的公认在妊娠期使用较为安全的口服降压药物有两种：拉贝洛尔和硝苯地平。①拉贝洛尔：兼顾 α 和 β 受体阻滞剂，在备孕期和妊娠期各个阶段都可使用。用法：100～200 mg，每天2～3次，最大使用剂量为每天2400 mg。有支气管哮喘、病态窦房结综合征、房室传导阻滞未安装起搏器或慢性心力衰竭病史的孕妇禁用。②硝苯地平：属于二氢吡啶类CCB，普通片剂和缓释剂型都可使用；适用于备孕期和妊娠期各个阶段，尤其是妊娠中晚期重度高血压。普通片剂为短效剂型，起效快，降压幅度大，可用于妊娠期高血压疾病血压严重升高时紧急降压，不推荐作为常规降压药物。不良反应有心跳加快、头痛等。硝苯地平缓释片常用剂量为10～20 mg，一天2次；根据血压调整剂量，最大剂量不超过一天60 mg。③其他降压药物：ACEI和ARB类药物在孕早期使用会造成胎儿心血管畸形、多指/趾畸形、尿道下裂，在妊娠中晚期使用可引起胎盘血流灌注下降、羊水过少、胎儿宫内生长发育迟滞等不良后果，因此在备孕期和妊娠期各阶段都禁用ACEI和ARB类药物。氢氯噻嗪、阿米洛利等利尿剂可能导致羊水减少并增加孕妇高凝状态的风险，也不建议常规使用。而其他类型的CCB以及α受体阻滞剂，因缺失充分的临床研究证据，都不推荐使用。

（4）静脉降压药物：妊娠合并重度高血压或子痫前期孕妇需应用静脉降压药物时，可选择拉贝洛尔、乌拉地尔、尼卡地平、酚妥拉明、硝普钠。应注意从小剂量开始使用，严密监测孕妇血压及其他生命体征，以及胎儿宫内情况。

（5）其他药物：对具备1项及以上的子痫前期危险因素的孕妇，建议从妊娠12～16周（不超过20周）起服用小剂量的阿司匹林（50～100 mg/d）。其中包括既往有子痫前期、慢性高血压、糖尿病、肾脏疾病等。阿司匹林的预防作用可能与其抑制炎症反应、抑制环氧合酶COX-1和COX-2、抑制血小板聚集、调节免疫和血管生成、刺激NO生成等机制有关。另外，钙摄入量不足的人群（<600 mg/d）可以口服至少1 g/d钙剂以预防子痫前期。

十二、硫酸镁防治子痫

硫酸镁是治疗子痫和预防抽搐复发的一线药物。当子痫抽搐发作时，静脉用药负荷剂量为4～6 g，溶于10%葡萄糖溶液20 mL静脉推注15～20分钟，或溶于5%葡萄糖溶液100 mL快速静脉滴注，继而1～2 g/h静脉滴注维持。24小时硫酸镁总量为25～30 g。用于预防子痫发作时，硫酸镁的负荷剂量为2.5～5.0 g，一般每天静脉滴注6～12小时，24小时总量不超过25 g。用药时间根据病情需要调整。在使用过程中应注意监测血清镁离子浓度，避免发生中毒症状。如孕妇合并肾功能障碍，硫酸镁应慎用或减量使用。

十三、终止妊娠

蛋白尿及其程度不是终止妊娠的单一指征，却是综合性评估的重要参考指标之一，应结合母儿整体状况来评估。孕妇的低白蛋白血症程度、血清肌酐水平、伴发浆膜腔积液情况、血压水平、基础疾病情况等因素都需要结合起来综合分析，以确定终止妊娠的时机。当出现了子痫发作或高血压的严重并发症，如高血压脑病、心力衰竭等，应考虑终止妊娠。

十四、肾衰竭的治疗

对于轻至中度肾损害的患者注意维持水分出入量平衡和纠正内环境紊乱，密切监测肾功能的变化。当药物治疗效果不好，肾功能进行性下降，出现严重水钠潴留、酸中毒或高钾血症时应开始透析治疗，优选血液透析治疗。对于需要继续妊娠的患者，在透析中不应过多超滤，以免影响子宫胎盘灌注。

总的说来，对于妊娠期高血压疾病相关肾损伤应以预防为主。对备孕和孕期妇女进行健康教育、指导孕期规律产检；合并高血压的孕妇应规范监测血压，积极接受药物治疗，并监测尿蛋白、血清肌酐的变化。另外注意合理的饮食及体重控制，保持良好的心态和睡眠。

（陈肖蕾）

第八节　HELLP综合征

HELLP综合征是妊娠期高血压疾病孕妇发生的一种可导致ARF的特殊性疾病，表现为同时出现溶血、肝酶升高、血小板减少，而ARF是本病常见的并发症之一。在重度妊娠期高血压疾病患者中，HELLP综合征的发生率约为18.9%，多数在产前发生。HELLP综合征的实质是一种血栓性微血管病，表现为全身小动脉痉挛，内皮细胞受损使胶原组织暴露，启动内源性凝血机制，血小板激活并聚集形成微血管血栓，造成血小板的消耗；当红细胞通过有血栓形成的痉挛血管时，发生变形及破裂而导致溶血；而肝酶的升高是肝细胞膜的通透性增加所致，严重者可以出现肝细胞缺血坏死。典型症状为右上腹疼痛、恶心、呕吐、全身不适等，实验室检查显示微血管内溶血、血小板减少和转氨酶水平升高。在发生ARF时可表现为尿量明显减少、水肿，血清肌酐水平进行性升高。肾脏病理改变为典型的血栓性微血管病，也有一些报道称可见系膜增生性肾小球肾炎改变。

（1）HELLP综合征的诊断标准：①微血管内溶血，乳酸脱氢酶（LDH）水平升高，外周血涂片见破碎红细胞、球形红细胞，血胆红素≥20.5 μmol/L，血红蛋白水平下降；②转氨酶水平升高，ALT≥40 U/L或AST≥70 U/L；③血小板计数减少，血小板计数<100×10⁹/L。

（2）鉴别诊断：注意与血栓性血小板减少性紫癜、溶血性尿毒症综合征、妊娠期急性脂肪肝、抗磷脂综合征、系统性红斑狼疮等疾病鉴别。

（3）治疗：首先应积极处理妊娠期高血压疾病，包括降压、解痉、利尿、镇静等，密切监测母体血流动力学情况，加强对重要器官的监测。在此基础上，给予各种并发症的治疗，如补充凝血因子、纠正DIC等，并在条件允许的情况下尽早终止妊娠。目前关于糖皮质激素对HELLP综合征的治疗还存在争议。如果并发ARF，必要时可以行肾脏替代治疗。对于合并多器官功能障碍的严重病例，血浆置换能明显缓解临床症状、改善各项实验室指标、降低死亡率。血浆置换的指征尚不统一，有研究认为，产后24～48小时血小板计数和AST值无明显改善，并伴有AKI、神经损伤或呼吸窘迫综合征的患者有发生产后血栓性微血管病综合征的风险，应在产后24～72小时给予血浆置换疗法。

（陈肖蕾）

参考文献

［1］中国高血压防治指南修订委员会, 高血压联盟（中国）, 中华医学会心血管病学分会, 等. 中国高血压防治指南(2018年修订版)［J］. 中国心血管杂志, 2019, 24(1): 24–56.

［2］中国医师协会肾脏内科医师分会, 中国中西医结合学会肾脏疾病专业委员会. 中国肾性高血压管理指南2016(简版)［J］. 中华医学杂志, 2017, 97(20): 1547–1555.

［3］《α受体阻滞剂降压治疗中国专家共识》专家委员会. α受体阻滞剂降压治

疗中国专家共识 [J]. 中华高血压杂志 , 2022,30(5):409-416.

［4］王琴 , 王玉 , 赵明辉 . 动态血压监测在慢性肾脏病患者血压管理中的应用价值 [J]. 中华肾脏病杂志 ,2021,37(3):239-243.

［5］高血压肾病诊治中国专家共识组成员 . 高血压肾病诊断和治疗中国专家共识 (2022）[J]. 中华高血压杂志 , 2022, 30(4): 307-317.

［6］孙英贤 , 赵连友 , 陈晓平 , 等 . 血管紧张素转换酶抑制药 / 血管紧张素受体阻滞药联合钙通道阻滞剂单片复方制剂治疗原发性高血压中国专家共识 [J]. 中华高血压杂志 , 2022, 30(7): 610-619.

［7］施仲伟 , 冯颖青 , 王增武 , 等 . β 受体阻滞剂在高血压应用中的专家共识 [J]. 中华高血压杂志 ,2019,27(6): 516-524.

［8］《中华内科杂志》编辑委员会 , 盐皮质激素受体拮抗剂临床应用共识专家组 . 盐皮质激素受体拮抗剂临床应用多学科中国专家共识 (2022）[J]. 中华内科杂志 ,2022,61(9): 981-999.

［9］金英 . 蛋白尿、高血压与肾功能的相互影响 [J]. 肾脏病与透析肾移植杂志 , 2017, 26(1): 63-67.

［10］裴德根 , 李永光 , 陈文佳 . 高血压靶器官微血管病变及其治疗进展 [J]. 微循环学杂志 ,2022,32(3): 79-82

［11］DIBONA G F, ESLER M. Translational medicine: the antihypertensive effect of renal denervation [J]. Am J Physiol Regul Integr Comp Physiol, 2010, 298(2): R245-R253.

［12］GABBAI F B, RAHMAN M, HU B, et al.Relationship between ambulatory BP and clinical outcomes in patients with hypertensive CKD[J]. Clin J Am Soc Nephrol, 2012, 7(11): 1770-1776.

［13］THOONKUZHY C, RAHMAN M. New Insights on Chronotherapy in Hypertension: Is Timing Everything?［J］Curr Hypertens Rep, 2020, 22(4): 32.

［14］ROSSIGNOL P, MASSY Z A, AZIZI M, et al. The double challenge of resistant hypertension and chronic kidney disease[J]. Lancet, 2015, 386(10003): 1588-1598.

［15］CHANG H Y, FENG A N, FONG M C, et al. Sacubitril/valsartan in heart failure with reduced ejection fraction patients: Real world experience on advanced chronic kidney disease, hypotension and dose escalation[J]. J Cardiol, 2019, 74(4): 372-380.

［16］PERALTA C A, NORRIS K C, LI S, et al. Blood pressure components and end-stage renal disease in persons with chronic kidney disease: the Kidney Early Evaluation Program (KEEP) [J]. Arch Intern Med,2012, 172(1): 41–47.

[17] FESLER P, SAFAR M E, DU CAILAR G, et al. Pulse pressure is an independent determinant of renal function decline during treatment of essential hypertension[J]. J Hypertens, 2007, 25(9): 1915–1920.

[18] GAO Q, XU L, CAI J. New drug targets for hypertension: A literature review[J]. Biochim Biophys Acta Mol Basis Dis, 2021, 1867(3): 1–11.

[19] TANNER R M, CALHOUN D A, BELL E K, et al. Prevalence of apparent treatment–resistant hypertension among individuals with CKD[J]. Clin J Am Soc Nephrol, 2013, 8(9): 1583–1590.

[20] KAO T W, HUANG C C. Blood pressure management and renal protection：Revisiting hypertensive nephropathy[J]. J Chin Med Assoc, 2021, 84(10): 911–916.

[21] TSAI W C, WU H Y, PENG Y S, et al. Association of intensive blood pressure control and kidney disease progression in nondiabetic patients with chronic kidney disease: a systematic review and meta–analysis[J]. JAMA Intern Med, 2017, 177(6): 792–799.

[22] APPEL L J, WRIGHT J T Jr, GREENE T, et al. Intensive blood–pressure control in hypertensive chronic kidney disease[J]. N Engl J Med, 2010, 363(10): 918–929.

[23] ZHANG C, FANG X, ZHANG H, et al.Genetic susceptibility of hypertension–induced kidney disease[J].Physiol Rep, 2021, 9(1): 1–16.

[24] SIEVERS L K, ECKARDT K U. Molecular Mechanisms of Kidney Injury and Repair in Arterial Hypertension[J]. Int J Mol Sci, 2019, 20(9): 1–12.

[25] KU E, LEE B J, WEI J, et al. Hypertension in CKD: Core Curriculum 2019[J]. Am J Kidney Dis, 2019, 74(1): 120–131.

[26] THOONKUZHY C, RAHMAN M. New Insights on Chronotherapy in Hypertension: Is Timing Everything?[J]. Curr Hypertens Rep, 2020, 22(4): 32.

[27] DUNI A, DOUNOUSI E, PAVLAKOU P, et al.Hypertension in Chronic Kidney Disease: Novel Insights[J]. Curr Hypertens Rev, 2020, 16(1): 45–54.

[28] 赵明辉, 周福德, 王海燕. 恶性高血压的肾损伤 [J]. 中华内科杂志, 2009, 48(6): 454–455.

[29] BOULESTREAU R, VAN DEN BORN B H, LIP G Y H, et al. Malignant

Hypertension: Current Perspectives and Challenges[J]. J Am Heart Assoc, 2022, 11(7): 1–5.

［30］RUBIN S, CREMER A, BOULESTREAU R, et al. Malignant hypertension: diagnosis, treatment and prognosis with experience from the Bordeaux cohort[J]. J Hypertens, 2019, 37(2):316–324.

［31］GOSSE P, BOULESTREAU R, BROCKERS C, et al. The pharmacological management of malignant hypertension[J]. J Hypertens, 2020, 38(11): 2325–2330.

［32］刘巍，熊兴江，王阶.高血压肾损害及其中医药防治进展 [J]. 中国中药杂志 , 2014, 39(1): 14–19.

［33］中华医学会妇产科学分会妊娠期高血压疾病学组 . 妊娠期血压管理中国专家共识 (2021)[J]. 中华妇产科杂志 , 2021, 56(11): 737–745.

［34］中华医学会妇产科学分会妊娠期高血压疾病学组 . 妊娠期高血压疾病诊治指南 (2020)[J]. 中华妇产科杂志 , 2020, 55(4): 227–238.

［35］中华医学会心血管病学分会女性心脏健康学组 , 中华医学会心血管病学分会高血压学组 . 妊娠期高血压疾病血压管理专家共识 (2019)[J]. 中华心血管病杂志 ,2020, 48(3): 195–204.

［36］WU C C, CHEN S H, HO C H, et al. End–stage renal disease after hypertensive disorders in pregnancy[J]. Am J Obstet Gynecol, 2014, 210(2): 147. e1–147.e8.

［37］D'ANNA R, BAVIERA G, GIORDANO D, et al. Neutrophil gelatinase–associated lipocalin serum evaluation through normal pregnancy and in pregnancies complicated by preeclampsia[J]. Acta Obstet Gynecol Scand, 2010, 89(2): 275–278.

［38］TYAGI A, YADAV P, SALHOTRA R, et al. Acute Kidney Injury in Severe Preeclamptic Patients Admitted to Intensive Care Unit: Epidemiology and Role of Serum Neutrophil Gelatinase–associated Lipocalcin[J]. Indian J Crit Care Med, 2021, 25(9): 1013–1019.

［40］SPRINGER S, FRANZ M, WORDA K, et al. Neutrophil Gelatinase–Associated Lipocalin and Hypertensive Disorders of Pregnancy: A Cohort Study in Twin Pregnancies[J]. J Clin Med, 2022, 11(14): 1–10.

［41］王海燕 . 肾脏病学 [M]. 3 版 . 北京 : 人民卫生出版社 , 2008.

［42］SIMETKA O, KLAT J, GUMULEC J, et al.Early identification of women with HELLP syndrome who need plasma exchange after delivery[J]. Transfus Apher

Sci, 2015, 52(1): 54–59.

[43] WEISSGERBER T L, TURNER S T, MOSLEY T H Jr, et al. Hypertension
in Pregnancy and Future Cardiovascular Event Risk in Siblings[J].J Am Soc
Nephrol, 2016, 27(3): 894–902.

[44] CALIMAG–LOYOLA A P P, LERMA E V. Renal Complications during
Pregnancy: In the Hypertension Spectrum[J]. Dis Mon, 2019, 65(2): 25–44.

第四章

高尿酸血症和肾脏疾病

第一节　尿酸和肾脏疾病相关性概述

一、流行病学

随着人们生活水平的提高和生活方式及饮食习惯的改变，高尿酸血症及痛风的患病率逐年升高。近30年，我国的患病率增长10余倍。在我国，高尿酸血症和痛风的患病率分别为13.3%和1.1%。2017年，我国的高尿酸血症患者人数已达到1.7亿，其中痛风患者超过8000万人，而且正以每年9.7%的年增长率迅速增加。现今痛风已经成为我国仅次于糖尿病的第二大代谢性疾病，是不可忽视的健康警示，也成为威胁人类健康的主要疾病之一。高尿酸血症和痛风总体呈现出年轻化（平均年龄48.28岁），患病率呈男性大于女性（男：女为15：1）、城市高于农村、沿海高于内陆地区的流行趋势。

二、相关定义

尿酸是人体嘌呤核苷酸的分解代谢产物。嘌呤代谢紊乱和（或）尿酸排泄减少可导致高尿酸血症。当体温为37℃时，尿酸在血液中的饱和浓度为420 μmol/L（不分性别）。血清尿酸超过饱和浓度可形成单钠尿酸盐（monosodium urate monohydrate，MSU）并析出，在关节腔和其他组织中沉积，进而引发痛风。所以通常定义，在正常嘌呤饮食下，非同日两次空腹血清尿酸水平男性和绝经后女性＞ 420 μmol/L（7 mg/dL），非绝经期女性＞360 μmol/L（6 mg/dL），儿童和青少年血清尿酸＞330 μmol/L（5.5 mg/dL）为高尿酸血症。大多数高尿酸血症患者可终身无症状。

痛风的反复发作会导致关节损毁、功能障碍，显著影响患者的生活质量甚至导致其丧失工作能力。此外，慢性痛风及高尿酸血症与CKD、高血压、心血管疾病、代谢综合征及精神疾病等各种疾病息息相关。在临床上，高尿酸血症/痛风导致的肾脏损害（含肾结石）即称为尿酸性肾病。

三、尿酸肾损伤的病理生理机制

尿酸是人体内一种小分子嘌呤代谢的最终产物，是一种弱的有机酸，分子量约为168 Da。尿酸一部分来自外源性嘌呤（摄入嘌呤食物），一部分来源于内源性嘌呤（即机体自身嘌呤代谢中体内核苷酸的分解以及嘌呤的合成），主要在肝脏和肌肉中产生，释放入血液循环。在生理条件下，体内80%的尿酸（约600 mg/d）来源于内源性嘌呤，其余20%（约100 mg/d）来源于食物摄取外源性嘌呤，正常人体尿酸池为1~200 mg，每天尿酸产量750 mg，排出800~1000 mg。

合成的尿酸约1/3在肠道排泄分解，而大部分尿酸（2/3）以原型通过肾脏排出体外。尿酸经肾脏排出体外是非常复杂的过程。尿酸盐与蛋白在体内的结合率非常低（4%～5%），因此尿酸盐在肾小球几乎是完全自由滤过的。尿酸经过肾小球滤过后，98%在近端肾小管S_1段主动吸收，50%在S_2段分泌，40%～44%在S_3段分泌后重吸收。尿酸的排泄主要靠肾小管的再分泌，是一个主动分泌的过程。所以，高嘌呤饮食或肾脏排泄尿酸能力不足都可能导致高尿酸血症。血液中多余的尿酸以结晶形式沉积在关节就会造成痛风，沉积在肾脏就会导致肾脏损伤，同时也可以增加心血管事件的发生风险。

高尿酸血症与肾脏疾病发生相互促进，一方面，MSU沉积在肾小管-间质部位，引起慢性炎症反应、间质纤维化和慢性肾衰竭，并且可在肾盂、输尿管等形成尿酸性肾结石而产生梗阻。另一方面，肾脏疾病患者由于GFR下降使尿酸排泄减少而导致血清尿酸水平升高，高尿酸血症又可导致或加重肾脏疾病。同时，高尿酸血症常见的并发症如高血压、糖尿病、高脂血症等对肾脏的损伤也有协同作用。

1. 肾血管损伤

尿酸可刺激血管平滑肌细胞增殖、PDGF和MCP-1增多，血小板黏附性增强等加速了动脉粥样硬化的发生；同时，氧化应激（NF-κB、C反应蛋白等参与）和局部RAAS激活，使肾小动脉内皮细胞受损和功能异常。尿酸还可以引起LDL-C氧化修饰，导致动脉粥样硬化。上述因素均导致肾脏小动脉及微血管壁硬化、增厚，肾血管收缩，肾小球内高压，组织缺血、缺氧，间质纤维化和肾功能损伤。

2. 一氧化氮介导血管收缩

高尿酸血症降低NOS的表达导致NO合成减少，血管舒张功能减弱，血管收缩导致骨骼肌对葡萄糖的吸收和利用率降低，发生胰岛素抵抗，出现代谢综合征从而导致肾脏损伤。

3. 肾素-血管紧张素-醛固酮系统和环氧合酶-2系统激活

动物实验发现，尿酸水平升高可以增加大鼠球旁细胞肾素的表达，血浆肾素水平升高激活AngⅡ，RAAS系统激活导致系统性高血压及肾小球内高压力、高灌注的发生，以及导致血管重构、器官受损；同时，RAAS系统中的AngⅡ也可以调节COX-2的表达和前列腺素的产生，进而通过

TXA$_2$引起血管平滑肌细胞的增殖、肥大和管壁炎性细胞浸润，最终致肾损伤。

4. 炎症反应

炎症反应在高尿酸对肾脏的损害中发挥了重要作用，高尿酸可以通过多个途径启动炎症反应。首先，MSU沉积在肾小球管间质，活化白细胞激活IL-1和TNF-α产生炎症反应，导致组织损伤。其次，巨噬细胞等炎性细胞浸润，直接或间接产生金属蛋白酶（如MMP-9），造成肾小管间质炎症，纤维化增加。最后，可溶性尿酸可以刺激PDGF、MCP-1合成增加，增强了IL-1及TNF-α等炎症因子的作用。

5. 遗传疾病

某些遗传疾病，如：

（1）Lesch-Nyhan综合征：是一种X连锁的嘌呤代谢异常疾病，次黄嘌呤-鸟嘌呤磷酸核糖转移酶（hypoxanthine-guanine phosphoribosyltransferase，HGPRT）活性几乎丧失。患者婴儿和儿童时期就易发生高尿酸血症，6～8个月明显，但常被忽略，以至晚期出现自残行为才被发现。

（2）Von Gierke病（Ⅰ型糖原贮积病）：患者由于葡萄糖-6-磷酸酶（glucose-6-phosphate dehydrogenase，G6PD）缺陷，其机制主要是尿酸合成过度和肾脏排泄减少，在少年或成年后可出现高尿酸血症和典型痛风表现。

（3）5-磷酸核糖-1α-焦磷酸（phosphoribosyl pyrophosphate，PRPP）合成酶活性过高：主要是由于PRPP合成酶突变所致，患者出现高尿酸血症和高尿酸尿，也可以出现血尿、结晶尿、尿道结石、肾脏病及痛风性关节炎，家族性患者还可伴有感音神经性聋。上述患者早期可出现痛风性肾病，表明一些遗传因素在尿酸肾损伤中也发挥了作用。

四、痛风发作的病因

高尿酸血症是痛风发生的重要生化基础。高尿酸血症根据病因主要分为原发性和继发性两大类。

（一）原发性高尿酸血症

1. 特发性尿酸增多症

绝大多数发病原因不明，10%～20%的患者有阳性家族史，仅1%左右患者由于先天性酶缺陷引起，如家族性幼年高尿酸血症性肾病、次黄嘌呤-鸟嘌呤磷酸核糖转移酶（HRRT）缺陷、PRPP合成酶活性增高、Ⅰ型糖原贮积病、遗传性果糖不耐受症等。

2. 尿酸产生过多

（1）进食高嘌呤食物，如海鲜、河鲜、动物内脏和浓肉汤等。但需要说明的是，适度摄取豆类（豌豆、黄豆、扁豆）、菠菜、蘑菇和花菜等富含嘌呤的蔬菜并不会增加痛风发生的风险。

（2）酒类摄入（白酒和啤酒）明显增加痛风的发生风险。主要有下面三个原因：①酒精可刺激体内乳酸的合成，乳酸合成的增加会抑制肾脏对尿酸的排泄；②酒精可加快体内嘌呤的合成；③啤酒在发酵过程中也产生了大量的嘌呤。

（3）其他：高糖饮食、核苷酸代谢增强等，常合并代谢综合征相关的临床表现和疾病。

（二）继发性高尿酸血症

1. 血液系统疾病

急性或慢性白血病、红细胞增多症、多发性骨髓瘤、溶血性贫血、淋巴瘤及多种实体肿瘤化疗时，由于细胞内核苷酸大量分解而致尿酸产生过多。

2. 各类肾脏疾病

由于肾功能不全，肾小管疾病造成尿酸排泄减少而致血清尿酸增高。

3. 服用某些药物

常见为利尿剂（氢氯噻嗪、呋塞米等）、复方降压片、吡嗪酰胺等抗结核药、抗帕金森病药物、小剂量阿司匹林（75～300 mg/d）、维生素B$_{12}$、烟草酸、细胞毒性化疗药物、免疫抑制剂（他克莫司、环孢素A、硫唑嘌呤）等。

4. 有机酸产生过多，抑制尿酸排泄

乳酸酸中毒，糖尿病酮症酸中毒，过度运动、饥饿、饮酒等。

五、临床表现

尿酸性肾病一般并无特异性临床表现，当患者出现痛风和肾结石时可能被发现。

1. 无症状高尿酸血症

此期患者仅有血清尿酸水平升高，为持续性或波动性，此时尚未出现急性痛风性关节炎尿酸性肾结石。从血清尿酸水平升高到临床出现症状的时间可能长达数十年。患者常常合并肥胖、高血压、高脂血症、糖尿病、动脉硬化、冠心病、脑血管疾病和肾结石等。这些合并的疾病或并发症会加重肾脏损害，使病情复杂化。

《2018版欧洲抗风湿病联盟痛风诊断循证专家建议更新》推荐采用新的痛风及高尿酸血症分期方法，将无症状期进一步分为无症状高尿酸血症期（无MSU沉积）和无症状MSU沉积期（图4-1-1）。

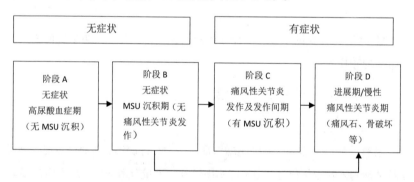

图4-1-1 《2018版欧洲抗风湿病联盟痛风诊断循证专家建议更新》推荐采用新的痛风及高尿酸血症分期方法

2. 急性痛风性关节炎

原发性痛风多见于40岁以上的中老年人，男性多见，女性由于雌激素的促尿酸排泄作用多于围绝经期后发病。而继发性高尿酸血症多有明确病因（包括某些遗传疾病、血液系统疾病导致尿酸增多以及CKD所致尿酸排泄减少）。局部关节轻度创伤、穿鞋过紧、走路过多、外科手术、饱餐、受凉、感染、高嘌呤饮食或过度饮酒、疲劳等均可诱发痛风。

急性痛风性关节炎发作期可表现为夜间发作、起病急骤的急性单关节或多关节疼痛，呈剧痛，难以忍受并进行性加重。首次发作多为单关节受累。好发于下肢的第一跖趾关节（50%），其次，踝关节、膝关节、腕关节及肘关节也是常见发病部位。局部表现为红、肿、热、痛，全身可表现发热、寒战和白细胞增多。症状多于数天或2周内自行缓解。多数患者在初次痛风发作后有1～2年的间歇期，若不及时干预，随着病情进展20年后约70%患者可出现痛风石，常出现于第一跖趾、耳郭、前臂伸侧、指关节、肘关节等部位。痛风石可小如芝麻，大如鸡蛋或更大，受挤压后可破溃或形成瘘管，有白色豆腐渣样排出物，最终发生永久性破坏性关节畸形。

3. 尿酸结石

尿液中尿酸溶解度下降和过饱和化是泌尿系尿酸结石形成的前提。有痛风病史的高尿酸血症患者中肾结石的发生率为20%～25%，可出现在痛风性关节炎之前。尿酸在尿路结晶可引起结晶尿、结石和梗阻。结石造成尿路梗阻时可引起肾绞痛、血尿和排尿困难，严重者继发泌尿系感染、肾盂扩张和积水等。

4. 尿酸性肾病

急性尿酸性肾病是严重的高尿酸血症所致，过量的尿酸沉积在肾小管引起少尿或无尿性AKI。慢性尿酸盐肾病主要损害肾脏小管和间质，表现为尿浓缩功能障碍，早期表现出高尿酸血症伴夜尿增多，晚期表现出肾小球滤过功能下降、慢性肾功能不全、高血压和贫血（详见尿酸性肾病章节）。

六、检查

1. 尿液检查

早期肾脏轻度受损时，一些特殊蛋白如 β_2 微球蛋白、THP（Tamm-Horsfall protein）出现显著变化，后期生化指标如血清肌酐和尿素氮出现异常。尿尿酸测定，90%尿尿酸排泄不足（<600 mg）是痛风发生的原因。高尿酸血症患者低嘌呤饮食5天后，留取24小时尿检测尿尿酸水

平。根据血清尿酸水平和尿尿酸排泄情况分为尿酸排泄不良型［尿酸排泄<0.48 mg/（kg·h），尿酸清除率<6.2 mL/min］；尿酸生成过多型［尿酸排泄>0.51 mg/（kg·h），尿酸清除率≥6.2 mL/min］；混合型［尿酸排泄>0.51 mg/（kg·h），尿酸清除率<6.2 mL/min］。考虑到肾功能对尿酸排泄的影响，以Ccr校正，根据尿酸清除率（Cua）/Ccr值对高尿酸血症分型如下：>10%为尿酸生成过多型，<5%为尿酸排泄不良型，5%～10%为混合型。通过尿液检测了解尿酸排泄情况，可初步判定高尿酸血症的生化分型，对合理选择降尿酸药物及鉴别泌尿系结石是否由血清尿酸增高引起有一定帮助。尿尿酸检查目前不作为常规检查。此外，尿pH值变化，特别是酸度增高在痛风患者中很常见（尿正常pH值：4.6～8.0），这也是痛风患者发生肾结石的主要原因之一。

2. 血清尿酸检测

以尿酸酶法检测应用最广。研究显示，成年男性血清尿酸为149～420 μmol/L，女性未绝经为89～360 μmol/L，女性在绝经后数值接近男性。由于血清尿酸受多种因素影响而波动，应反复测定。血清尿酸增高主要见于痛风，但少数痛风患者在痛风发作时血清尿酸测定值正常。其次，在一些恶性肿瘤性疾病如白血病、多发性骨髓瘤，以及肿瘤化疗后血清尿酸增高。再其次，肾功能减退也常伴有血清尿酸增高。最后，氯仿中毒、铅中毒、妊娠反应和子痫等均可引起血清尿酸增高。

3. 尿酸盐检查

痛风性关节急性发作期采取关节腔穿刺抽取关节腔中滑液，通过偏振光显微镜发现滑液或白细胞中有2～20 μm双折光的针状尿酸盐结晶（MSU，阳性率90%）。此外，在痛风石中及发作间期曾受累关节滑液中也有较高阳性发现。该项检查为痛风诊断的"金标准"，但临床上没有常规开展此项目。

4. HLA-B5801基因检测

与使用别嘌呤醇产生的不良反应，如Steven-Johnson综合征中毒性表皮坏死松解症等重症药疹密切相关。我国人群中HLA-B5801基因阳性率为11.51%，华南地区甚至高达20.19%。在使用别嘌呤醇治疗前，应进行基因检测，以减少严重药物不良反应的发生。

5.影像学检查

临床上常采用关节高频超声检查、关节X线检查、双能CT（DECT）或者MRI扫描来明确关节病变性质及严重程度。痛风受累关节的特征影像学表现为软组织和骨质的破坏、关节间隙狭窄、继发性退行性变、局部骨质疏松，严重时可出现病理性骨折。

首先，关节高频超声检查可以早期发现关节腔内病变，并且无创、快速、价格便宜，目前在痛风性关节炎诊断中占有重要地位。对于疑诊痛风性关节炎或慢性痛风石关节炎的诊断更有意义。其诊断痛风性关节炎的敏感性为78%，特异性为97%。通过关节高频超声检查可以发现关节积液、滑膜增厚及骨质破坏等关节炎的表现。急性期可以表现为关节积液、滑膜增厚及滑膜血流信号；慢性期表现为骨质破坏。但痛风性关节炎的超声特征性影像表现为关节软骨"双轨征"（关节表面MSU沉积所致）和关节腔内"暴雪样"回声（关节液中存在MSU）具有诊断价值。

其次，痛风性关节炎的X线检查表现为骨质破坏，急性期关节肿胀时可见花边状骨膜反应，而无骨质破坏。所以，关节X线检查不能用于急性痛风性关节炎的早期诊断。后期因炎症刺激，关节软骨下骨质破坏，会出现关节间隙变窄，骨穿凿样或囊状破坏缺损，骨损边缘可呈"悬挂边缘征"。重者可导致关节半脱位或脱位，甚至病理性骨折。

双能CT能特异性识别MSU，诊断痛风的敏感性为84%，特异性为93%。对早期或无痛风石的患者，双能CT的敏感性低，同时有假阳性可能。对于有痛风石患者，通过CT扫描受累部位可见不均匀斑点状高密度痛风石影像，但对关节腔内病变显示不清，因此较少选择。

MRI的T_1和T_2加权图像表现为斑点状低信号，当痛风累及脊柱时，MRI的检查尤为适用。MRI主要用于痛风性关节炎的早期诊断，但由于价格昂贵，目前并未在临床广泛使用。一般来说，骨和关节的影像学表现晚于临床症状，骨质破坏大约在起病10年后才出现，当影像学发现骨质破坏，说明病情已经较重，病变也往往不可逆。

肾脏病变的影像学检查表现为单纯的尿酸结石在X线下不显影，但可用于评估肾脏及输尿管结石情况。泌尿系超声检查可查见肾髓质椎体乳头部散在强回声光点，可提示尿酸盐肾病。

6. 肾活检

单纯尿酸性肾病，如果病因非常清楚，一般不需要肾活检。但如果考虑是伴有其他肾脏疾病的高尿酸血症，则需要采用肾活检来明确诊断。由于肾活检标本很容易丢掉尿酸盐在肾间质和肾小管内的结晶，且尿酸没有特异性染色，所以标本需要酒精固定或冰冻，并在偏振光显微镜下观察。

7. 基因异常及遗传病筛查

在排除饮食、药物以及其他相关性疾病后，若仍不能明确高尿酸血症的原因，可考虑进行基因检测。常见的原因有：①Lesch-Nyhan综合征；②PRPP合成酶活性增加；③HGPRT缺乏；④G6PD缺乏；⑤尿调节素相关肾病（uromodulin-associated kidney disease）；⑥常染色体显性遗传髓质囊性肾病（autosomal dominant medullary cystic kidney disease，ADMCKD）；⑦Ⅰ型糖原贮积病；等。

七、诊断标准

1. 高尿酸血症

在日常饮食下，非同日两次空腹血清尿酸水平>420 μmol/L即可诊断高尿酸血症。血液系统肿瘤、慢性肾功能不全、先天性代谢异常、中毒、药物等因素可引起血清尿酸水平升高。年龄<25岁、具有痛风家族史的高尿酸血症患者需要排查遗传性嘌呤代谢异常疾病。

2. 痛风

高尿酸血症患者出现MSU沉积，导致关节炎（痛风性关节炎）、尿酸性肾病和肾结石称为痛风，也有学者仅将痛风性关节炎称为痛风。痛风诊断广泛认可的是美国风湿病学会（ACR）1977年痛风分类标准及2015年ACR和欧洲抗风湿病联盟（EULAR）共同制定的痛风分类标准。

1977年ACR痛风分类标准：符合3项中任意一项即可诊断为痛风。

（1）关节液中有特异性MSU。

（2）用化学方法或偏振光显微镜证实痛风石中含有MSU。

（3）具备以下12项（临床、实验室、X线表现）中6项：①急性关节炎发作＞1次；②炎症反应在1天内达到高峰；③单关节炎发作；④可见关节发红；⑤第一跖趾关节疼痛或肿胀；⑥单侧第一跖趾关节受累；⑦单侧跗骨关节受累；⑧可疑痛风石；⑨高尿酸血症；⑩不对称关节内肿胀（X线证实）；⑪无骨侵蚀的骨皮质下囊肿（X线证实）；⑫关节炎发作时关节液病原微生物培养阴性。

近年关节高频超声检查和双能CT检查逐渐普及，建议采用2015年ACR/EULAR提出的ACR/EULAR痛风分类标准（表4-1-1），当表中分值相加≥8分即分类为痛风。目前研究显示，2015年分类标准更科学、全面、系统，使诊断痛风的敏感性显著提高。

表4-1-1　2015年ACR/EULAR痛风分类标准

步骤	内容	评分
第一步：纳入标准（只在符合本条件情况下，采用下列的评分体系）	至少一次外周关节或滑囊发作性肿胀、疼痛或压痛	
第二步：充分标准（如果具备，则可直接分类为痛风而无须下列其他"要素"）	偏振光显微镜镜检证实在有症状节关或滑囊（即在滑液中）或痛风石中存在MSU	
第三步：标准（在不符合"充分标准"情况下使用，≥8分（可诊断痛风）		
● 临床表现 症状发作曾累及关节/滑囊[a]	踝关节或中足（作为单关节或者寡关节的一部分发作而没有累及第一跖趾关节）	1
	累及第一跖趾关节（作为单关节或寡关节发作的一部分）	2
关节炎发作特点（包括以往的发作） ➤ 受累关节"发红"（患者自述或医生观察到） ➤ 受累关节不能忍受触摸、按压 ➤ 受累关节严重影响行走或无法活动	符合左栏1个特点 符合左栏2个特点 符合左栏3个特点	1 2 3

续表

步骤	内容	评分
发作或者曾经发作的时序特征		
无论是否进行抗炎治疗，符合下列两项或两项以上为1次典型发作		
➢ 到达疼痛高峰的时间<24小时 ➢ 症状在14天内缓解 ➢ 发作间期症状完全消退（恢复至基线水平）	1次典型的发作 典型症状反复发作（即2次或2次以上）	1 2
痛风石的临床证据		
透明皮肤下的皮下结节有浆液或粉笔灰样物质，常伴有表面血管覆盖 位于典型的部位：关节、耳郭、鹰嘴黏液囊、指腹、肌腱（如跟腱）	存在	4
● 实验室检查		
血清尿酸：通过尿酸酶法测定 在理想情况下，应该在患者没有接受降尿酸治疗的时候和症状发生4周后进行评分（如发作间期），如果可行，在这些条件下进行复测，并以最高的数值为准	血清尿酸<240 μmol/L 血清尿酸240～<360 μmol/L 血清尿酸360～<480 μmol/L 血清尿酸480～<600 μmol/L 血清尿酸≥600 μmol/L	-4 0 2 3 4
有症状关节或滑囊进行滑液分析（需要由有经验的检查者进行检测）	MSU阴性	-2
● 影像学		
MSU沉积在（曾）有症状的关节或滑囊中的影像学证据：超声中"双轨征"[b]或双能CT显示有MSU沉积[c]	存在（任何一个）	4
痛风相关关节损害的影像学证据：双手和（或）足在传统影像学表现有至少一处骨侵蚀[d]	存在	4

注：[a]症状发作是只包括外周关节（或滑囊）的肿胀、疼痛和（或）压痛在内的有症状时期；[b]透明软骨表面不规则的回声增强，且与超声波束的声波作用角度相独立（注意：假阳性的"双轨征"可能出现在软骨表面，改变超声波束的声波作用角度时会消失）；[c]在关节或关节周围的位置存在颜色标记的MSU为阳性结果，且应排除甲床、亚毫米波、皮肤、运动、射束硬化和血管伪影造成的假阳性；[d]侵蚀被定义为骨皮质的破坏伴边界硬化和边缘悬挂突出，不包括远端指尖关节侵蚀性改变和鸥翼样表现。

值得一提的是，1977年ACR分类标准和2015年ACR/EULAR分类标准均将关节穿刺镜检发现MSU作为诊断金标准。基于此，对疑诊痛风性关节炎患者，均推荐在关节液或痛风石抽吸物中寻找MSU。需要强调的是，虽然高尿酸血症是痛风的基础，但并不是每一个有高尿酸血症的患者一定就会出现痛风。此外，在痛风发作期间，血清尿酸有可能在正常水平，但这并不能排除痛风的诊断。

（1）慢性尿酸盐肾病：高尿酸血症，肾小管功能障碍，血清尿酸升高水平与肾功能损伤程度匹配，以及肾髓质内见有双折光的MSU沉积，排除其他慢性肾脏病可考虑。

（2）急性尿酸性肾病：短期内有引起高尿酸血症的诱因，AKI表现，尿检中见MSU，血清肌酐升高和血清尿酸增高，偏振光显微镜见到肾小管腔内MSU形成，B超肾脏大小和结构未见异常。

（3）尿酸性肾结石：高尿酸血症，血尿，影像学检查示尿酸性肾结石——X线平片不显影，造影表现为充盈缺损，B超可见高回声区伴声影，CT检查符合尿酸性肾结石表现。

（王婷立）

第二节　尿酸性肾病

一、流行病学

肾脏损害是高尿酸血症和痛风的第二大常见共患病，有研究显示，高尿酸血症和痛风患者同时患有CKD的比例显著高于非高尿酸血症人群。高尿酸血症和痛风既是肾脏疾病发生的独立危险因素，也是肾病进展的主要预测指标。研究显示，血清尿酸水平每升高60 μmol/L（1 mg/dL），肾脏病风险增加71%，肾功能恶化的风险增加14%，CKD患者的全因死亡风险增加约8%。当血清尿酸大于536 μmol/L时，人群新发肾脏疾病的风险增加3倍，且男性高尿酸血症患者发生肾脏损害的比例较大。

在美国肾脏病数据系统中，对177 570例患者进行了长达25年的随访发现，高尿酸血症患者发生CKD的风险是尿酸正常者的2.14倍。新西兰通过对住院患者进行调查发现，在痛风引起的并发症中，肾脏疾病占16%～27%，并且其生存率较单纯痛风患者明显降低。Bellomo等对900名健康成人的前瞻性研究发现血清尿酸水平与GFR存在相关性。欧洲透析移植协会的研究显示有尿酸相关性肾病者占ESRD患者的0.6%～1.0%。尸检资料也发现几乎所有的痛风患者都存在不同程度的肾脏损伤。对于无症状高尿酸血症患者，降尿酸治疗可以延缓肾脏疾病的进展，因此，需对于高尿酸血症和痛风予以重视，积极控制血清尿酸水平以及治疗和预防痛风发生，进而减少高尿酸血症及痛风所致的肾脏疾病。高尿酸血症与肾功能之间的关系密切，高尿酸血症可通过直接或间接损伤影响肾脏结构和功能。研究发现IgA肾病伴高尿酸血症患者的肾脏病理改变和肾功能损害加重，2型糖尿病伴高尿酸血症患者肾功能损害风险显著增高，高尿酸血症也是体外循环心脏手术后AKI、PC-AKI的独立危险因素。

二、临床类型及临床表现

1.急性尿酸性肾病

急性尿酸性肾病的特征是严重的高尿酸血症导致过量尿酸在远端肾小管和集合管内沉积和聚集，引起急性少尿或无尿性AKI。

（1）病因：最常见的原因是恶性细胞迅速更新的患者，如淋巴瘤、白血病或真性红细胞增多症等骨髓增殖性疾病患者的尿酸生成和排泄过多。急性尿酸性肾病常见于化疗或放疗引起的肿瘤溶解综合征，因为细胞溶解过程中释放的核苷酸可转化为尿酸。

较少见的病因包括：癫痫发作或治疗实体瘤引起的组织分解代谢增加、次黄嘌呤-鸟嘌呤磷酸核糖转移酶缺陷（Lesch-Nyhan综合征）导致的原发性尿酸生成过多。或者近端小管尿酸盐重吸收减少导致的高尿酸尿症，可见于急性范科尼综合征患者和遗传性尿酸盐转运体1（urate-anion transporter 1, URAT1）活性缺乏导致的家族性肾性低尿酸血症的患者剧烈运动后。

（2）临床表现：急性尿酸性肾病患者如果发生肾盂或输尿管梗阻则可出现腰痛。患者可出现尿量急剧减少，血清肌酐升高、代谢性酸中毒并伴有明显的高尿酸血症，也可以出现水肿和心力衰竭。同时，在大量组织分解时释放出的细胞内成分（如肿瘤溶解综合征），可能引起高钾血症、高磷血症和低钙血症。高磷血症有可能进一步导致与尿酸沉积无关的AKI。血清尿酸浓度一般大于15 mg/dL或大于893 μmol/L。尿液中可见MSU，许多患者可通过随机尿样本检测发现尿酸/肌酐（mg/mg）>1——证实存在尿酸排泄过多；而其他类型的AKI，随机尿中尿酸/肌酐（mg/mg）为0.60。

（3）病理表现：肾脏病理可见肾小管不同程度变性、坏死，梗阻还可以导致肾小管肥大、肾间质水肿。肾小球无明显病变，或有毛细血管袢缺血皱缩。在偏振光显微镜下见到肾小管腔内MSU形成。电镜下集合小管上皮细胞内可见结晶，溶酶体增多。

（4）诊断：① 近期有引起高尿酸血症的诱因；②AKI表现；③尿检可见MSU，随机尿中尿酸/肌酐（mg/mg）>1；④血清肌酐升高，血清尿酸增高；⑤在偏振光显微镜下见到肾小管腔内有MSU形成；⑥ B超提示肾脏大小和结构异常。

（5）鉴别诊断：AKI患者有放、化疗病史，血、尿尿酸水平短时间迅速升高，尿酸/肌酐（mg/mg）>1，排除其他肾前性、肾性和肾后性AKI原因。肾活检对于急性尿酸性肾病有重要意义。

（6）预防与治疗。①预防为先，控制血清尿酸水平：急性尿酸性肾病通常可逆。高危患者，如高级别淋巴瘤、某些白血病和肿瘤溶解综合征患者应采取积极预防措施，将血清尿酸在放、化疗前控制在300 μmol/L以内。②确诊急性尿酸性肾病的患者需要紧急处理，治疗措施包括：a.严格低嘌呤饮食；b.水化治疗，在没有禁忌情况下，每日液体摄入量应达到3 L，保持尿量每小时80～100 mL/m^2，通过静脉补液和袢利尿剂增加尿量来"冲洗"MSU；c.在此阶段不应使用碳酸氢钠，特别是在患者没有发生代谢性酸中毒的情况下，因为尚未证实其有效，而且可能增加磷酸钙沉积的风险；d.降尿酸药物首选减少尿酸生成的药物，注意根据肾功能调整药物用量，肿瘤溶解综合征患者首选注射用重组尿酸氧化酶，和（或）使用黄嘌呤氧化酶抑制剂（xanthine oxidase inhibitor, XOI）别嘌呤醇或非布司他，来减少尿酸生成；e.对于持续少尿或无尿的患者，血液透析能够去除循环中过量的尿酸盐，也有助于管理容量状态和AKI的其他并发症。如果迅速开始治疗，患者可能完全恢复，预后较好。

2. 慢性尿酸盐肾病

慢性尿酸盐肾病是一种CKD，由MSU沉积于肾髓间质组织引起。这种结晶会引起慢性炎症反应，与身体其他部位形成痛风石的情况相似，可能导致肾间质纤维化，CKD最终可致肾衰竭。

（1）临床表现及实验室表现：早期出现高尿酸血症伴夜尿增多、低比重尿、小分子蛋白尿、镜下血尿，轻度白细胞尿和管型尿等；晚期出现肾小球滤过功能下降、慢性肾功能不全、高血压和贫血等。

（2）病理表现：慢性尿酸盐肾病主要损害部位是肾小管和间质，病变以髓质部位最为严重。免疫荧光为阴性。在光镜下可见呈针尖、双折光放射状排列的MSU沉积于肾小管–肾间质内，此为尿酸盐肾病的特征性变化，但常规肾活检在肾组织中难以见到典型的MSU，肾小球无特异性病变。在电镜下有时可见到肾小球基底膜分层、增厚，内皮下疏松。

（3）诊断：在过去，慢性尿酸盐肾病主要见于痛风石性痛风人群。然而，目前认为这种情况比较少见，并且有人认为不能在没有肾活检的情况下仅根据临床情况做出诊断。另一些人认为，若患者有CKD、上述非特异性临床表现及与肾功能不全程度不成比例的高尿酸血症时，可以考虑诊断慢性尿酸盐肾病。诊断标准如下：①高尿酸血症。②肾损伤：早期肾小管功能障碍，如夜尿增多、低比重尿、小分子蛋白尿，后期肾功能不全。③血清尿酸升高水平与肾功能损伤程度不匹配，血尿、蛋白尿程度与肾功能损伤程度不一致。④肾髓质内见有双折光的MSU沉积，排除其他CKD可以考虑诊断。

（4）鉴别诊断：由于高尿酸血症患者往往同时合并高血压、结石或肾囊肿等疾病，慢性高尿酸血症是否会引起慢性间质性肾炎，多年来存在争议。通常很难与将其与合并高尿酸血症的其他CKD区别开来。并且CKD患者也常常伴有高血压，并且在这类患者的高血压治疗中可能使用了利尿剂，其容量不足也可升高血清尿酸浓度和血清肌酐浓度。同样，应用ACEI或ARB（特别是氯沙坦）治疗高血压，也可以同时降低血压和血清尿酸浓度。且非尿酸盐肾病所致CKD患者的高尿酸血症程度较轻，可能反映了机体对肾脏尿酸排泄率降低的部分代偿机制（如肠道尿酸排泄增加等）。慢性尿酸盐肾病的临床表现不具有特征性，其表现包括肾功能受损、尿沉渣无明显异常、轻度蛋白尿以及血清尿酸浓度常高于根据肾功能损伤程度预期的浓度。因此，很难区分慢性尿酸盐肾病与高尿酸血症合并中其他多种原因（如高血压和糖尿病）造成的肾功能损伤。肾脏活检和双能CT发现MSU沉积对慢性尿酸盐肾病的诊断具有重要的意义。所以，有学者认为不能在未行肾活检的情况下仅根据临床情况来诊断。

（5）治疗与预防：慢性尿酸盐肾病一旦确诊即开始非药物治疗（包括饮食和生活方式改变），疗效不佳者根据血清尿酸水平及并发症开始使用药物治疗。①饮食和生活方式改变：避免高嘌呤饮食，戒烟酒，每日饮水超过2000 mL，坚持运动、控制体重。②寻找并去除高尿酸血症的诱因：如停用利尿剂等。③药物治疗指征和尿酸控制靶目标：无痛风性关节炎发作的慢性尿酸盐肾病应从血清尿酸超过480 μmol/L起始治疗；当有肾功能损害、尿酸性肾结石或有过痛风性关节炎发作史的患者血清尿酸超过420 μmol/L即开始降尿酸治疗，治疗靶目标为180～360 μmol/L。如慢性尿酸盐肾病合并严重痛风（如痛风石、慢性关节炎、痛风频繁发作）的患者血清尿酸靶目标为180～300 μmol/L。④药物选择：依据个体化治疗原则选择抑制尿酸生成药物和（或）促尿酸排泄药物。a.抑制尿酸生成药物推荐XOI中的非布司他或别嘌呤醇。别嘌呤醇建议应用于*HLA-B5801*基因阴性患者，根据GFR进行剂量调整。非布司他在轻至中度肾功能不全患者（CKD G1～G3期）和轻度肝损伤患者（Child-Pugh分级A/B）中应用无须调整剂量，CKD G4～G5期患者谨慎使用。非布司他超敏反应综合征发生率低于别嘌呤醇，但需检测肝功能和心血管副作用；b.促尿酸排泄药物推荐苯溴马隆。50 mg/d苯溴马隆可安全应用于肾功能轻至中度受损患者，但尿酸性肾结石患者和重度肾功能不全（GFR<20 mL/min）患者禁用。⑤慢性尿酸盐肾病合并痛风发作期：a.NSAIDs，应用时检测肝、肾功能，心功能不全和消化道溃疡患者慎用，必要时可联合用质子泵抑制剂；b.糖皮质激素，3～5天短期口服0.5 mg/kg或关节内注射。⑥碱化尿液：口服碳酸氢钠，每日3 g，维持尿pH值在6以上，以便尿酸排泄。但需要注意避免尿液pH值>7，以免形成磷酸钙结石。

3. 尿酸性肾结石

在美国和欧洲国家，尿酸性肾结石占尿路结石的5%～10%。在气候炎热干燥的地区，该比例更高（≥40%），这些地区的人往往尿量偏少、尿液呈酸性，因此较容易出现尿酸沉积，且痛风患者发生尿酸结石和草酸钙结石的风险均升高。尿液中尿酸溶解度下降和过饱和化是泌尿系尿酸结石形成的前提。即促进尿酸沉积的两个主要因素是尿酸浓度高和尿液呈酸性（尿液pH值5.0～5.5），将相对可溶的尿酸盐转化为不溶的尿酸。当尿液pH值为7时，尿酸溶解度约为1.2 mmol/L（200 mg/dL），此时95%的尿酸为可溶性更高的尿酸根阴离子；当尿液pH值为5.0时，尿酸溶解度降至0.09 mmol/L（15 mg/dL），此时大部分尿酸为可溶性较低的未解离酸。

（1）产生尿酸性肾结石的常见临床疾病：尿酸性肾结石主要发生于无明显尿酸代谢异常的患者。尿酸结石患者具有的各种生化特征往往与尿酸排泄不足的原发性痛风患者类似。但除了痛风以外，还有很多疾病也会增加形成尿酸结石的风险。①痛风：尿酸结石可发生于痛风病程中的任何时候，在多达40%的原发性痛风患者中先于痛风性关节炎出现。但与非痛风者相同，痛风患者中最常见的结石类型也是草酸钙结石。②尿酸排泄分数升高：预防痛风复发的促尿酸排泄药物可能使尿液尿酸排泄分数暂时升高，但使用药物导致血清尿酸浓度下降后，机体会重新建立起新的稳态平衡（尿酸生成和排泄相等）。因此，促尿酸排泄药物在开始治疗时引起尿酸结石风险暂时会升高，虽然该风险不会长期升高，但临床上仍不推荐使用促尿酸排泄药物来治疗尿酸性肾结石。编码肾尿酸盐转运蛋白的基因发生某些罕见突变时，也会出现尿酸排泄分数升高。然而，这些疾病的某些特征与使用促尿酸排泄药物时不同。严重病例的血清尿酸水平可能下降至接近于0，表明这种缺陷比使用促尿酸排泄药物时所见情况严重得多。此外，有些携带这类突变的患者还存在慢性高尿酸尿症。其原因并不十分清楚，但可能是在正常情况下通过粪便清除的尿酸盐转移至尿液并通过尿液清除，即每日通过胃肠道清除的尿酸负荷减少，而通过尿液清除的尿酸负荷增多。这些患者的尿酸成石风险可能持续升高，而使用促尿酸排泄药物时尿酸成石的风险为暂时性升高。③尿酸生成过多：除痛风外，其他使尿酸生成长期增加的疾病也会导致尿酸结石形成。④慢性腹泻：尿酸结石可见于慢性腹泻患者，这类患者粪便中的碳酸氢盐丢失及容量不足导致尿液浓缩，呈酸性；这在接受过结肠切除的患者中尤其如此。由于尿量较少和尿液中的枸橼酸盐浓度较低，慢性腹泻患者形成草酸钙结石的风险也会增加（草酸钙结石受尿液pH值的影响较小）。⑤2型糖尿病和代谢综合征：会增加尿酸结石的发生率，这可能与产氨作用减弱及尿液pH值下降有关。其发生机制不详，但2型糖尿病和代谢综合征患者的特点均为体重较重，而体重较重者的尿液pH值更偏酸性、尿液尿酸排泄量更高且尿液尿酸过饱和度更高（与BMI成正比）。

（2）临床表现：尿酸性肾结石常表现为腰痛和血尿，部分患者可有砂石排出；急性梗阻时可出现发热、少尿、无尿、肾积水、AKI等；慢性梗阻可引起肾积水和肾实质萎缩，甚至发展为慢性肾衰竭。

（3）病理表现：有一定程度肾间质炎症。

（4）诊断：①尿酸性肾结石患者通常表现为急性腰痛发作，并且往往有诱发尿酸性肾结石的基础疾病史，例如痛风或2型糖尿病。②血尿：尿液呈持续性酸性，pH值<6.0，大多数在5.5以下，尿沉渣检查可见尿酸结晶；③影像学检查：由于射线可透过尿酸结石，所以X线平片对此并无帮助，造影表现为充盈缺损；若混有草酸钙、磷酸钙等成分，则表现为密度不一的结石影。④B超可见高回声区伴声影。⑤对于尿酸性肾病，双能CT或螺旋CT原位无创检查可鉴定出尿酸性肾结石，但若结石已排出，则结果可能呈阴性。⑥区分结石的化学成分对指导治疗很重要，最好通过对已排出的结石进行成分鉴定来明确结石的类型。

（5）鉴别诊断：还需排除黄嘌呤结石、次黄嘌呤结石等阴性结石，但这类结石在碱性环境中不能溶解。采用双能CT或螺旋CT原位无创检查肾结石和对排出的结石进行成分鉴定是诊断尿酸性肾结石的重要依据。

（6）治疗与预防：通过药物治疗碱化尿液可溶解纯尿酸结石，因此通常不需要创伤性更大的操作（如内镜取石）。预防尿酸性肾结石复发的3种方法包括：碱化尿液、增加液体摄入、通过减少嘌呤摄入及使用XOI来减少尿酸生成。①几乎所有尿酸结石患者都应使用尿液碱化治疗，通常是给予枸橼酸钾或碳酸氢钾，尿液pH值目标应为6.2～6.9，当尿液pH值为6.75时，尿液中将有超过90%的尿酸是更易溶解的尿酸盐，从而最大限度地降低了尿酸沉积的风险。但需要避免尿液pH值＞7.0以免形成磷酸钙结石。多项观察性研究显示，碱化尿液可显著减少结石复发。例如，长期使用枸橼酸钾治疗后，在18例患者中复发性尿酸结石的平均发病率从每患者年的1.2个结石降至0.01个结石。一项研究纳入了8例复发性尿酸结石患者，并在开始枸橼酸钾或碳酸氢钾治疗后进行连续超声检查，发现碱化尿液也可溶解现有的尿酸结石。②与其他类型的结石患者一样，应鼓励尿酸结石患者增加液体摄入，增加尿量（≥2 L/d）。一项纳入199例钙结石患者的随机试验显示，增加液体摄入可能非常重要，5年随访发现，在每日尿量≥2 L的患者中，结石的复发率显著更低（12% *vs.* 27%）。③降尿酸治疗与慢性尿酸盐肾病的治疗相似，但不推荐使用促尿酸排泄药物。所以，是否使用XOI减少尿酸生成，取决于使用碱化治疗后或无法使用碱化治疗时尿酸结石是否复发，也取决于患者是否存在痛风。a.复发性尿酸结石：XOI通常仅用于碱化尿液并增加液体摄入后仍持续存在结石的患者。碱化尿液并增加液体摄入后仍反复形成尿酸结石的情况，常发生于尿液尿酸排泄量较高的患者，即＞1000 mg/d（6 mmol/d）。然而，即使尿液尿酸排泄量在参考范围内，反复形成尿酸结石的患者也需要使用XOI治疗。b.痛风患者：若尿酸结石患者还存在复发性痛风性关节炎或痛风石性关节炎，则应接受XOI治疗以长期控制痛风表现。这类患者的主要适应证是痛风，而不一定是预防肾结石。对于痛风结石患者，通过促尿酸排泄药物降低血清中的尿酸盐并不是预防结石复发的一线治疗，因为这种方法不会长期改变尿液中的尿酸量。

4. 尿调节素相关肾病

尿调节素相关肾病又称为家族性青少年高尿酸血症肾病或家族性青少年痛风性肾病，是一种常染色体显性遗传小管间质性肾病（autosomal dominant tubulointerstitial kidney disease，ADTKD）（髓质囊性肾病），由尿调节素（又称Tamm–Horsfall蛋白）的*UMOD*基因突变所致，故也称ADTKD–UMOD。

（1）遗传学：*UMOD*基因位于染色体16p12上，负责编码尿调节素（THP糖蛋白），该病为常染色体显性遗传：一个等位基因产生正常的尿调节素，而另一个等位基因产生突变的尿调节素。据报道，几乎所有患者都有突变发生在外显子3、4或5，不过部分家族有突变出现在外显子6、7、8或9。此外，一般人群的*UMOD*基因存在某些多态性，虽然不会引起所有的ADTKD–UMOD临床特征，但可能增加CKD的风险。

（2）发病机制：尿调节素仅在髓袢升支粗段产生，是一种不溶性蛋白质，黏性和黏附性对保持髓袢升支粗段不透水密闭性有重要作用。尿调节素似乎也能促进髓袢升支粗段肾小管细胞顶面的呋塞米敏感性Na^+–K^+–$2Cl^-$协同转运蛋白和肾脏外髓钾通道的细胞内转运。

在已发现的*UMOD*突变中，一半以上是错义突变，导致半胱氨酸残基的缺失或添加。这些突变型尿调节素无法正确装配，也不能离开内质网，导致尿调节素在髓袢升支粗段细胞内积聚。这些改变可导致髓袢升支粗段细胞的线粒体功能异常和数量减少。

异常的尿调节素积聚在细胞内可导致肾小管细胞萎缩和死亡。此外，异常的尿调节素似乎会损害正常尿调节素（产自正常等位基因）的合成和分泌，而导致尿中尿调节素排泄明显减少。

*UMOD*突变的两种主要病理生理效应是高尿酸血症和进展性CKD：

尿酸盐排泄减少导致高尿酸血症。尿调节素可促进髓袢升支粗段肾小管细胞顶面的呋塞米敏感性Na^+–K^+–$2Cl^-$协同转运蛋白的细胞内转运。由于尿调节素产生减少，$Na^+-K^+-2Cl^-$协同转运蛋白的顶端表达减少，引起轻微的尿钠排泄。这种缺陷可能会导致轻度钠消耗和容量收缩。之后出现代偿性的近端小管钠重吸收，使容量状态恢复正常。然而，这会导致继发性的近端小管尿酸盐重吸收增加，因为尿酸盐会跟随钠一起被重吸收。临床上，这表现为尿酸排泄分数下降和高尿酸血症。

进展性CKD可能与髓袢升支粗段肾小管细胞死亡有关，这是因为突变型尿调节素在细胞内积聚所致。肾活检显示肾小管间质疾病。别嘌呤醇对减缓肾脏病进展的可能治疗作用见下文。

尿调节素除了对髓袢升支粗段不透水密闭性和离子转运的作用外，啮齿动物数据表明，它还可以预防尿路感染和抑制肾结石形成。不过ADTKD-UMOD患者的尿路感染和肾结石发生率并未增加。

（3）临床表现：该病特征为病程早期出现高尿酸血症和痛风，以及进行性肾损伤。现有证据表明，该病相关CKD的主要发病机制并非肾脏中MSU沉积。新生突变致ADTKD-UMOD比较罕见。因此，大多数患者有明确痛风和遗传性肾病家族史。过去许多ADTKD-UMOD家族未确诊和明确遗传性肾病病因，不过现在有越来越多的ADTKD-UMOD家族知晓该病。通常，就诊患者会存在全部3种表现，即痛风、血清肌酐升高和阳性家族史。ADTKD-UMOD最常见的临床表现如下。①早发痛风：在一般人群中，痛风通常发生于肥胖或存在CKD的中年男性，而ADTKD-UMOD患者的痛风往往发病较早，受累个体可能在青少年期发生痛风，中位发生年龄约为25岁。在这种情况下痛风的原因是尿酸排泄分数下降引起的高尿酸血症。由于通常有明确的痛风和肾脏病家族史，家长能迅速识别出痛风，并送诊子女行进一步检查。无症状高尿酸血症更为常见，若因为阳性家族史而行早期检查，则通常可在儿童期即检出。在上述病例系列研究中，75%的患者存在高尿酸血症。②CKD：ADTKD-UMOD患者会出现缓慢进展性CKD，患者可能偶然发现血清肌酐升高和（或）进行性CKD，尿检无明显异常（即无蛋白尿和血尿），该结果在受累家族成员中一致，能帮助鉴别ADTKD-UMOD（以及ADTKD其他亚型）与通常累及肾小球的更常见的遗传性肾病（如薄基底膜肾病）。肾脏超声检查结果通常正常，不过若为CKD晚期肾脏可能偏小。若活检，则可发现非特异性肾小管间质纤维化。这类患者的CKD发病年龄差异极大。③痛风和CKD家族史：越来越多的ADTKD-UMOD家族会知晓该病，较年轻的家族成员会要求进行基因检测，筛查ADTKD-UMOD。

（4）病理表现：当未考虑ADTKD-UMOD时，偶尔会实施肾活检，以评估患者的CKD情况。这些患者典型的表现是弥漫性肾小管间质纤维化。可能观察到能增大到形成肾小管囊肿的肾小管扩张，但不会见到尿酸结晶。这些病理改变无诊断意义，因此病理医生很少会仅根据活检结果而做出诊断。可通过免疫荧光显微镜来检测尿调节素抗体，其结果会证实尿调节素在肾小管细胞中异常沉积。但大多数病理实验室不能做这种免疫组化染色，且该法也不常规进行。

（5）诊断：根据相关临床表现（早发痛风、不明原因的CKD和尿检无明显异常）和明确的痛风或CKD家族史，可推定诊断ADTKD-UMOD。通过*UMOD*基因检测可确诊。

虽然有时会对不明原因的CKD患者进行肾活检，但这不能诊断ADTKD-UMOD。鉴于这个原因，并且考虑到基因检测能为推定诊断ADTKD的患者确诊，对于疑似ADTKD-UMOD的患者，我们不将肾活检纳入常规诊断性检查。

（6）鉴别诊断：有不明原因CKD家族史的患者，尿液分析可帮助区分ADTKD-UMOD与其他遗传性肾病。若无血尿和显著蛋白尿，则有助于排除遗传性肾小球疾病，如Alport综合征（通常为X连锁遗传，常伴血尿和蛋白尿）或先天性FSGS（可表现为肾病综合征）。①对于有痛风的年轻人，鉴别诊断包括早发性高尿酸血症的其他潜在原因，如HGPRT缺陷（Lesch-Nyhan综合征），其他已知疾病引起的肾脏病，或使用噻嗪类利尿剂。通常经过临床评估这些诊断显而易见。明确的痛风和CKD家族史可能提示*UMOD*或*REN*突变。ADTKD患者的尿液检查显示尿酸排泄分数降低。如果收集24小时尿液（患者不使用别嘌呤醇或非布司他）检测显示女性尿酸＞700 mg/d、男性＞800 mg/d，应考虑Lesch-Nyhan综合征等尿酸生成过多综合征。②若影像学检查发现髓质囊肿，则鉴别诊断包括累及肾髓质的其他肾脏病，如Dent病或肾消耗病。获得性囊性疾病常引起CKD，但通常没有CKD和痛风家族史，从而能与ADTKD相鉴别。

（7）治疗：ADTKD-UMOD没有特异性治疗，其主要治疗包括痛风和进展性CKD管理。①痛风的治疗：发生痛风的ADTKD-UMOD患者应使用XOI。可将别嘌呤醇作为首选，也可以选择非布司他。研究显示，非布司他相关的心血管事件风险高于别嘌呤醇。对于不能耐受别嘌呤醇或已知发生别嘌呤醇相关不良反应风险较高的痛风患者，应考虑到如果不用药治疗，痛风有可能会不断进展、形成痛风石并且终生存在，而如果用非布司他则可能带来心血管疾病风险，需权衡后取舍。ADTKD-UMOD引起的痛风是由于肾脏排泄尿酸减少，常规剂量的别嘌呤醇或非布司他应该能够控制这种情况下的痛风。②CKD的治疗：a.预防CKD进展。ADTKD-UMOD患者的高尿酸血症是由尿酸相对排泄不足所致，而急性尿酸性肾病主要是由于尿酸生成过多。此外，肾活检也没有发现MSU。因此，目前尚不清楚尿酸是否参与了此类患者CKD的发病机制。数项观察性研究在ADTKD-UMOD患者中评估了降低尿酸的药物与CKD进展之间的关系，虽然这些显示别嘌呤醇能减缓CKD进展的数据的效力较弱，但ADTKD-UMOD患者未来发生痛风的风险也很高，而别嘌呤醇可以预防痛风。b. CKD的处理：大多数ADTKD-UMOD患者的血压正常，没有明显蛋白尿。因此，他们不太可能使用ACEI或ARB，但该类药可减缓蛋白尿性CKD的进展。没有证据表明ACEI或ARB可延缓ADTKD-UMOD患者的CKD进展。由于有轻度的尿钠排泄，ADTKD-UMOD患者较少出现高血压。有高血压的患者首选氯沙坦治疗，因为该药能增加尿液中尿酸的排泄。而利尿剂则会增加尿酸盐的吸收，故不是首选的降压药物。

CKD的其他表现（如贫血和高磷血症）的处理以及ESRD的治疗与不伴ADTKD-UMOD的患者相似。

ADTKD-UMOD患者非常适合肾移植，因为移植的肾脏不会出现疾病复发，而且除痛风外没有其他全身表现。应将无透析肾移植作为目标，并且应在eGFR下降为30 mL/（min·1.73 m²）时开始讨论移植的可能性。一旦患者的eGFR降为20 mL/（min·1.73 m²）就应转诊和进行移植评估。CKD的进展仍缓慢，患者可能等待3～4年才需要肾脏替代治疗。家族成员在供肾之前应先进行基因检测，即使其肾功能表现正常。

（王婷立）

第三节　痛风及高尿酸血症相关肾脏疾病的治疗

CKD已经成为全球性重要公共卫生问题，我国CKD患者的高尿酸血症患病率为36.6%～50.0%，随CKD的进展其患病率明显升高。在IgA肾病患者队列中的研究显示，高尿酸血症是肾功能进展的独立危险因素，且该作用独立于患者的基线eGFR水平。维持性腹膜透析患者的队列研究显示，血清尿酸水平与腹膜透析患者的全因死亡及心血管疾病死亡均独立相关。尽管CKD的存在给痛风的治疗带来了额外的挑战，但对大多数CKD患者来说，有效的降尿酸是可能的。且对预防痛风复发以及MSU沉积所致关节和肾脏损伤，长期成功实现并维持亚饱和血清尿酸盐水平对痛风发作停止、痛风石溶解，以及患者身体功能和健康相关生活质量改善有诸多临床益处。目前控制血清尿酸水平的处理方法包括：药物治疗、生活方式改变和其他降低风险的策略。

一、治疗原则

对于大多数痛风患者，通过改变生活方式和联合药物治疗使血清尿酸达到并维持在目标水平，可以成功控制疾病。对于出现痛风石的患者，可在内科治疗基础上辅以外科干预。所以，针对CKD患者痛风的管理，无论是否存在CKD也遵循同样的4个原则：①降低血清尿酸水平（即管理高尿酸血症）；②在启动降尿酸治疗的同时提供预防措施；③治疗痛风发作；④适当地优化饮食和生活方式因素。长期以来，通过对高尿酸血症的充分管理，即维持血清尿酸水平在360 μmol/L（6 mg/dL）或对于痛风患者在300 μmol/L（5 mg/dL），痛风发作的频率和严重程度将降低，最终停止发作，并且可以预防和（或）解决痛风石。具体措施如下：

1.预防痛风反复发作、痛风石、进行性关节和脏器损害，通常需要长期使用降血清尿酸浓度的药物，包括增加尿酸的肾脏排泄（促尿酸排泄药物）和（或）减少尿酸合成（XOI），或分解尿酸（如尿酸酶）。具体选择什么药物取决于多个因素。

2. 在痛风发作间期，针对新诊断的患者，需要采取一系列预防措施。

（1）降低危险因素：识别高尿酸血症的可逆因素，以促进生活方式改变和其他可能有助于降低痛风发作风险的改变。例如改变饮食习惯（减少富含动物性嘌呤、含糖饮料和低乳蛋白的不均衡饮食）、减轻体重、减少酒精摄入以及更换可能引起高尿酸血症、痛风的药物。

（2）合并症治疗：治疗痛风患者的常见合并症，如高血压、肥胖、糖尿病、高脂血症、动脉粥样硬化。

（3）降尿酸药物治疗：应确定是否需要使用降尿酸药物治疗。目前，无症状的高尿酸血症不是降尿酸治疗的指征，尽管新的数据可能支持潜在的肾保护作用。

（4）患者教育： 包括疾病的性质、治疗干预措施、药物依从性、目标血清尿酸值，以及有效预防发作和其他疾病相关损伤所需的治疗持续时间等。

3. 在痛风发作间期，根据发生高尿酸血症和痛风的基础病因［包括嘌呤合成增加和（或）尿酸产生增加（表4-3-1）或尿酸清除减少］对患者分类，可能也有助于疾病治疗。

表4-3-1 由于嘌呤合成和（或）尿酸产生增加而导致的高尿酸血症的原因

类别	疾病举例
导致嘌呤过度产生的遗传性酶缺陷（罕见的单基因病）	HRRT缺陷
	PRPP合成酶活性增高
	G6PD缺乏症（Ⅰ型糖原贮积病）
导致嘌呤和（或）尿酸过度分泌的临床疾病	骨髓增生性疾病
	淋巴增生性疾病

续表

类别	疾病举例
药物和饮食引起的嘌呤和（或）尿酸生成增加	溶血性疾病
	银屑病
	组织缺氧
	唐氏综合征
	糖原贮积病（Ⅲ、Ⅴ、Ⅶ型）
	摄入过多的酒精
	饮食中摄入过多的嘌呤
	摄取过多的果糖
	细胞毒性药物

尿酸清除率下降导致高尿酸血症的原因如下：

（1）任何形式的CKD：铅肾病（坐骨神经痛）、有效容量消耗（如体液流失、心力衰竭）、糖尿病或饥饿性酮症酸中毒、乳酸酸中毒、子痫前期、肥胖和高胰岛素血症。

（2）引起尿酸清除率下降的罕见的单基因疾病：由*UMOD*突变所导致的常染色体显性遗传小管间质性肾病、肾小球囊性肾病。

（3）编码调节肾脏或肠道尿酸清除的转运体的基因的常见变体（数量众多，以下是影响较大的基因，目前未在临床实践中进行测试）：*SLC2A9*、*ABCG2*、*SLC17A1*、*SLC22A11*、*PDZK1*、*SLC16A9*、*SLC22A12*。

（4）药物或饮食引起的尿酸清除率下降：利尿剂（噻嗪类和袢利尿剂）、环孢素A和他克莫司、小剂量水杨酸盐、乙胺丁醇、吡嗪酰胺、酒精、左旋多巴、滥用泻药（碱中毒）、盐的限制、烟碱酸。

二、药物治疗

及时开始治疗、监测和降低血清尿酸水平至达标，是成功抑制和逆转痛风的重要措施。因为血清尿酸波动可导致痛风急性发作，故大多痛风指南不建议在痛风急性发作期开始时使用降尿酸药物，须在抗炎镇痛治疗2周后再酌情使用。如果在稳定的降尿酸治疗过程中出现痛风急性发作，则无须停用降尿酸药物，可以同时进行抗炎镇痛治疗。

（一）适用人群

1. 频繁或致残性痛风发作患者

即每年痛风发作≥2次常被视为降尿酸治疗的指征。若发作频次少，但发作期长，影响工作或生活，可在与患者商讨后考虑放宽治疗指征。

2. 有痛风石和关节损害的患者

患者出现关节损害（如痛风性骨侵蚀）、多关节性疾病及软组织或软骨下骨痛风石沉积。

3. 重度痛风风险高但无反复发作或痛风石的患者（无症状高尿酸血症患者）

对于无症状高尿酸血症患者的药物治疗各国指南观点不一，欧美指南多不推荐，而亚洲国家比如中国和日本多持积极态度。针对这类患者，应根据具体情况决定治疗。这包括存在以下情况的患者：基线血清尿酸水平非常高（≥540 μmol/L）、症状发作非常早、疾病由基因决定或者痛风发作治疗药物有可能引起重度不良事件，例如中至重度CKD、脑卒中、脂代谢异常、肥胖、糖尿病和心血管疾病等。对于这类患者，可开始降尿酸治疗。

4. 慢性肾脏病合并高尿酸血症患者

建议根据患者的伴随症状、合并症、并发症、肾功能情况和尿酸水平合理实施。对于伴有痛风的CKD患者，应在早期积极给予非药物治疗及降尿酸治疗。对于无症状的伴有高尿酸血症的CKD患者，男性血清尿酸＞420 μmol/L，女性血清尿酸＞360 μmol/L，建议降尿酸治疗。

（二）治疗目标

1. 尿酸盐控制的目标水平

在临床上中，最常推荐的血清尿酸控制目标应＜360 μmol/L，并长期维持；伴有严重痛风石者，建议控制目标<300 μmol/L，直至痛风石完全溶解且关节炎频繁发作症状改善，可将治疗目标改为<360 μmol/L，并长期维持。不推荐长期维持血清尿酸水平<180 μmol/L，因为人体中正常范围的尿酸有其重要的生理功能，血清尿酸过低可能增加阿尔茨海默病、帕金森病等神经退行性疾病等风险。目前，对于无症状的伴有高尿酸血症的CKD患者，降尿酸的起始治疗阈值仍有争议，需要未来的进一步研究来确定。对于降尿酸治疗对肾脏的益处也需要更多高质量、大样本的RCT来证实。

2. 监测和维持

长程管理痛风的关键在于监测血清尿酸水平，保证其维持在目标范围内。同时，医生也能根据患者的情况调整降尿酸药物的剂量。一般建议治疗2～4周测定血清尿酸，达到目标水平后3个月再次复查。若血清尿酸水平稳定，维持目标水平，可在接下来的1年中每6个月复查1次，1年后1年复查1次。

（三）降尿酸治疗

降尿酸药物的选择需个体化，所有指南一致推荐血清尿酸应该长期控制在360 μmol/L以下，痛风反复发作为降尿酸治疗的指征之一，别嘌呤醇为降尿酸治疗的一线药物以及NSAIDs为痛风急性期治疗的一线药物。痛风的治疗包括两个方面，即针对急性痛风性关节炎的镇痛治疗和降低血清尿酸水平预防痛风复发的治疗。

1. 急性痛风发作的治疗

急性期的治疗原则是快速控制关节炎的症状和疼痛。急性期患者应卧床休息，抬高患肢体，建议及早（在24小时内）给予抗炎镇痛治疗，推荐的用药包括：NSAIDs和秋水仙碱，当存在治疗禁忌或治疗效果不佳时，可考虑短期应用糖皮质激素抗炎治疗。若单药治疗不佳，可选择上述药物联合治疗。对上述药物不耐受或有禁忌时，国外也有应用IL-1受体拮抗剂作为二线痛风急性发作期治疗药物。目前尚无证据支持弱阿片类、阿片类镇痛药物对急性痛风发作有效。

（1）NSAIDs：建议使用选择性COX-2抑制剂，该药可针对性地抑制

COX-2，减少对CKD患者胃肠道损伤的不良作用。研究显示，依托考昔治疗急性痛风发作疗效优于吲哚美辛、双氯芬酸、塞来昔布。但CKD患者在使用NSAIDs时需警惕引起AKI，所以，NSAIDs不建议用于存在中度或更严重肾功能受损或明显心力衰竭的患者，若必须使用，CKD患者更应充分水化，碱化尿液，并密切注意肾功能情况，辅以局部NSAIDs药物的使用，改善患者的症状，最大限度减少全身用药的毒副作用。对于NSAIDs不耐受或禁忌的患者可考虑用糖皮质激素（如泼尼松0.5 mg/kg，共3～5 d）或秋水仙碱。

（2）秋水仙碱：在症状发作后早期使用尤其有效，但它不影响血清尿酸水平，因此不是降尿酸药物。急性期不宜积极降尿酸治疗，除非一直在服用降尿酸药物。其机制是通过抑制白细胞趋化、吞噬作用及减轻炎性反应发挥镇痛作用。①急性期治疗：秋水仙碱最好在症状出现后12～24小时开始使用，但不能用于重度肾功能或肝功能损害的患者。急性期宜在急性痛风发作12小时内开始用药，超过36小时疗效明显下降。成人首剂1 mg，此后0.5 mg，2次/天，直至关节症状缓解，或出现腹泻或呕吐。②预防使用：在使用促尿酸排泄药药或XOI降尿酸治疗的早期，口服秋水仙碱能减少痛风复发频率。对于肾功能正常的患者，降尿酸盐治疗初期秋水仙碱给药方案是口服0.5 mg一日1次或2次。通常可达到满意的预防效果。但秋水仙碱的治疗窗窄，在药物剂量未明显增加时也可出现毒性，且不能预防MSU沉积。因此，与长期使用的促尿酸排泄药药和XOI相比，秋水仙碱很少用于长期预防。③慢性肾功能不全患者的使用：CKD G3期的患者秋水仙碱剂量应减至0.5 mg/d；CKD G4期患者的剂量需再减半（0.25 mg/d），或一次1片，每2～3日1次；秋水仙碱不得用于因CKD G5期而接受透析的患者。④不良反应：该药可能造成胃肠道不良反应，如腹泻、腹痛、恶心、呕吐，同时出现肝、肾损害及骨髓抑制，应定期监测肝、肾功能及血常规（转氨酶升高，超过正常值2倍时须停药；肾脏损害可见血尿、少尿、肾功能异常等）。此外，秋水仙碱可诱导神经肌病，eGFR降低者尤其容易发生。当患者主诉感觉异常、麻木和（或）无力时应怀疑该病。大多数病例为长期使用秋水仙碱所致，即每日给予低剂量秋水仙碱治疗数月至数年。秋水仙碱是CYP3A4和P糖蛋白等的底物，在CYP3A4和P糖蛋白抑制剂存在时，血液中的秋水仙碱浓度增加。若使用经CYP3A4代谢的3-羟基-3-甲基戊二酸单酰辅酶A（3-hydroxy-3-methyl glutaryl-CoA, HMG-CoA）还原酶抑制剂（他汀类药物），还有CYP3A4和P糖蛋白抑制剂如环孢素A、克拉霉素、维拉帕米、硝苯地平、地尔硫䓬、那非那韦、利托那韦和酮康唑等的患者，使用时避免使用秋水仙碱。如果此类患者确实需要治疗，则应使用低剂量的秋水仙碱并尽量缩短疗程。

发生秋水仙碱诱导肌病的风险增加。此外，发生痛风的器官移植受者若同时采用秋水仙碱和环孢素A治疗，则会增加秋水仙碱诱导肌病的风险。

需要注意的是，无论是NSAIDs还是秋水仙碱，主要用于减少降尿酸治疗初期的痛风发作风险。但不能预防隐匿性骨侵蚀及痛风石沉积，最终可能导致关节功能受损和骨骼畸形。同样，如果没有将尿酸盐充分降至亚饱和水平，糖皮质激素用药过量也会出现广泛痛风石沉积，以及出现长期使用糖皮质激素的特征性不良反应。

（3）糖皮质激素：主要用于急性痛风发作伴有全身症状，或秋水仙碱和NSAIDs无效或有使用禁忌，或肾功能不全的患者。目前欧美指南多推荐糖皮质激素作为一线抗炎镇痛药物，但为了防止激素滥用及反复使用增加痛风石的发生率，我国的专家建议将糖皮质激素推荐为二线抗炎镇痛药物，仅当急性痛风发作累及多关节、大关节或合并全身症状时，才推荐全身应用糖皮质激素治疗。一般推荐泼尼松0.5 mg/（kg·d）连续用药5～10天停药，或用药2～5天逐渐减量，总疗程7～10天，不宜长期使用。若急性痛风发作累及大关节，或口服治疗效果差，可给予关节腔内注射，但需要排除关节感染，并避免短期内反复注射。应用糖皮质激素注意高血压、高血糖、高血脂、水钠潴留、感染、胃肠道风险、骨质疏松等不良反应。

对于严重的急性痛风发作［疼痛视觉模拟评分（VAS）≥7分）］、多关节炎或累及≥2个大关节者，建议使用2种或以上的镇痛药物治疗，包括秋水仙碱与NSAIDs、秋水仙碱与口服糖皮质激素联合使用，以及关节腔糖皮质激素注射与其他任何形式的组合。但不建议口服NSAIDs联合全身应用糖皮质激素。

（4）新型痛风抗炎镇痛药物：IL-1受体拮抗剂逐渐用于痛风的治疗和预防。国际上已批准用于风湿性疾病的IL-1受体拮抗剂主要有阿那白滞素（anakinra）、卡纳单抗（canakinumab）和利洛西普（rilonacept），均未在中国上市。美国风湿病学会分别于2011年、2012年推荐阿那白滞素和卡纳单抗用于严重的急性痛风性关节炎的治疗。2013年卡纳单抗被欧洲药品管理局（EMA）批准用于不耐受或对常规抗炎镇痛药物存在禁忌的痛风。利洛西普虽然预防痛风有效，但尚未得到国际权威机构的推荐。

2. 降尿酸药物的选择

几种促尿酸排泄药物和XOI是极为有效的降尿酸药物，它们可使患者的血清尿酸水平恢复正常，最终减少或消除痛风发作，并预防或溶解痛风石。

（1）抑制尿酸生成药物：XOI目前上市的只有别嘌呤醇和非布司他。与丙磺舒相比，XOI似乎对几乎所有需要降尿酸盐治疗的痛风患者都有效，但部分患者因安全性问题而不能使用。①别嘌呤醇：对于大多数需要降尿酸药物治疗的患者，我们建议用别嘌呤醇作为一线降尿酸药物。别嘌呤醇比丙磺舒使用更方便，肾功能下降患者使用丙磺舒效果减弱。采用血清尿酸盐达标治疗方案时，别嘌呤醇的临床效果与非布司他相似，且对于心血管疾病风险高的患者无非布司他可能引起心血管不良反应的副作用。同时，对于尿酸性肾结石患者和有尿酸性肾病风险的患者应避免使用促尿酸排泄药物，并且尿酸盐生成过度的患者使用促尿酸排泄药物的效果欠佳。a.适用范围：慢性原发性或继发性痛风的治疗；伴或不伴痛风症状的高尿酸血症的CKD患者；反复发作性尿酸结石患者；预防白血病、淋巴瘤或其他肿瘤在化疗或放疗后继发的组织内尿酸盐沉积、肾结石等。b.作用机制：别嘌呤醇是嘌呤碱基类似物，其抑制尿酸生成的作用主要归功于原药和活性代谢物奥昔嘌醇对黄嘌呤氧化酶（黄嘌呤脱氢酶）的抑制。c.用法及用量：从小剂量起始，逐渐加量。初始剂量：每次50～100 mg，每日1次。每4周左右监测血清尿酸水平1次，未达标患者每次可以递增50～100 mg，最大剂量600 mg/d，分3次服用。当肾功能下降时

〔eGFR< 60 mL/（min·1.73 m²）〕使用别嘌呤醇需谨慎，推荐起始剂量不超过1.5×eGFR值（mg）。〔比如eGFR为50 mL/（min·1.73 m²），别嘌呤醇的初始剂量不应超过75 mg/d〕。缓慢增加剂量，严密监测皮肤改变及肾功能。别嘌呤醇的剂量应每4周调整一次（每次调整的剂量不超过50 mg），以获得并维持与肾功能正常患者相同的目标血清尿酸水平。当eGFR<20 mL/（min·1.73 m²）时应禁用。对于AKI患者，急性发作期的血清肌酐不能反映肾功能降低的严重程度，不太建议启用别嘌呤醇。血清尿酸水平会在给予别嘌呤醇治疗后的2日内开始下降，并在1～2周达到稳定水平。因此，逐渐调整别嘌呤醇剂量时，可在治疗2～3周评估当前剂量的降尿酸效果。但对于存在广泛痛风石沉积的患者，别嘌呤醇可能不会在治疗早期就使血清尿酸达到目标水平。d.注意事项：别嘌呤醇的严重不良反应与所用剂量相关，当使用最小有效剂量能够使用血清尿酸达标时，尽量不增加剂量；控制急性痛风发作时，建议同时应用秋水仙碱或其他消炎药，尤其是在治疗早期。e.不良反应：包括胃肠道症状、皮疹、肝功能损害、骨髓抑制（白细胞、血小板减少）等，应密切监测。偶有发生严重的"别嘌呤醇超敏反应综合征（allopurinol hypersensitivity syndrome，AHS）"，应予以重视和积极处理。建议条件允许者在治疗前先进行*HLA-B5801*基因检测。别嘌呤醇的其他不良反应还包括血管炎、药物热和间质性肾炎。f.禁忌人群：对别嘌呤醇过敏者，严重肝、肾功能不全者和明显血细胞减少者，孕妇，有可能怀孕妇女及哺乳期妇女，正在接受硫唑嘌呤治疗的患者。使用别嘌呤醇的患者需要密切监测AHS。AHS主要发生在最初使用的几个月内，可出现伴嗜酸性粒细胞增多和全身性症状（drug reaction with eosinophilia and systemic symptoms, DRESS），表现为红斑疹、发热、肝炎和ARF，虽不常见但可能危及生命。AHS的病死率接近25%。此外，重度皮肤不良反应（severe cutaneous adverse reaction, SCAR）〔包括Stevens-Johnson综合征和中毒性表皮坏死松解症（toxic epidermal necrolysis, TEN）〕。使用噻嗪类利尿剂及肾功能不全是发生超敏反应的危险因素。对于特定人群（G3期或以上CKD的韩国人、所有中国汉族人、泰国人和非洲裔美国人），其*HLA-B5801*等位基因遗传变异型阳性率较高，由于*HLA-B5801*阳性个体发

生AHS危险性极高，所以*HLA-B5801*阳性的患者忌用。*HLA-B5801*阳性患者通常适合使用非布司他。g.别嘌呤醇与一些药物产生的相互作用。硫唑嘌呤和巯嘌呤：巯嘌呤和硫唑嘌呤部分经黄嘌呤氧化酶代谢，别嘌呤醇可增强这些药物的免疫抑制和细胞溶解作用，因此使用这些药物的患者一般不应使用别嘌呤醇。如果患者存在严重痛风且必须使用别嘌呤醇，可减少硫唑嘌呤的剂量（至少50%），并严密监测白细胞计数。很多此类患者最终都不得不停用硫唑嘌呤。在某些疾病中，或许可将硫唑嘌呤改为不与别嘌呤醇相互作用的麦考酚酯。烷化剂：接受环磷酰胺等烷化剂治疗的患者会出现骨髓抑制。氨苄西林：氨苄西林诱发皮疹的可能性增加也有报道，在用药期间应监测有无皮疹发生。②非布司他：对于大多数不能服用或不耐受别嘌呤醇且无心血管高风险或无既往心血管不良事件（如心肌梗死）病史的患者，我们建议使用非布司他而不是促尿酸排泄药物。非布司他是一种XOI，其结构和代谢特性不同于别嘌呤醇，比大多数促尿酸排泄药物更易使用。a. 适应证：适用于痛风患者高尿酸血症的长期治疗。b. 作用机制：非布司他是一种XOI，是噻唑羧酸衍生物。其抑制黄嘌呤氧化酶的机制是占据黄嘌呤氧化酶二聚体中的通道，并阻止嘌呤碱基底物在黄嘌呤氧化酶催化过程中与活性位点结合。机制差异可能是非布司他比别嘌呤醇更能特异性地抑制黄嘌呤氧化酶的原因。c. 用法及用量：推荐口服起始剂量为20～40 mg，每日1次。若4周后，评估血清尿酸水平仍不低于360 μmol/L，可逐渐加量，最大剂量可增至80 mg，每日1次。欧洲监管部门已批准了更高的剂量（最高120 mg/d）。给药时，无须考虑食物和抗酸剂的影响。开始治疗时，以非常缓慢的速度增加非布司他剂量有助于降低该时期的痛风发作频率。轻至中度肾功能不全［eGFR 30～89 mL/（min·1.73 m²）］的患者无须调整剂量；对于CKD G4期及以上患者，已有多项研究显示非布司他的有效性及安全性，建议起始剂量为20 mg，每日1次。d.不良反应：包括肝功能异常、恶心、关节痛、皮疹。数项研究显示非布司他的不良反应发生率低于别嘌呤醇。但基于非布司他和别嘌呤醇用于合并心血管疾病的痛风患者的心血管安全性（CARES）研究，非布司他可能造成合并心血管疾病的痛风患者的死亡风险增加，虽然尚无定论，但对有心血管疾病病史或新发心血管疾病者，需谨慎使用并随访监测，警惕心血管血栓事件的发生。关于心血管不良反应，2019年，FDA建议非布司他应仅用于别嘌呤醇治疗失败或不耐受的患者，并应告知患者关于非布司他的心血管疾病风险，并告诫患者如果出现心血管事件的症状，需立即就医。e.禁忌：本药禁用于正在接受硫唑嘌呤、巯嘌呤治疗的患者。f.注意事项：在服用非布司他的初期，可见痛风发作频率增加。血清尿酸浓度降低，导致组织中沉积的尿酸盐动员。为预防治疗初期的痛风发作，建议同时服用NSAIDs或秋水仙碱。在非布司他治疗期间，若痛风发作，无须终止非布司他治疗。应根据患者的具体情况进行调整。针对高尿酸血症不同治疗方法的有效性和安全性比较的研究分析显示，与其他药物相比，非布司他具有更好的疗效和安全性。g.药物相互作用：使用XOI可能会减少硫唑嘌呤、巯嘌呤和茶碱的代谢，所以需要继续使用这3种药物中的任一种都是使用非布司他的禁忌。h.疗效：在疗效方面，非布司他有剂量依赖性降血清尿酸的作用。40 mg/d非布司他产生的降血清尿酸作用大致与300 mg/d别嘌呤醇的作用相当。对于早期痛风（1次或2次痛风发作）患者，非布司他可降低后续痛风发作的频率及受累关节的滑膜炎严重程度。③聚乙二醇重组尿酸酶：对于不能服用或不耐受别嘌呤醇且心血管不良事件风险高或有既往心血管不良事件（如心肌梗死）病史的患者，优先使用促尿酸排泄药物。有条件者可改用聚乙二醇重组尿酸酶。若无其他安全有效的治疗方案，这类患者也可改用非布司他。治疗心血管高风险患者时应特别谨慎并进行定期临床监测。

（2）促尿酸排泄药物：若肾脏尿酸排泄相对减少（即高尿酸血症患者的尿尿酸排出量较小），适合使用促尿酸排泄药物，因为至少85%的原发性或继发性高尿酸血症患者的病因是肾脏尿酸排泄效率降低。若使用促尿酸排泄药物（包括苯溴马隆、丙磺舒）降低患者血清尿酸水平，在治疗开始前和治疗过程中，要特别注意多饮水和使用碱化尿液的药物，若患者24小时尿尿酸的排出量已经增加（＞3.54 mmol/L）或有泌尿系尿酸结石则应该禁用此类药物。若患者有溃疡性疾病或肾功能不全，需慎用此类药物。

促尿酸排泄药物是弱有机酸，其可抑制近端小管中介导尿酸盐重吸收的尿酸盐阴离子交换蛋白，从而促进肾脏清除尿酸。尽管丙磺舒很少使用，但是获FDA专门批准用于促进肾脏清除尿酸的药物，目前在美国仍有供应，而磺吡酮和来辛雷德（不良反应较重）已退出了美国市场。其他国家在用的促尿酸排泄药物除了丙磺舒还有苯溴马隆、磺吡酮和来辛雷德。①苯溴马隆。a.适应证：适用于原发性和继发性高尿酸血症。b.用法及用量：成人起始剂量为每次口服25～50 mg，每日一次，早餐后服用。每4周左右监测血清尿酸水平。若不达标，成人及14岁以上患者可缓慢增量至每日75～100 mg。轻至中度肾功能不全患者［eGFR＞60 mL/（min·1.73 m²）］无须调整剂量。c.不良反应：可能出现肝损伤、胃肠不适、腹泻、皮疹、阳痿等，但较为少见。d.禁忌证：对于本品中任何成分过敏者。重度肾功能损害者［eGFR＜30 mL/（min·1.73 m²）］及有肾结石的患者，孕妇、可能怀孕妇女以及哺乳期妇女。e.注意事项：治疗期间需大量饮水以增加尿量（治疗初期饮水量不得少于1500 mL/d），避免排泄尿酸过多而在泌尿系统形成尿酸结石；监测肝、肾功能；在开始用药期间，建议给予碳酸氢钠或枸橼酸合剂，使患者尿液的pH值控制在6.2～6.9，以增加尿中尿酸的溶解度。尿pH值过高增加磷酸钙和碳酸钙结石形成的风险。f.碱化尿液的方法：Ⅰ.碳酸氢钠：适用于慢性肾功能不全合并高尿酸血症和（或）痛风患者。起始剂量0.5～1.0 g口服，3次/天，与其他药物相隔1～2小时服用。主要不良反应为胀气等胃肠道不适，长期应用需警惕钠负荷过重及高血压。Ⅱ.枸橼酸盐制剂：包括枸橼酸氢钾钠、枸橼酸钾和枸橼酸钠，以枸橼酸氢钾钠最为常用。枸橼酸盐是尿中最强的内源性结石形成抑制物，同时可碱化尿液，增加尿尿酸溶解度，溶解尿酸结石并防止新结石的形成。枸橼酸氢钾钠起始剂量2.5～5.0 g/d，服用期间需监测尿pH值以调整剂量。AKI或慢性肾衰竭（G4～G5期）、严重酸碱平衡失调及肝功能不全患者禁用。②丙磺舒。a.适应证：高尿酸血症。在促进尿酸排泄的治疗中可选择丙磺舒单药治疗。b.用法及用量：成人起始剂量为每次口服0.25 g，1日2次，通常数周增加1次，直至500～1000 mg（一日2次或3次）的常规维持剂量。根据临床表现及血清尿酸和尿尿酸水平调整药物用量，使痛风患者的血清尿酸降至常规目标水平，即＜360 μmol/L。最大有效剂量为3 g/d。原则上以最小有效剂量维持。c.不良反应：胃肠道不适、食欲下降、皮疹及泌尿系尿酸结石等；当eGFR＜30 mL/（min·1.73 m²）时无效，应避免使用。d. 注意事项：丙磺舒目前在临床中已较少使用，其注意事项参考苯溴马隆的注意事项。③磺吡酮：起始剂量是50 mg，1日2次，可根据需要在数周内增加为100～200 mg，1日3次或4次，磺吡酮的最大有效剂量是800 mg/d。④来辛雷德：用法用量为一次200 mg，1日1次，与XOI（别嘌呤醇或非布司他）联用。该药是URAT1和有机阴离子转运蛋白4（organic anion transporter 4, OAT4）的抑制剂，这些转运蛋白参与肾脏的尿酸盐重吸收。FDA于2016年批准了来辛雷德与XOI联用，以治疗单用XOI不能达到目标血清尿酸水平的患者。但后来辛雷德撤出了美国市场。数项试验发现，与单用别嘌呤醇或非布司他相比，加用来辛雷德可进一步降低血清尿酸水平。来辛雷德在临床试验中常见的不良反应是头痛、流感、血清肌酐增加和胃食管反流病（gastroesophageal reflux disease, GERD）。用药患者也有血清肌酐增加的风险，更常见于来辛雷德未与XOI联用（不推荐这种做法）和剂量高于200 mg/d（该剂量未获批准且不应使用）时。

　　（3）尿酸酶：包括聚乙二醇重组尿酸酶在内的重组尿酸酶是快速降低血清尿酸水平的强效药物。尿酸酶（尿酸盐氧化酶）可将尿酸盐催化为更易溶的嘌呤降解产物，即尿囊素。大多数哺乳动物都具有尿酸酶，但人类和一些灵长类动物由于尿酸酶基因的突变失活而缺乏该酶。使用尿酸酶的降尿酸痛风治疗旨在以充分的持续时间为患者安全地提供酶活性，以促进体内尿酸的清除，从而得到痛风发作减少和痛风石溶解等临床效果。人们为此研发了重组尿酸酶，以共价键连接聚乙二醇进行修饰，以延长酶活性且可能降低免疫原性。①聚乙二醇重组尿酸酶（普瑞凯希，pegloticase）。a. 适应证：聚乙二醇重组尿酸酶是一种与甲氧基聚乙二醇连接的猪尿酸酶，可用于其他降尿酸药物治疗无效的严重痛风患者。适用于症状活跃的晚期痛风患者，存在其他降尿酸药物治疗禁忌证或其他降尿酸药物治疗无法实现和维持血清亚饱和尿酸盐水平的情况。支持此类患者使用聚乙二醇重组尿酸酶治疗的重要标准是患者需要迅速改善临床结局，如减少痛风发作和痛风石，恢复功能和改善生活质量。这些结局在使用口服药物时需要数年才能达到，但一些应用聚乙二醇重组尿酸酶的患者仅需数月即可达到。聚乙二醇重组尿酸酶可能将血清尿酸维持在较低的目标范围内，如119～297 μmol/L（2～5 mg/dL），与其他降尿酸治疗相比，这能更快减轻或逆转痛风症状和体征。虽然聚乙二醇重组尿酸酶已获批使用，但欧洲联盟（简称欧盟）生产商已将其撤市。b. 用法用量：使用250 mL 0.9%（或0.45%）NaCl注射液稀释8 mg聚乙二醇重组尿酸酶，静脉输注至少2小时，每2周1次。每次输注前都应监测血清尿酸水平，以确保其有持续的降尿酸效果。c.不良反应：出现中至重度输液反应（荨麻疹、呼吸困难、胸部不适、胸痛、红斑和瘙痒）伴超敏反应的特征（喘鸣、口腔/舌/咽部水肿、哮鸣或血流动力学不稳定），无论血清尿酸水平如何，都应停止用药。预防聚乙二醇重组尿酸酶输液反应的用药措施包括：在每次输注前一晚和输注当日早晨口服抗组胺药，并在输注前的补液期间口服对乙酰氨基酚和静脉使用氢化可的松（200 mg）。如果在输注过程中出现不良反应，则应暂停输注，并由医生判断是以更低的速度重新开始输注还是停止输注。在输注后，推荐对患者进行1小时以上的观察。d.禁忌证：聚乙二醇重组尿酸酶禁用于G6PD缺乏症患者。e.注意事项：聚乙二醇重组尿酸酶还应与氨甲蝶呤（每周口服15 mg）联用，并补充叶酸或亚叶酸，因加用氨甲蝶呤可增加聚乙二醇重组尿酸酶疗效和减少输液反应。使用氨甲蝶呤，应在启用聚乙二醇重组尿酸酶前至少4周开始给药，并在聚乙二醇重组尿酸酶治疗期间持续用药。如果患者不能耐受氨甲蝶呤或存在其禁忌证，可考虑换用其他免疫抑制剂，如硫唑嘌呤、吗替麦考酚酯和来氟米特。对于禁用或临床不适合使用免疫抑制治疗的患者，可单用聚乙二醇重组尿酸酶。所有使用聚乙二醇重组尿酸酶的患者还应至少在治疗的最初6个月接受痛风发作预防性治疗。当聚乙二醇重组尿酸酶降尿酸作用消失时应停止该药物治疗。作用消失标准为每次输注前的血清尿酸监测发现一次血清尿酸＞360 μmol/L并伴有输液反应，或者连续2次测量结果显示血清尿酸＞360 μmol/L。②重组尿酸氧化酶：对于高危淋巴瘤和白血病患者，短期使用拉布立海来预防肿瘤溶解综合征所致的急性尿酸性肾病。但关于拉布立海治疗痛风的经验有限，拉布立海半衰期非常短（不到24小时），且尚未获FDA批准。上面两种尿酸酶药物均未在国内上市，不建议将其作为一线药物使用。此外，还有一种新型降尿酸药物RDEA594（雷西纳德），通过抑制URAT1和有机酸转运子发挥作用，用于单一足量使用XOI仍不能达标的痛风患者，可与XOI联合使用。目前该药物也未在国内上市。

（4）兼有降尿酸作用的其他药物。①氯沙坦：氯沙坦不但能降血压，同时能促进尿酸排泄。它是唯一具有一定促尿酸排泄作用的ARB，剂量为50 mg/d时作用趋于稳定。高血压患者可以考虑使用氯沙坦，但单独使用的降尿酸作用较弱。②阿托伐他汀：批准用于治疗高脂血症及用作心血管事件的二级预防，具有轻微的促尿酸排泄作用。伴有高脂血症的患者，可考虑使用，但其降尿酸作用较弱。③非诺贝特：是用于治疗高脂血症的纤维酸衍生物，也有促尿酸排泄作用。但美国风湿病学会于2020年发布的痛风治疗指南警告，尽管非诺贝特有降尿酸作用，也不能将其他降胆固醇药物换为非诺贝特，因为这样做的风险（包括药物副作用）大于潜在益处。

（四）降尿酸药物使用建议

1. 心血管疾病低风险的患者

这类患者会使用别嘌呤醇或非布司，对于未达到治疗目标的患者，可加用促尿酸排泄药物。少数患者使用最大剂量的口服降尿酸药单药治疗无法达到血清尿酸目标水平，此时联用XOI和促尿酸排泄药物可能有效。

2. 心血管疾病高风险的患者

对于最大剂量别嘌呤醇治疗未达到目标血清尿酸范围（但耐受该药）的心血管疾病高风险患者，根据2020年美国风湿病学会的痛风治疗指南，可选择别嘌呤醇联合促尿酸排泄药物（如丙磺舒、来辛雷德或苯溴马隆）。

3. 不能服用XOI，或正使用硫唑嘌呤或巯嘌呤的患者

对于大多数不能服用XOI（即别嘌呤醇和非布司他）或使用XOI可能有较大风险的患者，建议使用促尿酸排泄药物。

4. 合并高血压或高脂血症的患者

对于合并高血压或高脂血症的痛风患者，还可选择XOI联合以下任意一种温和的促尿酸排泄药物。

（1）氯沙坦：用于合并高血压时。

（2）阿托伐他汀：该药是唯一具有降尿酸盐作用的他汀类药物，视情况用于高胆固醇血症，或用于心血管事件的二级预防。

5. 聚乙二醇重组尿酸酶

用于难治性痛风或痛风石患者，对于常规治疗效果不佳的晚期痛风患者或痛风石性疾病显著影响躯体功能或生活质量的患者，可使用聚乙二醇重组尿酸酶。

三、慢性肾脏病患者痛风的治疗

对于CKD患者，预防痛风发作并减小痛风石的治疗难度较大。肾功能显著受损时，会影响预防痛风发作和降尿酸盐治疗的药物选择和剂量，并应避免使用NSAIDs；肾脏病所致高磷血症的治疗也会影响血清尿酸水平。

1. 预防性治疗

对CKD患者使用秋水仙碱预防性治疗应特别谨慎。CKD患者的秋水仙碱清除率下降，增加了神经肌病的风险。若用于预防，Ccr为35～49 mL/min患者的秋水仙碱推荐剂量为0.6 mg，1日1次；Ccr为10～34 mL/min患者的推荐剂量为0.6 mg，每2～3日1次。秋水仙碱无法通过透析清除，禁用于Ccr<10 mL/min的患者。

秋水仙碱的药物相互作用在CKD患者中更棘手。在CKD患者中，抑制CYP3A4或P糖蛋白的药物可能会通过干扰秋水仙碱代谢而进一步降低

秋水仙碱的清除率。这些药物包括一些常用的抗生素（如克拉霉素、阿奇霉素和酮康唑）、抗逆转录病毒药物和降压药物（包括维拉帕米和地尔硫䓬）。它们与秋水仙碱同时使用可能会增加骨髓抑制的风险，致命性全血细胞减少或许会随之出现。

低剂量糖皮质激素可能会降低痛风发作频率，但尚无足够证据支持糖皮质激素具有预防性益处。长期使用糖皮质激素治疗时应考虑到相关不良反应。如果预防性使用糖皮质激素，则应采用预防痛风复发所需的最小量。

2. 慢性肾脏病患者的降尿酸治疗

当肾功能不全时，别嘌呤醇及其活性代谢产物奥昔嘌醇的半衰期均会延长，因此根据CKD患者的eGFR降低严重程度来减少别嘌呤醇起始剂量。

仅使用起始剂量治疗时，往往无法达到血清尿酸目标水平。对于这些患者，需要谨慎地逐渐上调别嘌呤醇剂量（eGFR≥60 mL/min的患者每2～5周增加100 mg，CKD G3期或更严重疾病者增幅为50 mg）；使用这种剂量调整方法并密切观察不良反应，治疗已取得成功且不增加毒性。在这种临床情况下，我们建议持续仔细调整剂量并监测血清尿酸水平和eGFR。

研究显示，在CKD G3期患者中，别嘌呤醇和非布司他均能有效降低血清尿酸水平和痛风发作频率，两者的安全性和有效性相当，而且与用于肾功能更好的患者情况相当。

包括丙磺舒等促尿酸排泄药物可能对中度肾功能受损患者的效果较差，当eGFR下降更显著时相对无效，但苯溴马隆除外。促尿酸排泄药物不应用于严重CKD患者（G4～G5期）。

高磷血症CKD患者使用磷酸盐结合剂（如含钙的抗酸剂或司维拉姆）治疗时，血清尿酸可能有附带的轻度降低。然而，尚不确定这些药物降低血清尿酸是否能减少痛风发作或减小痛风石大小；降磷酸盐治疗不得用于血清磷酸盐正常的患者，因为可能会导致低磷血症。

3. 慢性肾脏病患者高尿酸血症治疗建议

具体流程见图4-3-1，各期CKD患者降尿酸药物选择见表4-3-2。

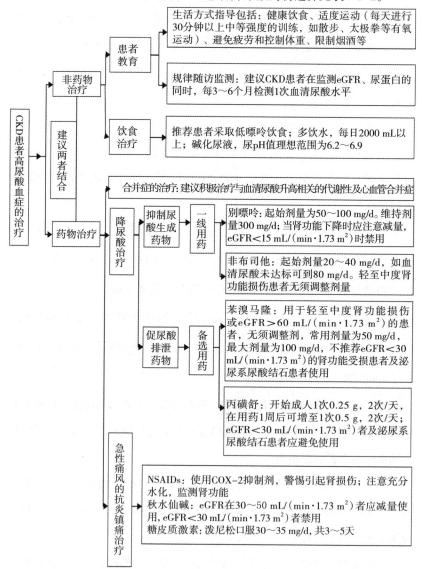

图4-3-1　CKD患者高尿酸血症治疗建议流程图

表4-3-2　各期CKD患者降尿酸药物选择

	抑制尿酸生成药物		促尿酸排泄药物	
	别嘌呤醇	非布司他	苯溴马隆	丙磺舒
CKD G1期 [≥90 mL/(min·1.73 m²)]	起始剂量≤100 mg/d，然后逐渐增加至维持剂量，需根据肾功能来调整	起始剂量为20～40 mg/d，轻至中度肾功能不全无须调整剂量	常用剂量50 mg/d，最大剂量100 mg/d，轻至中度肾功能不全无须调整剂量	以最小有效剂量维持治疗
CKD G2期 [60～89 mL/(min·1.73 m²)]，轻度肾功能受损				
CKD G3期 [30～59 mL/(min·1.73 m²)]，中度肾功能受损	eGFR<60 mL/(min·1.73 m²)时，推荐剂量50～100 mg/d，需根据肾功能来调整			
CKD G4期 [15～29 mL/(min·1.73 m²)]，重度肾功能受损		推荐剂量为20～40 mg/d	eGFR<30 mL/(min·1.73 m²)]不推荐使用，无效	当eGFR<30 mL/(min·1.73 m²)时无效，应避免使用
CKD G5期 <15 mL/(min·1.73 m²)]，肾衰竭	eGFR<15 mL/(min·1.73 m²)禁用			
特殊情况　24小时尿尿酸水平过高	根据肾功能调整剂量		禁用	禁用
特殊情况　透析患者	禁用	耐受性可	禁用	禁用
特殊情况　泌尿系尿酸结石	耐受性良好	耐受性良好	禁忌	禁忌
注意事项	肾功能不全者和老年患者的AHS发生风险增加	未列出	应用时需碱化尿液	应用时需碱化尿液

四、药物相互作用

在应用降尿酸药物治疗CKD患者的高尿酸血症时，应注意各药物之间的相互作用，详见表4-3-3。

表4-3-3　降尿酸药物与其他药物的相互作用

	非布司他	别嘌呤醇	苯溴马隆
黄嘌呤氧化酶底物类药物			
茶碱	联用时应谨慎	未见报道	未见报道
硫唑嘌呤、巯嘌呤	禁止联用	禁止联用	未见报道
细胞毒类化疗药物			
环磷酰胺	在细胞毒类药物化疗期间使用非布司他的安全性数据未知	与环磷酰胺联用时，对骨髓的抑制可更明显	未见报道
抗凝药			
华法林、双香豆素、茚满二酮衍生物等	无显著相互作用，可联用	联时用，抗凝药的效应可加强，应注意调整剂量	华法林与苯溴马隆联用致国际标准化比值升高
水杨酸盐	未见报道	未见报道	促尿酸排泄作用可因水杨酸盐和苯磺唑酮而减弱
苯磺唑酮	未见报道	未见报道	
噻嗪类利尿剂	无显著相互作用，可联用	联用时，对高血压或肾功能差的患者，有发生肾功能损伤及出现过敏的报道	未见报道
秋水仙碱、萘普生、吲哚美辛、地昔帕明	无显著相互作用，非布司他可与这些药物联用	未见报道	未见报道
氨苄西林	未见报道	联用时，皮疹的发生率增高，尤其在高尿酸血症患者	未见报道
铁剂	未见报道	不宜联用	未见报道
尿酸化药	未见报道	联用时，可增加肾结石形成的可能	未见报道
吡嗪酰胺	未见报道	未见报道	促尿酸排泄作用被抗结核药吡嗪酰胺抵消
降糖药			
罗格列酮	无显著相互作用，可联用	未见报道	未见报道

综上，高尿酸血症是CKD发生、发展和预后的危险因素。充分重视和积极干预高尿酸血症将有利于CKD患者的预后。在临床工作实践中，应参考相关指南、共识，并根据患者的具体情况实施个体化治疗，提高疗效，减少和防范药物的不良反应，改善患者的长期预后。

五、手术

手术在痛风治疗中的作用通常仅限于痛风石性疾病的并发症，包括感染、痛风石占位导致的压迫、关节畸形以及顽固性疼痛。虽然降尿酸药物治疗可缓慢缩小痛风石的体积，且聚乙二醇重组尿酸酶可更快速缩小痛风石，但部分患者会因美观原因而希望手术切除。同样，关节损伤导致的畸形可能需要关节成形术治疗。在没有皮肤溃疡和软组织感染的情况下，这种手术可以安全实施。

当条件允许时，应在手术前进行降尿酸治疗，以便增加术后迅速愈合的可能性。但若痛风石占位压迫周围神经、脊髓神经的患者情况较为紧急，迅速手术减压，防止永久性神经功能缺损是治疗关键。若痛风石侵蚀皮肤导致慢性溃疡，皮肤完整性遭到破坏时发生邻近软组织、关节间隙和骨感染，也可以采取手术治疗。但值得注意的是局部手术不能替代对血清尿酸水平的控制。

六、伴发疾病的治疗

找出高尿酸血症和痛风的可变危险因素（表4-3-4），促进生活方式改变。改变生活方式同时有利于对合并症如肥胖、糖尿病、高脂血症及高血压等的管理。比如控制体重，多吃蔬菜、水果、全谷物和低脂乳制品，多喝水，避免含糖饮料和酒精，可治疗常见合并症。

表4-3-4　高尿酸血症和痛风的危险因素

不可变危险因素	可变危险因素
年龄	肥胖

续表

不可变危险因素	可变危险因素
性别	高血压
民族	高脂血症
遗传变异	代谢综合征
	糖尿病
	CKD
	饮食因素
	吸烟
	阻碍尿酸排泄的药物

积极控制心血管风险因素如高血脂、高血压、高血糖、肥胖和吸烟等，应作为高尿酸血症及痛风患者治疗的重要组成部分。二甲双胍、非诺贝特、氯沙坦等药物原本并非用于降尿酸治疗，但是在使用中发现这几种药物有利于促进肾脏排泄尿酸，在降糖、调脂、控压的同时均有不同程度降低血清尿酸水平的作用，因此高尿酸血症患者在选择降脂药物、降压药物时，应根据患者病情优先选择这些药物。

超重或肥胖是高尿酸血症的相关危险因素，患者更容易发生痛风，体重与血清尿酸水平呈明显相关，因此体重控制也是高尿酸血症及痛风防治的重要环节。对于超重或肥胖的痛风患者需将膳食调整为最有利于降低血清尿酸水平和尽量达到理想体重的膳食组成。许多研究证实，超重和肥胖患者减重后，其血清尿酸水平及痛风新发和复发风险均有所降低。减重有利于降低血清尿酸水平、达到血清尿酸目标水平和减少痛风发作。同样，减重手术也可以降低痛风患者的血清尿酸水平和痛风发作率。一项前瞻性干预研究纳入近4000例肥胖（分别为BMI$\geqslant$34 kg/m^{2}的男性和BMI$\geqslant$38 kg/m^{2}的女性）但无痛风的瑞典患者，发现减重手术组的新发痛风率低于未行减重手术的对照组。在26年随访期间，减重手术组更少出现新发痛风。

目前主张将体重维持在理想范围（BMI=18.5～23 kg/m^2），体重控制宜循序渐进，每月以减重1～2 kg为宜。但是在急性发病期不宜减重，减重过快会引发组织分解，造成嘌呤代谢增加和产生大量尿酸盐，容易引起急性痛风发作。

七、避免应用使血清尿酸升高的药物

高尿酸血症及痛风患者应当尽量避免使用使血清尿酸升高的药物如烟酸、尼古丁、吡嗪酰胺、噻嗪类和袢利尿剂等。

阿司匹林对肾脏排泄尿酸具有矛盾的双重影响，阿司匹林剂量当不超过3 g/d时会导致尿酸潴留，而更大剂量会促进尿酸排泄。另外，对于治疗前无高尿酸血症的患者，低剂量阿司匹林治疗早期不太可能引起痛风发作，且充分的降尿酸治疗应该能减轻低剂量阿司匹林的影响。此外，适当剂量的降尿酸治疗应当能克服低剂量阿司匹林的任何潜在升血清尿酸效应。间断用药会出现血清尿酸水平波动，应鼓励患者每日遵医嘱用药以尽可能使血清尿酸水平稳定。对于需长期服用肠溶阿司匹林者，可选用促尿酸排泄药物或碱化尿液、多饮水以利尿酸排泄。

非诺贝特具有轻度促进尿酸排泄的作用。一项短期非盲研究纳入了10例已接受别嘌呤醇治疗的痛风患者，加用非诺贝特（200 mg/d）使血清尿酸水平降低19%，肾脏尿酸清除率平均增加36%。合并高甘油三酯血症的痛风患者使用非诺贝特可辅助降低血清尿酸。然而，2020年美国风湿病学会痛风治疗指南建议不要加用或改用非诺贝特（弱推荐），因为其风险（包括副作用）可能超过了任何潜在的益处。

钙调磷酸酶抑制剂常用于移植患者，特别是环孢素A，它会增加血清尿酸且比他克莫司更易增加痛风发作风险。如果器官移植受者存在痛风，应尽量考虑首选吗替麦考酚酯作为抗排斥药物。

囊性纤维化患者在使用大剂量富嘌呤胰腺提取物治疗时，可出现排尿困难、结晶尿、高尿酸血症和高尿酸尿，有时还会出现慢性痛风性关节炎。降低药物剂量使血清尿酸恢复至更正常的浓度对这类患者有益。

八、规律随诊监测

对伴有高尿酸血症的CKD患者，建议在治疗前全面评估肾功能和合并症、并发症情况，并在治疗过程中向患者强调规律随诊监测的重要性。建议除监测eGFR、尿蛋白水平外，至少每6个月检测1次血清尿酸水平。

九、总结

不耐受降尿酸药物治疗或降尿酸药物剂量不充分，使用会干扰降尿酸治疗的其他药物（如利尿剂等）以及接受器官移植（使用钙调磷酸酶抑制剂）容易出现痛风进展。在达到并维持血清尿酸目标水平后，可能需要数月至数年才能获得完全临床缓解，因为大多数患者在痛风发作前数年的高尿酸血症病程中，机体堆积了大量MSU，这些结晶负荷会缓慢减少。即便实现了持续缓解，仍需要坚持内科治疗。所以，长期成功实现和有效的降尿酸治疗对减少慢性痛风性关节炎、痛风石性痛风、尿酸性肾病的发生以及患者身体功能和健康相关生活质量改善有着非常重要的作用。

（王婷立）

第四节　尿酸性肾病患者的生活方式改变

痛风是MSU沉积所致，表现为痛风发作、痛风石和（或）慢性痛风性关节炎，可导致关节损害和器官（如肾脏）损伤。痛风是与生活方式相关的疾病，随着国民经济水平的提高，生活方式的改变，高尿酸血症和痛风的患病率也随之增加。这种增加的趋势很大程度上与长期高能量饮食和大量酒精摄入等生活方式息息相关。进食高嘌呤食物如肉类、海鲜（如贝壳、沙丁鱼）、动物内脏和浓肉汤等，以及饮酒（特别是啤酒）和含高果糖浆（high-fructose corn syrup，HFCS）的饮料均可导致血清尿酸水平升高，应限制饮用。此外，某些药物（如阿司匹林、噻嗪类利尿剂、吡嗪酰胺、硝苯地平、普萘洛尔等）长时间应用可阻碍尿酸排泄而导致血清尿酸水平升高或痛风。

　　治疗目标是将血清尿酸盐降至饱和水平以下，以防痛风发作，并缓解慢性痛风性关节炎、促进痛风石溶解和保护脏器功能。除了通过降尿酸药物的治疗外，辅以生活方式的改变和降低相关疾病发作风险，从而预防痛风反复发作，以及MSU沉积对关节、组织和脏器造成的损伤。本节讨论降低血清尿酸水平和痛风风险的生活方式调整措施，对预防疾病高危人群新发痛风可能有重要作用；对于目前没有开始降尿酸药物治疗指征的痛风患者，以及不能耐受或无法使用降尿酸药物的痛风患者，这些措施也可降低风险；对于有使用降尿酸药物指征的痛风患者，这些降低风险措施也有辅助作用。积极地降尿酸及预防痛风，对保护靶器官不受损伤（包括肾脏），提高患者生活质量有着重要作用。但需要了解的是，控制饮食并不能替代降尿酸药物治疗。

一、患者教育

　　为使患者成功坚持非药物（生活方式改变）和药物治疗，提高患者防病、治病的意识对于伴有高尿酸血症的CKD患者的治疗至关重要。

　　1.积极开展全面患者教育，需要患者了解并终身关注血清尿酸水平的影响因素，始终将血清尿酸水平控制在理想范围：血清尿酸水平升高是高尿酸血症和痛风以及相关合并症发生、发展的根本原因。血清尿酸长期达标可明显减少痛风发作频率、预防痛风石形成、防止骨破坏、降低死亡风险及改善患者生活质量，是预防痛风及其相关合并症的关键。提高患者对高尿酸血症和痛风防治的意识，提高治疗依从性，并根据患者情况制定个体化治疗方案。所有患者需知晓应终身将血清尿酸水平控制在目标范围240～420 μmol/L，并为此可能需要长期甚至终身服用降尿酸药物。

　　2.建议所有高尿酸血症和痛风患者都应了解疾病的危害，定期筛查和监测靶器官损害并控制相关并发症。高尿酸血症和痛风是慢性、全身性疾病，可导致多个靶器官的损伤，可能影响预期寿命。高尿酸血症与痛风、肾结石、CKD有明确的因果关系，同时越来越多的研究发现，血清尿酸升高也是心脑血管疾病、糖尿病等疾病的独立危险因素。

二、膳食和尿酸性肾病

膳食组成可影响正常人、无症状高尿酸血症者、痛风和尿酸性肾病患者的血清尿酸水平，部分痛风患者的饮食习惯会不断诱发急性痛风性关节炎发作。许多研究着重评估了这些影响，也调查了各种膳食添加剂对痛风患者的益处或危害。与西方饮食（指大量摄入红肉及加工肉类、炸薯条、精粮、甜食）相比，防治高血压饮食法（dietary approaches to stop hypertension, DASH）（指大量摄入水果、蔬菜、坚果、豆类、低脂奶制品和全麦/杂粮，限制摄入钠、含糖甜食及饮料、红肉及加工肉类）明显降低痛风发生率。荟萃分析显示，摄入酒精和富含果糖的饮料明显升高血清尿酸水平。

我们强调饮食控制需要个体化，传统的低嘌呤饮食的观念需要更新。严格低嘌呤饮食中碳水化合物供能比例过高，容易引起胰岛素抵抗，减少尿酸排泄，引起血清尿酸升高。目前强调每日饮食嘌呤含量控制在200 mg以下，具体饮食建议见表4-4-1。

表4-4-1　高尿酸血症和痛风患者的饮食建议

饮食建议	内容
避免摄入	动物内脏
	甲壳类
	浓肉汤和肉汁
	酒（急性发作期和慢性痛风石患者）
限制摄入	红肉
	鱼
	含果糖和蔗糖的食品
	酒（尤其是啤酒和烈性酒），酒精总量男性<28 g/d，女性<14 g/d（14 g纯酒精约合1个酒精单位）

续表

饮食建议	内容
鼓励摄入	脱脂或低脂奶制品（300 mL/d） 鸡蛋1个/天 新鲜蔬菜500 g/d 低GI谷物（粗粮、豆类） 饮水＞2000 mL/d（包括茶和咖啡）

1. 肉类

动物嘌呤摄入量高会增加痛风发作风险，动物研究和人体研究均证实了这一点。肉类特别是红肉的嘌呤含量相对较高；此外，红肉是饱和脂肪酸的主要来源，饱和脂肪酸可引起胰岛素抵抗，导致肾脏尿酸盐的排泄减少。美国一项全国性调查研究——HPFS（Health Professionals Follow-up Study，HPFS）显示，成年男性和女性的肉类摄入量与尿酸水平呈正相关。肉类摄入量高的男性其高尿酸血症的风险比摄入量低的男性的风险高141%。每周两次或两次以上牛肉、猪肉或羊肉作为主食的个体较那些一个月低于一次的肉类摄入者痛风的风险增加50%。富含饱和脂肪酸的红肉也会增加LDL-C水平，比增加HDL-C更为明显，这会给健康带来负面的影响。红肉的高脂肪与重大疾病如心血管疾病、2型糖尿病和某些类型的癌症有密切关系，因此限制红肉和动物内脏等摄入有利于减少高尿酸血症和痛风等风险。

2. 海鲜和ω-3多不饱和脂肪酸

海鲜的嘌呤含量较高，不适量摄入海鲜也可以导致高尿酸血症和痛风的风险增高。HPFS亚组分析显示，摄入海产品较多的男性相对海产品摄入量较低者其痛风的风险增加了51%。金枪鱼、黑鱼、龙虾、扇贝还有其他鱼虾类海产品摄入量增加都与痛风风险增加呈正相关。但毕竟海产品中的鱼油和ω-3 PUFA能降低心血管疾病发病率，因此对于痛风患者海产品摄入不像肉类摄入建议那么简单。一些研究提示ω-3 PUFA有可能降低痛风发作风险，该物质有抗炎作用。一项纳入了724例痛风确诊患者的基于互联网研究发现，与无发作期前48小时相比，发作前48小时内食用富含ω-3 PUFA的多脂鱼的患者痛风发作风险降低。美国心脏病协会建议：
ω-3 PUFA对心脏健康有帮助，对于存在心血管疾病的高危人群，推荐吃
鱼（特别是油性鱼类）至少每周两次。二级预防的前瞻性研究表明，每天
摄入二十碳五烯酸（EPA）和二十二碳六烯酸（DHA）0.5～1.8 g/d（从富
含脂肪的鱼类或补充剂中补充）可有效减少随后的心血管事件和全因死亡
率。来自海产品的明显的心血管获益，很难仅仅因为痛风发作的风险而推
荐人们长期避免摄入所有鱼类。痛风患者的心血管疾病的预防也是同样重
要，因为处理高尿酸血症或痛风伴发的胰岛素抵抗或高血压之外，高尿酸
血症或痛风本身可能造成心血管疾病风险增加。因此，痛风或高尿酸血症
患者可以考虑使用富含ω-3 PUFA（包括EPA和DHA）的植物油来补充，这
种方法的好处是一方面提供了保护心血管的ω-3 PUFA，同时避免摄入高
嘌呤的海产品而增加痛风发作的风险。

3. 乳制品

研究还发现低脂乳制品也能减少新发痛风。乳制品富含动物蛋白，
但没有像肉类或海鲜的嘌呤负荷。流行病学调查和随机临床试验显示摄
入富含酪蛋白和乳清蛋白的牛奶能降低血清尿酸水平，具体机制为牛奶
富含嘌呤结合蛋白，增加尿酸的排泄，从而降低血清尿酸负荷。HPFS
研究提示乳制品摄入量较多地区的男性痛风风险较低乳制品摄入量地
区的男性降低44%。低脂乳制品是高尿酸血症及痛风饮食疗法的重要组
成部分。低脂乳制品相对饱和脂肪酸水平较低，带来相应的健康益处
包括降低冠心病的发病率，还降低绝经期乳腺癌、结肠癌和2型糖尿病
风险。鉴于低脂乳制品的益处和风险，最新的膳食金字塔建议每天摄入
1～2份乳制品。这个方案也同样适合于痛风和高尿酸血症患者。对于乳
制品，以往并未强调"低脂""脱脂"，但是其在2012年美国风湿病学
会的痛风指南中被提出，应该是出于对肥胖等合并症的考虑。尽管摄入
低脂乳制品可减少新发痛风，但一项随机试验并未发现这对痛风确诊患
者有类似益处。

4. 蔬菜与植物蛋白

富含嘌呤的蔬菜，包括坚果、豆类、菠菜、蘑菇、燕麦片和花椰菜

等，并不一定增加痛风的风险。有些蔬菜还可以降低血清尿酸水平和痛风风险，主要机制与其含有的纤维和脂肪降低胰岛素抵抗有关。研究显示，动物嘌呤摄入量高会增加痛风发作风险，但摄入植物来源的嘌呤没有这种风险。因此，蛋白质的来源可能很重要。蔬菜、坚果及豆类饮食是很好的蛋白质来源，同时富含膳食纤维、维生素和矿物质。多数坚果含有有益的脂肪，有助于改善血液中胆固醇比率。最近的膳食金字塔建议大众每日摄入适量的坚果或豆类，也适用于高尿酸血症或痛风患者。

5. 酒精饮料

酗酒诱发的痛风发作，酒精是罪魁祸首，其通过影响三羧酸循环诱导乙酰乙酸和 β-羟丁酸合成而减少尿酸排泄。同时酒精还通过增加腺苷三磷酸（ATP）消除而增加尿酸产量。酗酒者容易发生痛风还包括酒精之外的因素，如醉酒后平衡感受损容易出现创伤及体温过低。HPFS分析评估了酒精摄入量与痛风之间的关系，提示饮酒增加罹患痛风的风险，存在剂量反应关系。HPFS分层研究显示，与不饮酒相比，每日饮酒10～14.9 g，痛风发作的风险增加了32%；每日饮酒15～29.9 g则痛风发作的风险增加49%；每日饮酒30～49.9 g，痛风发作的风险增加了96%；每日饮酒50 g，痛风发作的风险增加了153%。

啤酒是唯一高嘌呤含量的酒精饮料，主要是鸟嘌呤核苷，为容易吸收性核苷。啤酒中嘌呤摄入对血清尿酸的影响高于酒精本身对血清尿酸的影响，故其导致痛风的风险比白酒或葡萄酒更大。此外酒中还含有诸多非酒精成分，包括抗氧化剂、血管舒张剂和兴奋剂。红酒中含有的多酚可以替代尿酸发挥抗氧化作用，可能有降低血清尿酸作用。既往认为酒类中红葡萄酒可以适量饮用，甚至有研究认为红葡萄酒对痛风患者是有益的，但2012年美国风湿病学会的痛风指南将所有葡萄酒都列入"少食（饮）"的范围。

关于饮用酒精饮料的建议如下：

（1）对于饮酒量安全或适中［如一日1～2标准杯（1标准杯含14 g酒精）］但新发痛风风险较高的患者，或所有已确诊痛风的患者，应告知短期过量或长期饮用啤酒、烈酒和葡萄酒与痛风发作及疾病进展风险之间的关系，并建议减少饮酒。

（2）如果痛风确诊患者采用降尿酸药物治疗使血清尿酸维持在目标范围内，少量饮酒不太可能引起痛风发作或促进疾病进展。

（3）如果患者自述不健康地饮用酒精饮料，则告知患者这种行为对其健康以及自身和他人幸福的固有危害。向患者强调戒酒或适度饮酒的必要性，并指引患者接受相关的社会和专业帮助。

（4）一些研究评估了饮酒造成的痛风发作风险，无论是啤酒、蒸馏酒还是葡萄酒。一项大型前瞻性研究在无痛风既往史的男性医务人员中评估了饮酒对新发痛风的影响，发现饮用啤酒或烈酒会增加新发痛风风险，而葡萄酒不会。该研究比较了饮用上述3种酒之一但每日酒精摄入量相近者与不饮酒者的新发痛风风险。每日饮2杯或更多啤酒者的新发痛风风险是不饮酒者的2.5倍。每日饮等量蒸馏酒的男性痛风风险也增加，但低于饮啤酒者，为不饮酒者的1.6倍。而每日饮2杯（一杯约120 mL）或更多葡萄酒并未增加痛风风险，这提示适量饮用葡萄酒可能不会增加新发痛风风险。不过，饮用葡萄酒通常伴有多种健康生活行为，这些混杂因素可能抵消了葡萄酒的影响。

（5）一项互联网交叉研究纳入了过去1年内至少有1次痛风发作的痛风确诊患者，分析了饮酒对痛风发作风险的影响，发现啤酒、烈酒和葡萄酒都与痛风发作的风险增加有关。研究中的724例患者（78%为男性）以其自身作为对照，避免了个体始终采取的健康生活方式影响研究变量间的相关性。饮酒（啤酒、烈酒或葡萄酒）量与痛风发作风险间存在显著的剂量–反应关系：与在最近24小时内未饮酒相比，饮用≤1标准杯、>1～2标准杯和>2～4标准杯的比值比（odds ratios, *OR*）分别为1.13（95%*CI* 0.80～1.58）、1.36（95%*CI* 1.00～1.88）和1.51（95%*CI* 1.09～2.09）。

前述研究显示新发痛风风险主要与啤酒或烈酒相关，但该研究显示，这3种酒（包括葡萄酒）都会增加痛风发作的风险［饮用>1～2杯葡萄酒（一杯约150 mL），*OR*=2.38，95%*CI* 1.57～3.62］。

饮酒量增加的同时摄入高嘌呤食物或使用利尿剂会使痛风发作风险更

高，而别嘌呤醇和秋水仙碱（效果较弱）会减小这种影响。

6. 含糖饮料

大量摄入简单糖（果糖、蔗糖）增加新发痛风风险，已经受到很大的关注。从全球范围来看，痛风迅速增加的年代，也恰恰是软饮料和果糖消费增加的年代。果糖通过增加肝脏ATP转换为腺嘌呤核糖核苷酸，激活嘌呤降解代谢从而提高血清尿酸水平，而葡萄糖没有这种效果。另外，果糖摄入导致能量平衡失衡、肥胖，且果糖摄入量与血清胰岛素水平和胰岛素抵抗呈正相关，因而过量的果糖摄入有潜在增高血清尿酸水平和导致痛风的风险。所以，多个医疗组织推荐限制或避免含糖饮料或含高果糖浆的饮料，以降低新发痛风风险和确诊痛风患者的疾病进展风险。英国的一项关于国民健康的大型队列研究结果显示，食用含糖饮料和果糖均增加男性和女性的痛风风险。每日摄入两次或更多含糖饮料的男性痛风风险高于那些摄入含糖饮料频率低于每月1次的男性，风险增加达85%。痛风的风险增加对于果糖摄入增加的女性同样存在。果汁或果糖含量丰富的水果如苹果或橘子均明显增加痛风的风险。美国第三次全国健康和营养调查研究也证实，血清尿酸水平增高与摄入含糖饮料和果糖有关，类似的现象在青少年人群的观察研究中也存在。此外，在患痛风人群中发现了一种基因决定的肾脏尿酸/葡萄糖/果糖转运蛋白（SLC2A9）功能改变，这会促使该类人群在摄入蔗糖后发生高尿酸血症。最后，有研究发现了果糖摄入会增加尿酸生成并减少肾脏尿酸排泄的生理机制。这些研究提供了合理的机制和遗传流行病学基础，支持我们的观点和多个专业医学组织的推荐，即避免含糖饮料以预防和治疗痛风及常见合并症，例如肥胖和2型糖尿病。因此，减少含糖饮料或果糖的摄入对于高尿酸血症和痛风患者十分重要，这样有助于降低痛风发作风险，并改善长期的预后。

7. 咖啡和茶

咖啡是世界上使用最广泛的饮料。咖啡中的咖啡因（1，3，7-trimethyl-xanthine）是一种甲基黄嘌呤，咖啡因是黄嘌呤氧化酶的竞争性抑制剂。咖啡因证实通过黄嘌呤氧化酶作用而抑制尿酸生成和减少痛风发作。发挥与别嘌呤醇类似的作用。与不饮咖啡相比，饮用大量咖啡（如一日4～5杯）与新发痛风的相对风险显著降低相关。长期饮用咖啡有助于降低胰岛素抵抗，而后者和高尿酸血症之间存在正相关。

茶有许多不同类型的抗氧化剂，饮茶可以改善胰岛素敏感性和潜在降尿酸益处，主要通过其含有的天然抗氧化剂而发挥保护作用。然而不同的茶和咖啡的抗氧化能力缺乏比较。HPFS研究也发现，每日饮用咖啡的男性较没有摄入咖啡的男性相比，其痛风的风险降低22%。一项日本的关于成人摄入咖啡横断面研究证实咖啡摄入量与血清尿酸水平呈负相关，而血清尿酸水平与茶的摄入量无相关。因此，对于痛风患者，是否推荐饮用咖啡和茶叶目前需要权衡利弊，且尚无完全统一的意见，且不建议为了预防新发痛风或改变确诊痛风的病程而开始饮用更多咖啡。

8. 维生素C

维生素C具有轻度但持续的降尿酸作用，但缺乏证据支持其对痛风确诊患者有临床益处。维生素C对于痛风潜在保护作用源于大剂量短期的维生素C负荷试验提示受试者血清尿酸水平降低，每日摄入4 g维生素C可以使尿酸排泄增加1倍。每日摄入8 g维生素C持续一周可使得血清尿酸水平降低176.8～274 μmol/L。一项随机双盲安慰剂对照试验（$n=184$）表明，补充维生素每日500 mg，持续2个月，血清中尿酸盐较安慰剂组减少了44.2 μmol/L。维生素C可能通过对近端小管对URAT1降尿酸药物的关键靶点）和（或）钠离子协同转运蛋白的抑制而发挥促尿酸排泄作用。摄入500 mg/d维生素C可显著增加GFR，这也是促进尿酸排泄的潜在机制。中国台湾一项回顾性病例对照研究（91例痛风病例和91例对照）报道维生素C的摄入量与痛风之间存在负相关。目前关于维生素C的摄入量增加可降低痛风发作风险还缺乏足够的证据，长期低摄入的潜在获益尚不完全清楚。如果患者每日维生素C摄入量满足现行标准，我们不推荐常规补充维生素C治疗痛风。且目前仍不确定痛风患者使用更高剂量的维生素C能否达到更强/有临床意义的降尿酸效果以及是否安全。鉴于以上关于补充维生素C的作用，目前美国食品和营养委员会医学研究所推荐每日维生素C容许摄入量控制在2000 mg以内。

9. 樱桃

饮食中添加樱桃有利于减少痛风发作和调节确诊痛风的病程。有报道称，与未食用樱桃相比，食用樱桃2日使痛风发作风险降低了35%，发作前2日内食用最多3份樱桃（每份10～12颗樱桃）有降低痛风发作风险的趋势，无论性别和BMI如何，樱桃摄入量与痛风发作均呈负相关。但还需进一步研究，目前还不建议将食用樱桃作为痛风发作的主要或唯一防治措施。这些结果还需进一步通过试验来证实。

10. 其他补充剂

有报道称，膳食纤维和叶酸对痛风患者有益；目前还需要证据一致支持这些补充剂有益才能建议将其用于痛风患者。

11. 总结

一些有限的证据表明，整体饮食模式改变，而不是改变一种或几种饮食成分，可能有助于预防新发痛风和治疗确诊痛风；其中一种饮食模式是富含水果、蔬菜和低脂乳制品的DASH饮食。DASH饮食用于降低血压和预防心血管疾病的研究证据充分，且DASH饮食相关的证据表明，这种饮食可降低血清尿酸水平并减少新发痛风。另外，地中海饮食侧重于摄入植物蛋白、全谷物及鱼类，使用单不饱和脂肪（如用于烹饪和制作沙拉酱的橄榄油），适度饮用葡萄酒，少量摄入红肉和精制谷物。试验分析发现，地中海饮食也与高尿酸血症风险较低和平均血清尿酸水平较低相关。在多变的饮食背景下，难以确认或核查个别饮食成分或补充剂降低新发和确诊痛风风险的差异，因此在痛风患者中需考虑更完整的饮食组合，以降低血清尿酸水平和获得临床疗效。

尽管尚无证据表明改变膳食蛋白质含量可改善痛风确诊患者的病程，但2020年发布的痛风患者治疗指南仍推荐多食用低脂乳制品，少食用肉类和海产品。然而，2020年美国风湿学会痛风治疗指南建议限制酒精、嘌呤和含高果糖浆软饮料的摄入（弱推荐），同时建议不补充维生素C（弱推荐），另外由于证据质量低/非常低（无法做出具体推荐），也没有对乳制品或樱桃的摄入做出推荐。鉴于这些饮食改变对整体健康以及痛风患者常见的某些合并症（如高血压、糖尿病）有明显益处，我们认为对于超重的痛风患者宜采用这些推荐，前提是易实施、耐受性良好，且患者能明白这些措施的效果尚不确定。

三、尿酸性肾病的非药物治疗

对于患者生活方式指导应包括以下方面：健康饮食、坚持适度运动、控制体重和限制烟酒。建议患者根据个人情况坚持适度运动（每天30分钟以上中等强度的锻炼，如散步、太极拳、瑜伽、阻力训练等有氧运动）。患者应避免剧烈运动及在运动中突然受凉。肥胖患者应减轻体重，控制体重在正常范围。

1. 健康饮食

饮食治疗在伴有高尿酸血症的CKD患者治疗中占有非常重要的地位，健康的生活方式和合理饮食是高尿酸血症、痛风控制和预防肾脏损伤的基础。研究显示，饮食治疗可以降低10%～18%的血清尿酸水平或使血清尿酸降低70～90 μmol/L。高尿酸血症及痛风的最佳饮食结构可能是充分摄入蛋白质［尤其是低脂乳制品和（或）植物蛋白）］，减少摄入动物来源的嘌呤（如红肉或甲壳类），用复合碳水化合物替代简单糖类，以及减少饱和脂肪酸的摄入。

（1）低嘌呤饮食：建议严格控制肉类、海鲜和动物内脏等高嘌呤食物等摄入，推荐患者的饮食应以低嘌呤食物为主，具体建议见表4-4-2。在通常情况下按照单位质量食物嘌呤含量高低（单位一般是mg/100 g）将食物分为三类，即高嘌呤食物、中等嘌呤食物、低嘌呤食物。嘌呤含量<50 mg/100 g为低嘌呤食物，高尿酸血症和痛风患者宜选用该类低嘌呤食物；嘌呤含量≥50 mg/100 g但<150 mg/100 g定义为中等嘌呤食物，痛风急性发作期患者限制食用，缓解期患者可考虑适量食用；嘌呤含量≥150 mg/100 g为高嘌呤食物，高尿酸血症或痛风患者禁用。已有心血管风险因素者及中老年人，饮食应也以低嘌呤食物为主。

表4-4-2　CKD伴HUA患者饮食建议

饮食建议	内容
避免	• 高嘌呤食物（如肝脏、肾脏、骨髓等） • 含高果糖浆的甜化的苏打水、其他饮料或食物 • 高蛋白饮食 • 啤酒或白酒，伴发痛风患者且在发作或控制不良期，需严格禁酒 • 辛辣食物，如辣椒、大蒜、韭菜
限制	• 牛肉、羊肉、猪肉 • 嘌呤含量高的海产品（如虾蟹、贝类） • 整份的天然甜果汁 • 含蔗糖的甜饮料和甜品 • 食盐，包括果酱、肉汁和腌制品 • 红酒 • 高脂，特别是高胆固醇食品（如肥肉、肉皮、蛋黄、鱼子、鱿鱼、蹄筋）
鼓励	• 低脂或脱脂乳制品 • 新鲜蔬菜、水果（如苹果、杏子、橘子、桃子、梨） • 杂粮 • 多饮水（每天2000 mL以上） • 低蛋白饮食

　　患者需要注意避免吃嘌呤含量较高的食物，建议多摄入低嘌呤食物。新鲜蔬菜和水果富含维生素，同时偏于碱性的果蔬有利于尿酸排泄。

　　但对于低嘌呤饮食，也有学者持有不同观点，这些学者认为尽管尿酸是嘌呤代谢的最终产物，在早期还没有降尿酸药物治疗的情况下，促使研究者们采用了严格限制嘌呤饮食的方法。尽管这种饮食可使每日尿液尿酸排泄量减少200～400 mg，但平均血清尿酸浓度仅降低约59 μmol/L。且有研究证实摄入过多嘌呤饮食而致病的学说不够确切和全面。现有多种强效的降尿酸药物问世后，主张饮食控制不必严苛，除非患者有重度肾功能不全或无法耐受药物治疗。

　　（2）优质低蛋白饮食：对于正在接受非透析治疗的CKD患者，由于高蛋白饮食可导致内源性嘌呤合成和尿酸的前体增多，故应结合优质低蛋白饮食营养方案。因为优质低蛋白饮食有助于减轻肾脏负担，推荐每日蛋白质摄入量不超过1.0 g/kg（体重）。

（3）低脂饮食：高尿酸血症及痛风患者多伴有脂代谢紊乱，低脂饮食可避免血脂升高，亦可减少心脏及脑血管意外。

（4）碳水化合物：碳水化合物是机体热能的主要来源，摄入适量碳水化合物可防止脂肪组织分解或以长链脂肪酸作为供能物质代谢产生过多中间代谢产物——酮体，适当的碳水化合物有助于使尿酸清除率和排泄量增加。

（5）适当限盐，清淡饮食：研究显示中老年人血清尿酸水平有随食盐摄入量增加而升高的趋势，由于高尿酸血症与高血压及心、脑血管疾病密切相关，故提倡适量食盐（≤6 g/d）。痛风患者也应避免摄入含钠盐较高的食物，如酱油、榨菜、味精以及调味酱等。过分嗜好辛辣食物者平均血清尿酸水平显著高于不食辛辣食物者，故高尿酸血症患者应避免食用辛辣味浓烈的食物。

（6）适当饮水：建议患者每日饮水量在2000 mL以上，可促进尿酸排泄并预防尿路结石。结合患者肾功能及血压情况，从患者尿量的角度，建议保证每日尿量在1500 mL以上，最好在2000 mL以上。主张高尿酸血症患者适量多饮水以稀释尿液，利于尿酸排泄。睡前多饮水使尿液增加，有助于小结石的排出和控制感染，同时尿液的稀释作用可延缓结石的增长速度。

（7）适当碱化尿液：建议碱化尿液，尿pH值在6.2～6.9最有利于MSU溶解和从尿液排出，但尿pH值＞7容易导致草酸钙及其他类结石形成。因此，在碱化尿液过程中要注意监测患者的尿pH值。

（8）戒烟限酒，减少果糖摄入：吸烟和饮酒均是高尿酸血症及痛风的相关危险因素，所以要戒烟，酒尽量少饮用，尤其是啤酒。酒精对痛风的影响比膳食严重得多，特别是在饥饿后同时大量饮酒和进食高蛋白高嘌呤食物，常可以引起痛风性关节炎的急性发作。控制含糖饮料和果糖的摄入。至于茶和咖啡对尿酸排泄是有害还是有利，目前尚未形成统一意见。

2. 运动

运动有利于控制体重，降低血清尿酸水平。鼓励和提倡高尿酸血症和痛风非急性期发作的患者在三餐后适当休息后进行中等强度运动，如快步行走30分钟及以上。但一般不主张痛风患者参加剧烈运动或长时间体力劳动，例如打球、跳跃、跑步、爬山、长途步行、旅游等。剧烈的运动可导致痛风患者出汗增加，血容量、肾血流量减少，尿酸、肌酸等排泄减少，出现一过性高尿酸血症；在剧烈运动后人体内乳酸增加，过高的乳酸可抑制肾小管排泄尿酸，从而导致血清尿酸水平升高，在这种情况下不利于痛风病情改善，还可能诱发痛风性关节炎。至于痛风性关节炎患者，在急性期则需要制动，不宜下床活动，避免承重导致关节炎加重。

3.处理诱发因素

积极治疗与高尿酸血症和痛风相关的疾病，30%的继发性高尿酸血症患者是由疾病如白血病、溶血性贫血、多发性骨髓瘤、红细胞增多症、高血压、心功能不全、肝肾疾病等所致。同时高尿酸血症患者需要避免过于劳累、精神紧张、感染、手术等诱发痛风的因素。

四、预后

没有降尿酸治疗指征的痛风患者可考虑生活方式调整和其他减少痛风发作措施。然而，对于有降尿酸治疗指征的痛风患者，需接受降尿酸药物治疗以达到并维持目标血清尿酸水平，从而控制疾病临床表现；应将生活方式调整和其他减少痛风发作措施作为辅助手段。尽管现在有一些治疗方法对痛风反复发作以及进展为痛风石和慢性痛风性关节炎可能有明显临床益处，但有很多研究显示采取该类方法治疗痛风患者的临床结局欠佳。成功治疗面临多种障碍，这凸显了改善医患沟通和患者教育的重要性。

第五节　肾移植术后高尿酸血症的诊治

由于生活水平提高和生活方式改变，高尿酸血症的发病率在普通人群中为10%～15%，成为我国重要的公共卫生问题。在肾移植术后如果患者发生尿酸排泄减少，则会导致高尿酸血症发生，部分患者还可出现痛风，在肾移植受者中高尿酸血症发病率为40%～60%，较普通人群明显升高。

高尿酸血症不仅会影响移植肾功能，也会增加心血管疾病的发病风险，是影响移植肾长期存活的重要危险因素。当预防移植物排斥的治疗方案中包含钙调磷酸酶抑制剂如环孢素A时，出现高尿酸血症的情况更为常见。肾移植受者常共存其他疾病，如肾功能损伤、高血压、糖尿病、肥胖、高钙血症和心血管疾病，这些也可能增加痛风的风险。药物治疗肾移植后的这些共存疾病时，潜在的药物相互作用可能影响痛风药物治疗的安全性和有效性。因此，对于肾移植受者，使用抗排斥药物来治疗和（或）预防痛风发作，以及对痛风进行长期管理非常重要。

一、流行病学和危险因素

高尿酸血症和痛风在肾移植受者中非常常见，特别是接受环孢素A治疗的患者。关于肾移植人群高尿酸血症和痛风的大多数现有研究中，使用环孢素A和泼尼松治疗的患者高尿酸血症和痛风的发生率均高于接受硫唑嘌呤和泼尼松治疗的患者（84% vs. 30%；7% vs. 0）。一项纳入29 597例美国医疗保险（medicare）肾移植患者的回顾性队列研究显示，移植后3年的新发痛风累积发生率为7.6%。与他克莫司组相比，环孢素A组新发痛风的相对风险增加（校正HR 1.25，95%CI 1.07～1.47）。尚未明确确定其他免疫抑制剂与新发痛风有关联。肾移植与新发痛风（HR 1.26，95%CI 1.08～1.47）独立相关。

少数研究评估了使用他克莫司和（或）吗替麦考酚酯的患者发生高尿

酸血症和痛风的风险。121例肾移植受者使用他克莫司和吗替麦考酚酯的抗排斥治疗方案，移植后1年的高尿酸血症的发病率为38%。也有部分研究报道，将环孢素A改为他克莫司治疗后，血清尿酸水平降低。上述纳入美国medicare移植受者的回顾性研究显示，与环孢素组相比，他克莫司组在移植后3年的新发痛风发生率更低（6.1% *vs.* 7.9%）。环孢素A（和他克莫司）导致高尿酸血症的原因为，其可能导致GFR降低，继而可能引起尿酸潴留；同时，肾小管损伤影响尿酸的分泌可能也有重要作用。高尿酸血症和痛风的其他危险因素包括：同时使用利尿剂、排斥反应引起的肾功能损伤、BMI较高、年龄较大和男性等。

　　虽然在一般人群中高尿酸血症与心血管并发症发生率和死亡率较高相关，但尚未在肾移植受者中证实这种关联。一项有关FAVORIT（folic acid for vascular outcome reduction in transplantation）试验中肾移植受者的事后分析显示，血清尿酸水平并不与心血管事件、死亡或移植失败独立相关。另一项回顾性研究发现，校正基线混杂因素如年龄、移植后时间和肾功能后，痛风与全因死亡风险较高无关。

二、肾移植术后高尿酸血症的病因

1.尿酸排泄减少

　　尿酸经肾小球滤过后，98%在近端肾小管S_1段主动重吸收，50%在近端肾小管S_2段分泌，40%～44%在近端肾小管S_3段分泌后重吸收，只有6%～12%通过尿液排泄出体外。尿酸在肾脏的转运过程是通过存在于肾小管上皮细胞的URAT1将尿酸特异性转运至细胞外，以及存在于肾小管管腔侧刷状缘的尿酸/有机阴离子交换系统对尿酸的重吸收共同完成的。因此，可引起肾移植术后肾功能不全的因素，如甲状旁腺功能亢进、甲状腺功能减退、多囊肾、高血压、药物（利尿剂、环孢素A、他克莫司、乙胺丁醇、吡嗪酰胺等）均可能导致尿酸排泄减少，而引起高尿酸血症。

　　（1）单侧肾脏：由于肾移植受者的特殊性，通常仅为单侧供肾，即受者只有1个肾脏发挥功能。并且，一部分受者在肾移植术后，GFR和Ccr均低于正常水平或处于较低水平，导致尿酸排泄减少，从而发生高尿血血症。

（2）药物：环孢素A、他克莫司和利尿剂。肾移植术后常用的环孢素A和他克莫司是高尿酸血症的诱发因素。环孢素A具有肾毒性，主要是由于入球小动脉收缩引起的缺血性改变，继而导致GFR降低，使尿酸排泄不良。他克莫司具有与环孢素A相同的肾毒性，但他克莫司相关高尿酸血症的发生率是否低于环孢素A相关高尿酸血症尚存有争议。他克莫司通过血管收缩、内皮素-1释放增加、NO生成减少等机制升高血清尿酸水平。同时，钙调磷酸酶抑制剂会促进尿酸再吸收，这也是引起高尿酸血症的原因之一。

利尿剂（袢利尿剂及噻嗪类利尿剂）主要由近端小管排泄，可竞争性抑制尿酸排出，从而导致血清尿酸水平升高。多药耐药相关蛋白4（multidrug resistance-associated protein 4，MRP4）介导的尿酸排泄的抑制作用可能是袢利尿剂及噻嗪类利尿剂导致高尿酸血症机制中的重要原因。

2. 尿酸合成增多

引起肾移植后尿酸合成增多的主要因素包括：使用药物如硫唑嘌呤、咪唑立宾（mizoribine，MZR），疾病如淋巴增殖性疾病、真性红细胞增多症、横纹肌溶解症，以及运动、饮酒、肥胖、高嘌呤饮食等。

硫唑嘌呤引起高尿酸血症的机1制主要在于其在人体内分解为6-巯基嘌呤（6-mercaptopurine，6-MP），后进入DNA内引起细胞障碍和释放氮化合物尿酸至血液中，导致血清尿酸水平上升。MZR的主要不良反应是高尿酸血症，这与MZR影响嘌呤代谢有关。但MZR引起的移植受者高尿酸血症通过降尿酸治疗后，血清尿酸水平相对容易得到控制。

三、肾移植术后高尿酸血症引起器官功能障碍的机制

肾移植术后发生高尿酸血症并引起器官功能障碍与血管内皮功能障碍密切相关。在高尿酸血症的长期作用下，通过致内皮细胞功能异常和炎症反应、致肾脏血流动力学改变、诱发高血压和肾小球的肥厚以及刺激RAAS和COX-2系统等作用机制对肾脏产生致病作用。其具体机制是尿酸通过近曲小管以外的血管内皮细胞内的URAT1流入细胞，活化MAPKs和NF-κB，

产生COX-2，并通过合成局部血栓素使RAAS活化、增殖并激活各种炎症因子，最终导致器官功能障碍。

四、临床特征

无论在肾移植之前受者是否有痛风，移植后都可能出现痛风。大多数肾移植受者痛风的临床特征与非移植者相似，但肾移植受者的痛风可能更严重，其更常出现痛风发作和痛风石。

五、肾移植术后高尿酸血症和痛风的诊断

肾移植术后高尿酸血症和痛风与非移植因素高尿酸血症和痛风的诊断及方法相同。

1. 肾移植术后高尿酸血症的诊断和分型

高尿酸血症的生物定义是指无论性别和年龄，血清尿酸超过420 μmol/L；流行病学定义是指血清尿酸超过正常参考值的上限，男性和绝经后女性上限为420 μmol/L，非绝经女性上限为360 μmol/L。根据流行病学定义，即在正常嘌呤饮食状态下，非同日2次空腹血清尿酸男性和绝经后女性>420 μmol/L，非绝经女性>360 μmol/L。根据无嘌呤或严格限制嘌呤饮食5天后血清尿酸水平和尿尿酸排泄情况，并考虑到肾功能对尿酸排泄的影响，以Ccr校正，将高尿酸血症分为尿酸排泄不良型、尿酸生成过多型和混合型（表4-5-1）。

表4-5-1　高尿酸血症的分型

分型	尿酸排泄 /μmol · L⁻¹ · kg⁻¹ · h⁻¹	Cua /mL · min⁻¹	Cua/Ccr /%
尿酸排泄不良型	<2.86	<6.2	<5
尿酸生成过多型	>3.00	≥6.2	>10
混合型	>3.00	<6.2	5～10

注：尿酸排泄量=24小时尿酸排泄量（μmol）÷体重（kg）÷24；Cua=尿酸×平均每分钟尿量÷血清尿酸；Ccr（男性）=（140−年龄）×体重（kg）÷［0.818×血清肌酐（μmol/L）］；Ccr（女性）=（140−年龄）×体重（kg）/［0.818×血清肌酐（μmol/L）］×0.85。

2. 肾移植术后痛风的诊断

对于肾移植受者首次出现痛风发作的症状和体征，有学者建议行关节穿刺、滑液分析（包括在偏振光显微镜下鉴定MSU）和培养，从而确诊痛风并排除其他诊断。其原因是正接受免疫抑制治疗预防移植物排斥的移植受者发生感染的风险较高，做关节穿刺的主要目的在于排除化脓性关节炎。然而，关节穿刺可能受多种因素限制，对于首次出现炎症性关节炎的移植受者，若难以进行关节穿刺，可考虑在影像学引导下穿刺，穿刺前尽量避免启用糖皮质激素（口服或肠外途径）抗炎治疗，可使用NSAIDs或秋水仙碱治疗。

对于有明确痛风发作史的肾移植受者，若急性关节炎复发，且症状和体征与既往痛风发作相同，无发热、畏寒、局部或区域感染的其他症状、体征，则通常可以开始启动痛风的治疗，而无须先进行关节穿刺检查。对于这类患者，关节穿刺、滑液分析和培养可能会延迟治疗，并且有关节穿刺导致医源性感染的风险。但若患者存在发热、畏寒，和（或）持续性感染的症状、体征，则即使使用了针对痛风的治疗，也推荐进行关节穿刺、滑液分析和培养，因为同一个关节有同时发生痛风和化脓性关节炎的可能。

六、肾移植术后高尿酸血症和急性痛风发作的治疗

痛风是由于持续性高尿酸血症引起关节析出MSU导致继发性关节炎。因此，高尿酸血症与痛风并非同义词。移植肾功能低下引起尿酸排泄困难，从而产生高尿酸血症，重者引起痛风发作。肾移植术后血清尿酸男性＞420 μmol/L，女性＞360 μmol/L可以启动降尿酸治疗。对于高尿酸血症合并心血管风险因素和心血管疾病者，应同时进行生活指导及药物降尿酸治疗，使血清尿酸长期控制在＜357 μmol/L。对于有痛风发作的患者，则需将血清尿酸长期控制在＜300 μmol/L，以防止反复发作；因如果血清尿酸＜180 μmol/L，有可能对机体健康造成一定危害，故应用药物治疗不应长期控制血清尿酸＜180 μmol/L。

痛风虽然有自限性，但其发作时会引起疼痛、失能等，早期治疗可减少疼痛和缩短发作持续时间。一般人群痛风发作的治疗原则也适用于肾移植受者，包括尽量在发作早期积极使用药物控制，并可同时使用冰敷受损关节和关节保护/制动等辅助处理措施。

与一般人群的治疗不同，肾移植受者术后高尿酸血症和痛风在治疗时必须考虑下列情况：①合并用药及免疫抑制剂的使用情况、移植肾的功能状况、心血管疾病和高血压、消化道疾病，如肝功能受损、消化性溃疡、糖尿病、血脂代谢异常和药物过敏或不耐受的情况等；②肾移植受者接受免疫抑制治疗以防发生移植物排斥反应，因此当有痛风发作症状时，都应考虑关节感染的可能；③对于接受降尿酸治疗预防痛风复发的患者，在痛风发作期间应继续该治疗，因为暂时停药不但没有益处，随后重新用药还易引起痛风再次发作。

1. 肾移植术后高尿酸血症的治疗

肾移植受者常常需要降尿酸治疗，但难度较大。与一般人群相同，对于存在高尿酸血症的肾移植受者，推荐的目标血清尿酸水平<357 μmol/L。针对肾移植受者，可在无症状期（发作间期）评估长期的治疗方案，用于防止痛风复发和发生或进展为痛风石和（或）关节损伤。首先，在使用药物前需识别高尿酸血症的可逆原因，积极控制与高尿酸血症相关的危险因素，例如在生活方式上避免高嘌呤饮食，严格戒饮各种酒类，尤其是啤酒和黄酒，减少/避免摄入过量的含糖饮料；肥胖者，采用低能量、平衡膳食，增加运动量，以达到理想体重；保证充分饮水，以保持每日尿量在2000 mL以上。避免使用升高血清尿酸的药物，如替换掉可促成高尿酸血症的药物（如环孢素A、利尿剂）等。其次，对于有高尿酸血症和痛风的肾移植受者，同时存在如高血压、糖尿病等合并症，应注意用于治疗高血压和液体过剩的药物，如噻嗪类和袢利尿剂，因为这些药物会升高血清尿酸水平。若合并高血压并使用上述药物，可考虑使用氯沙坦替换。但这些干预很少能使血清尿酸恢复正常，尤其是对于确诊痛风的患者，所以仍然需要降尿酸药物等治疗。

虽然使用降尿酸药物（单用或有时联用）可以实现并维持目标血清

尿酸，最终减少或消除痛风发作，并预防或溶解痛风石，但对于肾移植受者，也并非没有风险。由于有复杂的药物相互作用，对肾移植受者同时开展降尿酸治疗和痛风发作治疗时，最好由经验丰富的医生负责，尽量提高降尿酸治疗的安全性和有效性。肾移植受者的降尿酸治疗应从低剂量开始使用。开始降尿酸治疗的同时可给予低剂量抗炎药物，以减少早期痛风发作风险。一旦决定启动降尿酸治疗，应坚持长期治疗，避免中断治疗。

（1）抑制尿酸生成药物：XOI，包括别嘌呤醇、非布司他等。a.别嘌呤醇：别嘌呤醇在嘌呤代谢过程的最终阶段阻碍黄嘌呤氧化酶的作用，从而抑制尿酸产生。使用方法：eGFR>60 mL/（min·1.73 m²）时，别嘌呤醇的起始剂量常为100 mg/d，并每2～4周增加100 mg/d，直到实现和维持血清尿酸目标，即<357 μmol/L。一般来说，当别嘌呤醇起始剂量≤100 mg时，发生以下事件的风险相对降低，如罕见的SCAR和AHS等。eGFR为30～<60 mL/（min·1.73 m²）时，别嘌呤醇起始剂量为一次50 mg，一日1次，并每3～4周增加50 mg/d，直至达到实现和维持目标血清尿酸<357 μmol/L所需的最低剂量。对于eGFR 15～<30 mL/（min·1.73 m²）的肾移植受者，以相当于每日≤1.5×eGFR（mg）的剂量开始别嘌呤醇治疗。之后，每3～4周增加50 mg/d，直到达到实现并维持目标血清尿酸水平<357 μmol/L所需的最低剂量。重度移植肾功能不全即eGFR<15 mL/（min·1.73 m²）的肾移植受者禁用。使用别嘌呤醇首先需要注意的是，中国、泰国或韩国的肾移植受者在开始别嘌呤醇治疗前，应检测HLA-B5801等位基因，检测阳性者不能使用别嘌呤醇治疗高尿酸血症。其次，别嘌呤醇阻碍肝脏代谢酶CYP3A4活性，致使环孢素A的血药浓度上升，因此两者的联用必须慎重。同样，接受硫唑嘌呤治疗的患者应避免使用别嘌呤醇，因为6-MP是硫唑嘌呤的活性代谢产物。在黄嘌呤氧化酶催化下，硫唑嘌呤经代谢转化为6-MP。因此，硫唑嘌呤与XOI共同给药可能导致6-MP累积，从而造成6-MP血药浓度上升，引起严重骨髓毒性。因此，两者禁忌联用。当使用别嘌呤醇效果不明显时，不宜增加其剂量，而应该考虑联用促尿酸排泄药物。最后，别嘌呤醇的氧化剂——奥昔嘌醇，也具有强大的黄嘌呤氧化酶抑制作用。由于奥昔嘌醇通过肾脏排泄，

当患者肾功能低下时，必须减少奥昔嘌醇剂量。b. 非布司他：非布司他通过与氧化型和还原型黄嘌呤氧化酶结合，抑制黄嘌呤氧化酶活性，减少尿酸生成，其抑制作用具有选择性，不影响其他嘌呤和嘧啶的合成。由于其在肝脏进行代谢并被肠道排泄，因此该药几乎不影响肾功能。非布司他可有效治疗肾移植受者的高尿酸血症。如果患者不能耐受别嘌呤醇且并无明确的较高心血管疾病风险，则可以使用非布司他降尿酸治疗。非布司他起始剂量为40 mg，一日1次，治疗2～4周测定血清尿酸水平。如果尚未实现目标血清尿酸水平，我们会以40 mg的增幅逐渐增加剂量，每次增量后的2～4周复查血清尿酸水平。各国监管机构批准的最高剂量存在差异，例如，美国和加拿大为80 mg/d，欧盟为120 mg/d。对于肾功能受损患者，若eGFR＞30 mL/（min·1.73 m^2），非布司他无须减量；但若eGFR为15～29 mL/（min·1.73 m^2），该药剂量不应＞40 mg/d。同样，该药忌与硫唑嘌呤联用。肾功能低下者可在不调整用量的情况下使用非布司他。严重肝功能损伤者慎用，注意个别患者也发生过敏反应。

（2）促尿酸排泄药物：少数患者即使应用了最大适用剂量的XOI治疗，也未能实现目标血清尿酸水平，在此基础上可考虑加用促尿酸排泄药物（如苯溴马隆、丙磺舒、氯沙坦等）。美国于1966年批准使用别嘌呤醇时，就有人支持采用XOI+促尿酸排泄药物，2012年美国风湿病学会的痛风、高尿酸血症治疗指南也纳入了该疗法。然而，很少有患者需要这种疗法，因为通过逐渐调整别嘌呤醇的剂量，大多数患者可达到目标血清尿酸水平。但由于各种各样的原因，将别嘌呤醇剂量调整至300 mg/d以上困难重重，尽管有大量证据表明，少数痛风患者能以300 mg/d的剂量使血清尿酸达到目标水平。虽然我们强烈倾向于单药治疗，但也承认，联用别嘌呤醇和促尿酸排泄药物可能会改善痛风患者降尿酸治疗的总体结局。对于肾移植受者，若不能耐受别嘌呤醇或非布司他，或者已知有较高的别嘌呤醇不良反应风险（如携带*HLA-B5801*等位基因），则我们会在条件允许时，使用苯溴马隆单药促尿酸排泄，或者在基线eGFR≥50 mL/（min·1.73 m^2）时使用丙磺舒。苯溴马隆、丙磺舒和氯沙坦从近曲小管管腔侧对位于此处的URAT1发挥作用，通过阻碍其功能，促进尿酸排泄。在使用这些药物时要注意多饮水（2000 mL/d以上）和碱化尿液，尿液pH值控制在6.2～6.9，且24小时尿尿酸排泄率不宜超过4200 μmol/1.73 m²。若患者有肾结石或尿酸性肾病风险，例如尿酸过量产生，应避免使用促尿酸排泄药物治疗。此外，苯溴马隆不应用于肝功能受损者，而丙磺舒不应用于存在胱氨酸尿或接受D-青霉胺治疗的高尿酸血症患者。a.苯溴马隆：苯溴马隆的降尿酸作用强，能有效促进尿酸排泄，当别嘌呤醇逐步调整剂量未实现目标血清尿酸水平时，可通过应用苯溴马隆（单药或与别嘌呤醇联用）控制血清尿酸水平。在肾移植受者中，苯溴马隆的起始剂量为25 mg/d，并以25～50 mg的增幅逐渐增量，直至实现并维持目标血清尿酸水平，最大剂量为100 mg/d。还应定期监测肝功能和血清尿酸水平。虽然肝功能障碍发生率较低，但仍有肝功能损伤的报道，所以在开始服药6个月内要定期检查肝功能。该药阻碍肝脏代谢酶CYP2C9活性，对华法林（warfarin）具有增强作用，应予以注意，eGFR<30 mL/（min·1.73 m²）者慎用，肾结石和急性尿酸性肾病患者禁用。b.丙磺舒：丙磺舒作为早期使用的降尿酸药物，由于该药与多种药物的相互作用，目前在临床上已较少被使用。丙磺舒可有效降低大多数痛风患者的血清尿酸水平，与免疫抑制剂无相互作用，但对中度以上的肾功能障碍者［eGFR<50 mL/（min·1.73 m²）］效果不佳。丙磺舒的初始剂量为250 mg，一日2次，并根据血清尿酸水平，每3～4周增加1次剂量，增幅为250 mg。达到目标血清尿酸水平所需的常用维持剂量为一次500～1000 mg，一日2～3次。最大有效剂量为3 g/d。c.氯沙坦：氯沙坦属于ARB，本为降压药物，但其可对URAT1产生作用，促进尿酸排泄，从而实现降尿酸作用。由于其他ARB药物并不具备此作用，因此该药常适合并发高尿酸血症的高血压患者。此外，由于高尿酸血压通过RAAS促进血压升高和肾内血管病变，因此对肾移植术后合并高尿酸血症与高血压的肾移植受者亦应优先考虑该药。相比其他降尿酸药物，该药降尿酸效果较弱，因此当用药效果不明显时应与其他药物合用。d.尿酸酶：即聚乙二醇重组尿酸酶和拉布立海，不常规用作肾移植受者的初始降尿酸治疗。一般而言，尿酸酶仅用于没有其他治疗选择且痛风日益严重的患者。e.非诺贝特：非诺贝特为临床常用的降血脂药物，可

以改善脂质代谢和促进尿酸排泄。该药降尿酸效果比氯沙坦稍强，因此，常用于高尿酸血症合并高脂血症的病例。肾功能障碍者禁用。该药突出特点是与环孢素A联用会造成严重的肾功能损伤，应予以特别注意。

2. 肾移植术后急性痛风发作的治疗

有研究显示，在肾移植受者急性痛风发作时，几类抗炎药可有效治疗痛风发作，包括口服秋水仙碱、口服NSAIDs以及使用糖皮质激素。如果条件允许，可使用IL-1β受体拮抗剂。虽然没有一种药物是所有患者的最佳选择，但医生可根据患者特征和痛风发作史，选择最可能有益且不良药物反应或药物相互作用风险最小的治疗，这对肾移植受者尤为重要。目前尚无专门指导肾移植受者痛风发作最佳治疗的高质量证据，整体方法主要基于临床经验和非移植患者痛风发作治疗的研究和经验。

（1）秋水仙碱：对于肾移植受者，若有新发痛风（即没有移植前痛风史），在症状出现后24小时内开始抗炎治疗，可以口服低剂量秋水仙碱。若在症状出现后24～36小时才开始使用秋水仙碱，则可能疗效不佳。

由于秋水仙碱与环孢素A两者都能抑制P糖蛋白的活性。因此，使用钙调磷酸酶抑制剂的受者有秋水仙碱血药浓度上升的可能性，继而有引起肌肉、神经障碍或全血细胞减少症的可能。所以，在使用秋水仙碱治疗期间需要密切观察患者有无神经肌病［如感觉异常、麻木和（或）肌无力］和（或）消化道症状（如腹痛、腹泻和恶心）。应根据秋水仙碱过量症状的性质和严重程度，选择减量、降低给药频率或完全停用该药。此外，在移植受者接受秋水仙碱治疗期间应常规进行临床实验室监测，包括肝、肾功能及血常规等的实验室评估。对于重度肾功能受损者，即eGFR<30 mL/（min·1.73 m²），中至重度肝功能受损者，以及同时伴有无论何种程度的肝/肾功能损伤的肾移植受者不建议给予秋水仙碱。

（2）NSAIDs：若患者不能应用秋水仙碱，可考虑使用口服NSAIDs，但需要密切监测移植肾功能，短疗程NSAIDs（5～7日）一般不会引起显著的不良后果。在痛风症状出现后48小时开始使用NSAIDs最有效。在症状明显减轻后，可逐步减少剂量。在痛风发作完全消退后2日可停用NSAIDs。

虽然短期使用NSAIDs治疗肾移植患者痛风发作，没有明显不良影响，但较长使用NSAIDs治疗肾移植患者痛风可能引发风险。因为抑制肾前列腺素合成可导致eGFR进一步降低，并加重钙调磷酸酶抑制剂的肾毒性，因此会严重损害移植肾功能，导致急性肾功能障碍。因此，建议肾移植受者尽可能避免使用该类药物。

（3）泼尼松：对于大多数有痛风发作的肾移植受者，考虑到在中至重度肾功能受损患者中的安全性，我们建议一线治疗采用口服糖皮质激素。可使用泼尼松（或等效剂量的其他糖皮质激素），0.5 kg/d（30～40 mg），连用3～5日，然后在1周内逐渐减量，直到减至先前用于维持免疫抑制的剂量，若肾移植受者未使用泼尼松维持治疗可完全减停。如果患者合并心力衰竭、控制不良的高血压或对葡萄糖耐受不良，应谨慎使用糖皮质激素，并密切监测。

（4）IL-1受体拮抗剂和IL-1β单克隆抗体：对于不能使用秋水仙碱以及NSAIDs的肾移植受者，有条件还可以考虑短效IL-1受体拮抗剂阿那白滞素，皮下注射100 mg，一日3次，或IL-1β单克隆抗体（卡那单抗，已获欧盟监管机构的批准），用于每年痛风发作至少3次且其他抗炎药无效的患者。但这两种药物目前我国暂未上市，临床经验有限。

（5）若痛风急性发作时患者正在接受降尿酸治疗，例如使用别嘌呤醇、非布司他、丙磺舒、苯溴马隆或聚乙二醇重组尿酸酶等，则应继续使用上述药物而不停药。因为停药不但没有益处，随后重新用药还可能导致痛风再次发作。

（6）特殊人群急性痛风发作的治疗：①急性痛风发作时标准治疗无效的肾移植受者：痛风发作为自限性，一般不会超过2周。若采用持续性抗炎药单药治疗和辅助措施后痛风未缓解，需重新评估诊断，确保急性炎症性关节炎无其他原因（如关节腔内感染等）。尤其需要通过MSU晶体确认痛风，且必须通过关节穿刺排除化脓性关节炎。证实为痛风后的治疗选择包括：联用抗炎药，例如对于已在接受秋水仙碱或NSAIDs治疗的患者，加用糖皮质激素（口服或肠外）；超适应证使用短效IL-1受体拮抗剂，如阿那白滞素。②合并感染的肾移植受者：对于痛风发作的肾移植受者并发全身感染，但炎性关节无感染，如果没有禁忌证，我们可首选秋水仙碱，酌情使用NSAIDs。避免使用任何给药途径的糖皮质激素和IL-1受体拮抗剂。

七、监测降尿酸治疗效果

采用降尿酸治疗时，务必监测血清尿酸水平，以确保实现和维持目标水平。对于开始降尿酸治疗的肾移植受者，监测内容包括：

（1）接受降尿酸治疗的所有肾移植受者：在逐步调整剂量期间应每月监测血清尿酸水平，在加用可能提高血清尿酸水平的药物后也应监测。一旦血清尿酸达到目标水平，第1年每3个月复查1次，之后每6个月复查1次。此外，在大多数移植中心，降尿酸治疗患者每月均要监测全血细胞计数、血清肌酐和电解质。

（2）接受别嘌呤醇或非布司他治疗的肾移植受者：在开始治疗后3个月检测肝功能（血清转氨酶和胆红素），之后每6～12个月检测1次肝功能。接受苯溴马隆治疗的肾移植受者应每月检测肝功能。

（3）在降尿酸治疗初期接受秋水仙碱预防性抗炎的肾移植受者：每年检测1次或2次血清肌酸激酶水平，特别是当同时使用与秋水仙碱有相互作用的药物（如他汀类）时。

八、肾移植术后高尿酸血症患者的预后

肾移植术后高尿酸血症患者的慢性移植肾肾病（chronic allograft nephropathy，CAN）和移植物失功的风险增加。如果在移植后1年内血清尿酸＞480 µmol/L，高尿酸血症可导致CAN并显著降低移植肾长期存活率，可作为预后的预测因子。

九、总结

肾移植术后痛风发作的患者应尽量休息，禁止饮酒，冷敷患部。若在痛风急性发作时可使用秋水仙碱、NSAIDs、促肾上腺皮质激素等药物进

行治疗。若已经服用降尿酸药物，原则上无须终止。对于服用阿司匹林的患者，少量阿司匹林可轻微提高血清尿酸水平，而当剂量较大时会使血清尿酸水平降低，引发疼痛加重或延长发作时间，因此当痛风发作时应避免使用阿司匹林。在痛风性关节炎症状减轻后应停止使用NSAIDs，避免造成AKI。高尿酸血症是肾脏疾病、动脉粥样硬化、原发性高血压、脑卒中、心血管事件的发生和死亡等的独立危险因素。由于移植受者的移植肾功能非常有限，且常伴有高血压、动脉粥样硬化等，再合并高尿酸血症可影响移植肾长期存活，并增加心血管疾病等发病风险。因此，肾移植术后高尿酸血症的科学管理对于移植肾和移植受者的长期存活具有临床意义。

（王婷立）

参考文献

［1］高尿酸血症相关疾病诊疗多学科共识专家组 . 中国高尿酸血症相关疾病诊疗多学科专家共识 [J]. 中华内科杂志 , 2017, 56(3): 235–248.

［2］中国慢性肾脏病患者合并高尿酸血症诊治共识专家组 . 中国慢性肾脏病患者合并高尿酸血症诊治专家共识 [J]. 中华肾脏病杂志 , 2017, 33(6): 463–469.

［3］徐东 , 朱小霞 , 曾学军 , 等 . 痛风诊疗规范 [J]. 中华内科杂志 , 2020, 59(6): 421–426.

［4］中华医学会内分泌学分会 . 中国高尿酸血症与痛风诊疗指南 (2019)[J]. 中华内分泌代谢杂志 , 2020, 36(1): 1–13.

［5］中华医学会 , 中华医学会杂志社 , 中华医学会全科医学分会 , 等 . 痛风及高尿酸血症基层诊疗指南 (2019 年)[J]. 中华全科医师杂志 , 2020, 19(4): 293–303.

［6］黄叶飞 , 杨克虎 , 陈澍洪 , 等 . 高尿酸血症 / 痛风患者实践指南 [J]. 中华内科杂志 , 2020, 59(7): 519–527.

［7］中华医学会器官移植学分会 . 中国肾移植术后高尿酸血症诊疗技术规范 (2019 版）[J]. 器官移植 , 2019, 10(1): 10–15.

［8］FITZGERALD J, DALBETH N, MIKULS T, et al. 2020 American College of Rheumatology Guideline for the Management of Gout[J]. Arthritis Rheumatol, 2020, 72(6): 879–895.

［9］VALSARAJ R, SINGH A K, GANGOPADHYAY K K, et al.Management of asymptomatic hyperuricemia: Integrated Diabetes & Endocrine Academy (IDEA) consensus statement[J]. Diabetes Metab Syndr, 2020, 14(2): 93–100.

［10］SAUTNER J, EICHBAUER–STURM G, GRUBER J, et al. 2022 update of the Austrian Society of Rheumatology and Rehabilitation nutrition and lifestyle recommendations for patients with gout and hyperuricemia[J].Wien Klin Wochenschr, 2022, 134(13114): 546–554.

［11］VARGAS–SANTOS A B, NEOGI T. Management of Gout and Hyperuricemia in CKD[J]. Am J Kidney Dis, 2017, 70(3): 422–439.

［12］Gout: diagnosis and management[S]. London: National Institute for Health and Care Excellence (NICE), 2022.

［13］曾学军, 张昀.《2018 版欧洲抗风湿病联盟痛风诊断循证专家建议更新》解读 [J]. 中华内科杂志 , 2019, 58(10): 745–750.

［14］王海燕 . 肾脏病学 [M]. 3 版 . 北京 : 人民卫生出版社 , 2008: 1–2368.

［15］安振梅 , 王椿 . 高尿酸血症与痛风防治 [M]. 成都 : 四川科学技术出版社 , 2018:1–165.

［16］陈楠 . 肾脏病诊治精要 [M]. 上海 : 上海科学技术出版社 , 2022: 1–457.

第五章
肥胖和肾脏疾病

肥胖是一种与白色脂肪组织相关的全身性疾病，目前已发展成为一种全球性流行病。它与过多的脂肪细胞激素（脂肪因子）失衡、能量平衡系统失调、代谢稳态失衡、促炎状态和多靶器官损伤有关。在临床上，肥胖的表型呈异质性，形成了由不同程度的病态代谢组成的一个谱系。代谢健康的肥胖表型的特征是高胰岛素敏感性，低高血压患病率和良好的空腹血糖、血脂和炎症情况。与代谢不健康的个体相比，这类患者往往有更多的皮下脂肪和更少的内脏脂肪，以及在肝脏、肾脏和骨骼肌中的异位脂肪沉积更少。而代谢异常的肥胖通常是代谢综合征的一部分，具有较高的CKD发病率。肥胖与CKD之间的联系是多方面的、双向的、多层次的、复杂的。这种复杂性可用共同的病理生理途径（如慢性炎症、氧化应激增加和高胰岛素血症）、共同的危险因素集群以及相关疾病（如胰岛素抵抗、高血压和血脂异常）来解释。目前，肥胖及并发症已经成为现代社会面临的严重公共健康问题。随着肥胖患者的日益增多，肥胖相关性肾病（obesity-related glomerulopathy, ORG）的发生率也明显升高。

第一节　肥　胖

随着现代生活方式的转变，高能量食物的摄入增加以及日常能量消耗的减少，全球超重与肥胖人数大幅度上升。1978—2013年，全球超重和肥胖的成年人比例男性从28.8%上升到36.9%，女性从29.8%上升到38.0%。在美国，3个成年人中就有2个属于超重或者肥胖。根据最新的全国统计数据（2015—2019年）：我国成人（≥18岁）的超重率为34.3%、肥胖率为16.4%；预计到2030年，中国成人超重及肥胖的患病率总和将达到61%。由肥胖导致的死亡在慢性非传染性疾病相关死亡中占比约10%，也是我国第六大致死、致残的危险因素。因此肥胖已经成为了公共健康的严重威胁，相关疾病的诊疗任重道远。

一、肥胖的诊断分型

肥胖的实质是脂肪组织过多，WHO将肥胖定义为脂肪不成比例地增加，由此导致疾病风险增高。根据不同的着眼点，临床上有多种肥胖分类方法。如根据发生的原因分为原发性肥胖和继发性肥胖，根据肥胖的部位分为中心性肥胖和外周性肥胖。在评估肥胖程度时，根据BMI进行分级，也可根据肥胖伴发的代谢异常和并发症分为轻、中、重度肥胖。近年来，随着人工智能的应用，临床研究开始尝试人工智能辅助下的肥胖分类方法。2019年美国临床内分泌医师协会（AACE）/美国内分泌学会（ACE）联合提出，使用新的肥胖诊断体系——基于脂肪增多的慢性病（adiposity-based chronic disease，ABCD）分型。A组编码代表肥胖的病因，B组编码代表BMI，C组编码代表肥胖相关并发症，D组编码代表并发症严重程度。这种编码方式可以全面反映肥胖的病因、BMI、并发症和严重程度等，有利于医护人员对病情进行全面评估，并做出针对性的治疗。

1. 原发性肥胖和继发性肥胖

原发性肥胖又称单纯性肥胖，是指单纯由遗传及生活行为因素造成的肥胖。继发性肥胖，指由于其他明确诊断的疾病，如下丘脑、垂体炎症，肿瘤及创伤，库欣综合征，甲状腺功能减退症，性腺功能减退症，多囊卵巢综合征等所致的肥胖，约占肥胖的1%。医源性肥胖是指在治疗疾病中因为药物等治疗手段导致的肥胖，也属于继发性肥胖。

2. 外周性肥胖和中心性肥胖

外周性肥胖指脂肪主要积聚在四肢及皮下，以下半身较多，也称为"梨形肥胖"。中心性肥胖以脂肪聚集在躯干部和腹内为主，内脏脂肪增加、腰部变粗、四肢相对较细，多称为"苹果形肥胖"。中心性肥胖患者更易发生糖尿病、心血管疾病、内脏脂肪沉积等代谢紊乱。

二、肥胖的临床评估指标

1. BMI

BMI（kg/m^2）=体重（kg）/身高（m^2）。根据WHO的诊断标准，BMI 18.5～25.0 kg/m^2为正常体重，25.0～29.9 kg/m^2为超重，≥30 kg/m^2为肥胖。由于亚洲人种的体形有别于欧美人种，1999年WHO发布了针对亚洲人的BMI分级标准：BMI 25.0～29.9 kg/m^2为Ⅰ度肥胖，BMI≥30 kg/m^2为Ⅱ度肥胖。2013年中国国家卫生健康委员会将BMI＜18.5 kg/m^2定义为体重过低，BMI 18.5～23.9 kg/m^2定义为正常体重，BMI 24.0～27.9 kg/m^2定义为超重，BMI≥28.0 kg/m^2定义为肥胖。

2. 腰围、臀围及腰臀比

腰围、臀围及腰臀比是反映中心性肥胖的间接测量指标，可用于预测疾病发生率和死亡率。在大型流行病学研究中，腰围和臀围容易测量，在肥胖症的诊断与治疗中具有较高的价值。中国目前参考WHO标准：成年男性腰围≥85 cm、成年女性腰围≥80 cm，或男性、女性腰臀比＞1.0即可诊断为中心性肥胖。腰围也是定义代谢综合征的关键指标之一，被认为是比BMI更便捷、更有效、与健康风险更紧密相关的测量指标。由于臀围的生物学意义不太明确，近年来的使用有逐渐减少的趋势。

3. 体脂含量

体内脂肪含量和分布情况是肥胖评估的重要指标。正常成年男性的脂肪含量占体重的10%～20%，女性为15%～25%。目前评估体脂含量的方法主要有：皮褶厚度、双能X线吸收法（dual energy X-ray absorptiometry, DEXA）、BIA等。DEXA可较为准确地评估脂肪、肌肉、骨骼的含量及分布，具有良好的重复性及准确性，是目前公认的检测方法。BIA是指给被试者身体通过安全的电流，测量从手腕到脚腕的电流情况。脂肪电阻抗大于非脂肪组织，因此脂肪含量高的人电流通过身体的速度要比脂肪含量低的人慢。BIA操作简便、价廉无创，但精确性低于DEXA，常用于初步筛查。目前多以男性体脂含量≥25%、女性体脂含量≥30%作为肥胖的判定标准。

4. 内脏脂肪面积

内脏脂肪面积（visceral fat area，VFA）是中心性肥胖诊断金标准，可以准确直观地反映内脏脂肪聚积情况，可同时测量皮下脂肪面积。常用的方法有腹部CT和MRI检查，费用较昂贵，目前一般只用作科学研究。中国参考WHO标准将VFA≥80 cm^{2}诊断为中心性肥胖。

三、肥胖的病理生理学

全身的脂肪组织由白色脂肪和棕色脂肪两部分组成。白色脂肪占主要部分，具有内分泌器官的特质。白色脂肪能产生脂肪因子，这些具有代谢活性的因子在肥胖的发病机制和能量稳态调节中起核心作用。棕色脂肪在出生时含量达到峰值，主要供线粒体能量消耗，以产生能量来保护新生儿免受寒冷损伤。棕色脂肪在出生后的最初几周内体积逐渐减少，但在成年后仍会有少量残留，体积与BMI成反比。随着肥胖的发生，机体的脂肪组织不成比例地增加，瘦素、脂联素等脂肪因子的代谢出现紊乱，反过来影响胰岛素敏感性和能量消耗，进一步加重肥胖。

四、肥胖和代谢

虽然肥胖的病因与遗传学、表观遗传学以及环境等客观因素有关，但有最核心的两点机制却是可以干预的，即饮食能量的吸收和能量消耗减少，尤其是后者与久坐少动的生活方式有关。尽管不是所有肥胖患者都会出现代谢异常，但是代谢和神经内分泌异常却是肥胖患者最根本的病理生理学变化，也是导致肥胖相关器官损害的根本原因。肥胖一直以来都是代谢综合征最重要的判定指标。根据目前比较公认的是国际糖尿病联盟在2005年提出的定义，即男性患者的腰围超过90 cm，BMI超过30 kg/m^2；女性患者腰围超过80 cm，BMI超过30 kg/m^{2}被视为代谢综合征患者。

代谢综合征是一组包含胰岛素抵抗、中心性肥胖、高血压、内皮功能紊乱及系统性炎症等多种心血管风险因素的疾病。随着我国肥胖人口的增加，代谢综合征的发病率也呈明显上升趋势，成为心血管疾病的重要危险因素。2009年我国18岁以上人群的代谢综合征患病率达18.2%，并且随年龄递增，60～69岁达高峰。在代谢综合征各诊断要素中，我国患者以合并高血压最为常见（65.4%），其次为血脂异常［男性多合并高脂血症（53.6%），女性多合并低高密度脂蛋白胆固醇血症（49.4%）］。

（陈肖蕾）

第二节　肥胖与肾脏疾病

肥胖与GFR增加相关，有高血压的超重和肥胖患者较理想体重患者罹患CKD的风险更高。美国的一项针对CKD的发病原因的荟萃分析显示，24.2%的男性和33.9%的女性CKD患者发病与肥胖相关，在调整糖尿病和血压等因素之后，超重和肥胖与CKD发病仍然明显相关。肥胖可直接诱发CKD，导致ORG组织病理学变化；也可通过其广泛公认的并发症（如动脉粥样硬化、高血压和2型糖尿病）间接诱发CKD。脂肪组织的生化和内分泌产物促进了ORG的病理生理过程，如炎症、氧化应激、内皮功能障碍和蛋白尿。肥胖的预防和管理在抑制CKD的发展和进展方面可能是至关重要的。肥胖是CKD发病和进展的一个危险因素，一项系统综述和荟萃分析预测，在工业化国家，大约14%和25%的男性和女性分别因超重或肥胖而发生CKD。

流行病学研究结果显示肥胖与老龄、糖尿病、高血压、心血管疾病一样都是CKD，乃至ESRD的独立危险因素。美国肾脏病资料系统的数据显示，在肥胖患者中非透析CKD患者的比例为17.6%，7.9%的患者eGFR<60 mL/（min·1.73 m²），12.5%的患者UACR≥30 mg/g，2.7%的患者合并eGFR降低和白蛋白尿。20岁非糖尿病非高血压的超重患者发生CKD的风险是体重正常者的2～3倍。同样，与正常BMI的个体相比，按WHO分级标准Ⅱ～Ⅲ度肥胖的18～26岁个体发生白蛋白尿的*OR*值为1.76。

在动态血压监测中，肥胖的CKD患者夜间血压下降不明显，更有可能出现液体潴留和周围性水肿。肥胖也是肾结石和肾移植供者发生ESRD的风险因子。对于肾移植受者，肥胖增加了移植物功能延迟的风险，并且还增高了移植后糖尿病的风险。据报道，移植时患者BMI>36 kg/m²是肾移植后预后较差的预测因子，并且具有较高的同种异体移植物失功、移植物功能延迟、慢性同种异体移植物衰竭和手术伤口感染的风险。

一、肥胖相关性肾病的定义

肥胖对肾脏疾病的影响逐渐受到关注。1923年Preble首先报道了1000例肥胖患者中有40%伴有蛋白尿。1974年Weisinger等将以肥胖伴有蛋白尿为特征的疾病正式命名为肥胖相关性肾病。其定义为：BMI≥28 kg/m²，肾小球体积增大，大于3.27×10⁶ mm³，伴或不伴FSGS。ORG起病隐匿，多见于BMI>40 kg/m²的肥胖者，发病率与BMI呈正相关。随着肥胖症发病率在世界范围内的增加，ORG在肾脏病中所占的比例也逐年增加。1986—1990年肾活检患者中ORG比例为0.2%，1996—2000年增长为2.0%，2001—2015年进一步增长为2.7%。一项针对中国人群的研究表明，从2003年至2008年，肾活检患者中ORG的比例从0.62%增长到1.00%。

二、肥胖相关性肾病的发病机制

肥胖导致机体发生一系列的神经—体液异常，表现在高瘦素血症、瘦素抵抗、脂联素缺乏、胰岛素抵抗、肾脏脂代谢异常和高醛固酮血症，引起系统性高血压、容量扩张和肾脏纤维化。肥胖会增加系统性血压在肾小球的传递，增加高血压性肾小球硬化的风险，从而放大了高血压和糖尿病对肾脏的危害。目前，ORG的发病机制尚不十分明确，血流动力学改变、RAAS激活等多方面的因素都参与其中，相互作用。

1. 血流动力学改变

肥胖会导致肾脏血流量、GFR和滤过分数均增加，并且与血压无关。滤过率的增加主要是入球小动脉舒张和出球小动脉收缩所致跨膜压力升高，Na^+的重吸收增加所致。此外，在生理条件下，大部分滤过的Na^+在近曲小管被再吸收；在糖尿病和肥胖患者中，近端肾小管通过钠-葡萄糖共转运蛋白1（SGLT-1）和钠-葡萄糖共转运蛋白2（SGLT-2）使Na^+和葡萄糖重吸收增加，这也导致入球小动脉血管舒张，肾小球静水压和GFR增加。Ang Ⅱ、交感神经兴奋、小管周围胶体渗透压改变等可激活钠转运蛋白，增加近端肾小管对Na^+的重吸收，降低原尿中溶质对致密斑的刺激，从而导致管球反馈失活，入球小动脉扩张。长期的肾小球内高灌注、高滤过和高压力引起毛细血管壁压力升高，内皮细胞、上皮细胞及系膜细胞损伤，进一步导致肾小球基底膜扩张、肾小球肥大及硬化、间质纤维化。另外，超滤对足细胞具有高液体剪切力，可刺激多种炎症介质的分泌，如Ang Ⅱ、血管紧张素受体、TNF-β等，诱导足细胞肥大、凋亡、黏附减少和脱落。

2. 肾素-血管紧张素-醛固酮系统激活

RAAS激活及交感神经兴奋也引起肾脏高灌注、高滤过和肾脏损伤。肥胖人群的脂肪组织大量增加，脂肪组织可产生血管紧张素原，激活RAAS，进而释放Ang Ⅱ和醛固酮。两者均具有收缩血管的作用，而且对出球小动脉的收缩强于入球小动脉，导致肾小球毛细血管压力与GFR增高，最终引发肾脏损伤。Ang Ⅱ可促进TGF-β生成，进而导致肾脏的纤维化和足细胞凋亡。醛固酮增多与内皮功能紊乱、炎症反应以及纤维化有关。

RAAS过度活化可导致Na^+的过度重吸收，从而造成肾性高血压和超滤过。AngⅡ可促进肾小管腔内Na^+-H^+交换和基底外侧的Na^+，K^+-ATP酶的作用，还可激活上皮性Na^+通道，增加近端小管和远端小管对Na^+的重吸收；醛固酮可直接激活盐皮质激素受体，进一步增加对Na^+的重吸收，并加重内皮细胞功能失调和组织纤维化。

3. 胰岛素抵抗

有多条病理生理学途径将胰岛素抵抗和继发性高胰岛素血症与CKD风险的增加联系起来。在肾脏中，胰岛素引发一系列反应，这些反应与内皮功能受损、氧化应激增加以及促增殖、促炎症、促凋亡和促纤维化变化有关。而这些不利影响是由内皮细胞NO生成减少、系膜血管紧张素Ⅱ1型受体表达增强、内皮素-1和生长因子（如TGF-β、IGF-1）生成增加介导的。当脂肪储存过量、脂肪降解加剧，释放大量游离脂肪酸进入门静脉系统，严重阻碍肝脏摄取和灭活胰岛素，导致肝脏糖利用和糖原异生障碍，最终循环胰岛素的浓度增加。脂肪组织还可以释放包括TNF-α和IL-6在内的细胞因子，共同作用导致胰岛素受体的表达下调而产生胰岛素抵抗。胰岛素抵抗刺激多种细胞因子分泌，如IGF、内皮细胞纤溶酶原活化抑制因子等，引起内皮细胞功能紊乱、血管通透性增加、系膜增生和肾小球肥大，从而导致肾脏损害。继发于胰岛素抵抗的高胰岛素血症通过激活远端小管上皮细胞的Na^+通道，使钠盐重吸收增加，导致钠潴留；可刺激肝脏脂蛋白合成增加，导致高脂血症；能直接增加肾小管对尿酸的重吸收，引起高尿酸血症。另外，胰岛素抵抗还会引发代谢综合征、脂肪细胞因子失调及系统性炎症。

4. 线粒体功能紊乱

肾脏是一个持续高耗能的器官，其能量供应主要来自线粒体对脂肪酸的β氧化。脂质超负荷导致脂肪酸吸收和利用紊乱，加剧了脂质在肾脏细胞和组织中的堆积。线粒体功能障碍引起腺苷一磷酸活化蛋白激酶（adenosine monophosphate activated protein kinase, AMPK）活性降低，而脂联素-AMPK转导通路在ORG中发挥调控炎症与纤维化途径的作用。AMPK的活化可减轻肾小球系膜基质的扩张，降低纤维化和促炎因子的水平。线粒体功能障碍会使活性氧产生增多，从而限制线粒体β氧化，并导致脂质沉积，而后者又反过来进一步增加线粒体内活性氧的含量，形成恶性循环。脂质沉积损伤线粒体后，AMPK的活性进一步降低，加重了足细胞的损伤与凋亡。

5. 炎症

脂肪组织不仅具有贮存和提供能量的作用，还能通过分泌多种脂肪因子，如瘦素、脂联素、抵抗素、TNF-α、白细胞介素、血管内皮生长因子和C反应蛋白等，以内分泌的方式调节机体的能量代谢和各种功能。这些脂肪因子使肥胖患者处于慢性低度炎症状态，对心血管、肝脏、肾脏、胰腺等器官组织的代谢和功能产生特异性影响，也在ORG的发病机制中发挥重要作用。

（1）瘦素：主要由白色脂肪组织产生，作用于下丘脑的瘦素受体，参与调节能量平衡、脂肪分布和食欲。肥胖患者处于瘦素水平升高和瘦素抵抗的状态。瘦素与肾小球系膜细胞上的特异性受体结合，上调TGF-β$_1$和TGF-β$_1$受体Ⅱ的表达，刺激细胞外基质增生、Ⅰ型和Ⅳ型胶原纤维合成，促进纤维化形成。瘦素还与位于下丘脑的瘦素功能性受体（ObRb）结合，通过JAK/STAT通路和活化黑皮素-4受体（MC4R），激活PI3K和ERK通路，过度激活交感神经系统，促进肾小管对Na$^+$、水的重吸收，导致肾脏血流动力学改变与肾脏损伤。瘦素还能够诱导内皮细胞氧化应激，促进内皮素-1的分泌，收缩血管，升高血压；激活NF-κB，进一步加重炎症反应。给先天缺乏瘦素的大鼠注射瘦素后可诱发对肾小球内皮细胞的促增殖作用，表现为伴随TGF-β$_1$表达增加的肾小球纤维化和蛋白尿。

（2）脂联素：脂联素是一种保护性的脂肪因子，具有抗炎和胰岛素增敏的作用。主要通过脂联素1型受体和由AMPK控制的信号转导途径来维持足细胞的稳定，降低肾小球滤过膜的通透性。脂联素能明显抑制巨噬细胞中TNF-α的表达，抑制单核细胞与血管内皮细胞的黏附，减轻炎症反应。此外，脂联素可以通过激活AMPK而增加骨骼肌脂质氧化和葡萄糖转运，抑制糖异生；作用于人胰岛素β细胞磷酸化AMPK水平，使胰岛素的分泌增加。因此，脂联素是一种肾脏保护因子。然而，肥胖患者脂联素的水平较低，并且随着BMI的增加逐渐降低。在脂联素敲除的小鼠，尿蛋白的排泄率增高，并出现足细胞的组织学和功能损伤。

（3）胎球蛋白A：胎球蛋白A在肥胖患者体内水平明显升高，与胰岛素抵抗、炎症、肾纤维化有关，也可以抑制脂联素在脂肪细胞中的转录，诱导胰岛素抵抗。

（4）抵抗素：抵抗素是一种主要由脂肪组织和巨噬细胞分泌的多肽类激素，在肥胖患者体内的水平升高，已被认为与胰岛素抵抗的发病机制有关。抵抗素能上调细胞因子MCP-1的表达，而后者与ORG患者的AMPK的活性密切相关。研究显示，许多炎症因子如IL-1、IL-6、TNF-α都可以调节抵抗素的表达。

（5）微炎症状态：肥胖患者循环中单核细胞促炎亚型的增加，可能诱导脂肪组织中M1型巨噬细胞增加，打破单核细胞亚群的平衡，导致脂肪组织慢性炎症，脂肪细胞因子失衡，包括瘦素、TNF-α、IL-6和IL-1生成增加和抗炎性质的IL-10、脂联素生成减少。ORG患者肾组织肥大细胞浸润数量高于正常人，且集中在肾间质纤维化处和肾小球球囊周围，其数量与肾小球球性硬化、节段硬化和间质纤维化过程呈正相关，对肾脏结构和功能造成直接损害。近期的研究显示炎症小体NLRP3激活后可诱导IL-1β和IL-18过表达，在AngⅡ诱导的足细胞损伤和线粒体功能障碍中发挥重要作用，并且抑制NLRP3的活化可减轻ORG的肾脏损伤。越来越多的证据表明，肠道菌群改变、漏肠综合征和内毒素血症在产生或维持炎症状态中起着重要作用。用抗生素治疗高脂肪喂养的小鼠，内毒素血症程度降低，胰岛素敏感性和葡萄糖代谢改善，体重增加减少，肥胖和炎症减少。此外，在病态肥胖患者中也描述了血浆IL-1和caspase-1水平的升高，这可能是炎症小体信号激活的结果，显示了eGFR和IL-1之间的独立关联，并指出炎症小体信号在肾病早期阶段的致病作用。此外，促炎细胞因子也有助于全身性胰岛素抵抗的发展，这也是CKD患者的早期代谢改变。促炎细胞因子的作用加上胰岛素抵抗加剧了这种病理状态，在蛋白尿的发生和肾功能下降中起着重要作用。

（6）脂质代谢异常：长期以来，脂肪组织一直被认为是能量稳态的调节器，但现在它也被认为是一个重要的内分泌器官，通过分泌脂肪因子参与调节炎症、胰岛素反应和代谢稳态。肥胖患者增加的脂肪来自能量正平衡，中心性肥胖导致过多的脂肪堆积在内脏，较周围性肥胖更易诱发各种代谢性疾病。腰臀比与BMI相比，与2型糖尿病、心血管疾病以及CKD的风险关系更紧密。肥胖患者的脂质代谢异常主要指血管周围脂肪堆积、细胞内脂质堆积以及线粒体内脂质沉积。肾脏的脂肪毒性主要源自过量的TG沉积于肾小球和近端肾小管，导致肾小球基底膜和足细胞损伤，膜通透性增加而致脂蛋白脂酶活化剂和白蛋白从尿中丢失。肾髓质的血管周围脂肪沉积导致毛细血管祥功能障碍，造成肾髓质血流量减少和肾小管内血液流速缓慢，Na^+重吸收增多、滤过率增加。细胞内脂质负荷和线粒体内脂质沉积会影响肾小球系膜细胞收缩功能，还能损伤线粒体，降低AMPK的活性，导致足细胞凋亡。在肥胖状态下机体产生的大量游离脂肪酸与高瘦素血症、炎症因子共同作用，降低线粒体对脂肪酸的氧化效率，致细胞内游离脂肪酸及其代谢产物堆积，进一步引发细胞内的氧化应激损伤。

脂肪组织不能通过扩张来适应能量过剩被认为是肥胖与代谢并发症的一个关键机制。这种脂肪组织的功能失调，加上内脏蓄积的脂肪组织对脂肪分解的敏感性增加，可能导致脂肪过量进入循环，并在非脂肪组织中异位积聚，导致代谢异常，即所谓的脂肪中毒。最典型的病变是非酒精性脂肪肝。同样，肾脏也会发生脂肪的沉积，俗称脂肪肾，成为ORG的一个特征。ORG或代谢不健康肥胖患者的肾脏样本显示系膜细胞、近端小管上皮细胞和足细胞中存在广泛的脂质堆积。脂质超载对肾脏造成不利影响，促进免疫细胞浸润和调节不同的信号级联，包括促炎途径的激活、内质网（ER）应激和活性氧的产生、胰岛素抵抗、脂质代谢改变或RAAS过度激活。具体来说，系膜细胞中脂质的积累导致细胞泡沫样变性，进而丧失正常的迁移能力和收缩功能。系膜细胞的适当收缩和舒张对于维持肾小球滤过性至关重要，因此脂质过载介导的系膜细胞功能障碍可能是肾脏疾病进展的重要原因。在肾小管细胞中，脂质超载导致线粒体功能障碍，细胞内脂肪酸氧化不足成为介导这些细胞发生脂毒性的关键因素。脂质超载还会引起炎症细胞因子和细胞凋亡的增加，诱导细胞外基质沉积和之后的肾小管间质纤维化。此外，脂毒性还参与了管状上皮细胞向肌成纤维细胞的转变，即EMT，这一过程长期以来被认为是肾小管间质纤维化过程的关键步骤。脂质代谢改变和（或）脂质沉积也影响足细胞的功能和存活，并在ORG中起着关键的致病作用。过多的脂质积累会干扰对足细胞的正常结构和生存至关重要的胰岛素信号通路。因此，脂毒性和相关的胰岛素抵抗促进炎症、ROS生成增加和肌动蛋白细胞骨架重塑，最终导致足细胞肥大、脱落和凋亡。脂肪中毒诱导的足细胞丢失在剩余的足细胞中引发适应性肥厚反应，如果这种反应持续时间长，就会转变为失适应性，导致所有肾小球的长大和FSGS的发生。异位脂肪堆积的代谢后果不仅取决于脂肪的储存量，而且还取决于积累的脂肪种类的特征。血脂组学分析显示，存在有或无CKD的肥胖患者循环中脂质的类型特征有显著差异，而TG、双甘油三酯、磷脂酰乙醇胺、磷脂酰胆碱和溶血磷脂酰胆碱在合并CKD的肥胖患者中的水平更高。

在发胖过程中脂肪细胞因子和其他生物活性分子由脂肪组织分泌的模式的改变也与肥胖相关代谢障碍的发病机制有关。例如，脂联素水平的降低与肾小球通透性的改变有关。肥胖相关的脂肪细胞肥大也与血管紧张素原分泌增加有关，血管紧张素原是Ang II的前体，这可能是肥胖和CKD之间的联系。肥胖时脂肪组织被巨噬细胞和其他免疫细胞浸润。浸润的巨噬细胞不仅数量增加，而且从所谓的交替激活的M2抗炎巨噬细胞极化为经典激活的M1促炎巨噬细胞。M1巨噬细胞是血管紧张素和多种促炎细胞因子的重要来源，可能在介导肥胖相关代谢疾病的发病机制中起关键作用，包括CKD的诱导和进展。

近年来的影像技术发现，脂肪沉积可能出现在肾脏的不同的区域，包括腹膜后间隙、肾包膜外的肾周区、肾门和肾窦，而肾门和肾窦周围的脂肪最近被认为是肥胖和CKD之间的潜在联系。具体来说，肾门和肾窦周围的脂肪堆积被认为可以通过直接压迫肾外血管（包括动脉和静脉血流以及神经束）来增加肾间质压，增加肾内静脉压，并且肾窦脂肪堆积与高血压和CKD之间有潜在的独立关联。然而，肾窦周围的脂肪在CKD发展中的确切作用仍存在争议。目前，已有MRI和CT等技术可以勾画出肾周脂肪、肾门脂肪和肾窦脂肪。CT测量结果显示肾窦脂肪与BMI、腰围和腹部内脏脂肪呈正相关。更具体地举例来说，肾窦脂肪体积与内脏脂肪体积的比值也被认为是冠状动脉疾病患者冠状动脉钙化的独立危险指标。研究发现糖尿病前期受试者肾窦脂肪量显著增加，并与内脏脂肪量和心血管风险因素相关。

（7）肾组织缺氧：严重肥胖患者的肾组织周围填充大量的脂肪组织，甚至有部分脂肪组织渗入肾实质，局部机械性的压力导致肾组织局部缺血缺氧性损伤。组织缺氧可诱导TGF-β_1合成增加，进一步促进近端小管细胞转化为成肌纤维细胞。另外，大多数患者多数合并阻塞性睡眠呼吸暂停低通气综合征，由此导致的低氧血症和高碳酸血症会进一步加重肾脏缺氧，导致肾小球硬化。

（8）阻塞性睡眠呼吸暂停：肥胖患者常合并阻塞性睡眠呼吸暂停（obstructive sleep apnea, OSA），与正常体重但无OSA的受试者相比，患有OSA的肥胖者醛固酮增多症和难治性高血压的患病率明显更高。通过呼吸暂停低通气指数（AHI）和缺氧指数反映的睡眠呼吸暂停的严重程度与血浆醛固酮浓度成正比。在非透析肾病患者中，OSA的患病率高达65%，且OSA的风险随着eGFR的下降成比例上升。OSA可激活肾交感神经系统，从而引起钠潴留和高血压，加重肾脏血流动力学的改变，进一步诱导ORG的发生。

（9）饮食：一些假设提出，突变和表观遗传因素（即快速生活方式和饮食变化）的组合可能在肥胖相关的CKD中发挥作用。在20世纪下半叶高果糖饮食的消费量急剧增加，与此同时，肥胖和代谢综合征也开始流行。流行病学研究已经证实，富含果糖的食物是氧化应激增加、肥胖和代谢综合征、尿酸合成增加、继发性内皮功能障碍的危险因素，也增加了高血压、含钙肾结石、CKD和糖尿病的发病风险。在小鼠中，果糖增加了盐的敏感性，增强了空肠对NaCl的吸收，并减少了肾小管对Na$^+$的排泄，从而促进肥胖相关高血压的发生。在大鼠中，高果糖饮食促进肾小管细胞增殖和增生、肾小管损伤和间质纤维化，以及炎症细胞浸润。

（10）代谢综合征：近年来的研究显示，代谢综合征也是导致CKD发生的独立危险因素。除本身合并存在的肥胖、高血压及高尿酸等危险因素的影响外，代谢综合征还可通过诱发氧化应激、线粒体功能障碍、微血管重构等机制促进CKD的发生、发展。代谢综合征合并的代谢异常种类越多，发生CKD的风险越高。肥胖和CKD患者体内都存在慢性炎症状态，是心血管疾病死亡的危险因素之一。首先，非透析CKD患者存在肠道菌群改变，肠道炎症使肠上皮屏障功能完整性被破坏，导致"肠漏"和细菌脱氧核糖核酸（DNA）和内毒素进入体循环。流行病学研究表明，高纤维饮食促进内共生细菌的生长，从而防止革兰氏阴性细菌过度生长以及内毒素和肠道源性尿毒症毒素的产生，从而最大限度地减少这些系统性炎症的触发因素。

三、肥胖相关性肾病的病理表现

ORG的特征性病理表现为伴或不伴局灶节段硬化的肾小球肥大。肥大细胞的数量与BMI、血压、肾小管损伤及肾功能恶化之间存在显著的相关性。肾小球肥大，即血管球直径增大、肾小囊腔狭窄。一项研究显示ORG患者的肾小球直径（平均226 μm）明显大于年龄和性别匹配的正常对照的肾小球直径（平均168 μm）。肾小球肥大通常合并系膜增生、基质增多、足细胞肥大伴轻度足突融合。局灶节段硬化定义为肾小球簇被细胞外基质和（或）透明质部分实变，导致毛细血管闭塞。FSGS主要为肝门型，通常见于肥大的肾小球。肾小管及肾间质病变相对较轻，小动脉正常或呈轻至中度玻璃样变，动脉粥样硬化病变较原发FSGS轻。免疫荧光检查常为阴性。二是肥胖相关性局灶节段性肾小球硬化（OB-FSGS）：可出现与经典的FSGS相同的组织学改变，未硬化的肾小球体积仍普遍增大，肾小球毛细血管袢轻度扩张，同时伴节段基底膜增厚。免疫荧光可见肾小球节段硬化区域IgM和C3沉积。电镜下可见足细胞肥大、足细胞密度减少、节段足突融合和足细胞间隙增宽。另外，在系膜细胞、足细胞、近端肾小管上皮细胞都可见到脂质沉积。脂质沉积导致系膜细胞的结构破坏和功能障碍。

四、肥胖相关性肾病的临床表现

ORG多见于成年肥胖患者，老年及儿童肥胖者也可发生；男性多于女性。ORG起病隐匿，患者多在体检时发现尿检异常而就诊。早期主要表现为GFR增高和微量蛋白尿。随着疾病进展，逐渐增加到少到中等量蛋白尿。少数患者可出现大量蛋白尿，很少发生水肿、低蛋白血症。一般无肉眼血尿，镜下血尿也少见或程度较轻。ORG进展相对缓慢，少数患者可发生肾功能不全，甚至进展至ESRD。ORG患者绝大多数合并一项或多项代谢紊乱，如糖尿病、高血压、睡眠呼吸暂停低通气综合征等。

五、肥胖相关性肾病的诊断和鉴别诊断

ORG的临床表现与病理并非特异性表现，需结合临床、病理、实验室检查等结果，在除外其他致病原因后方能做出诊断。

1.诊断依据

（1）超重或肥胖：BMI>28 kg/m²，男性腰围>85 cm，女性腰围>80 cm。

（2）多合并其他代谢异常：脂代谢异常（包括高脂血症、脂肪肝及动脉硬化等）、糖代谢异常（糖耐量下降、糖尿病）、高尿酸血症及其他内分泌代谢异常（高生长激素水平、高胰岛素血症）等。

（3）尿常规提示有少到中量蛋白尿，几乎不会进展到肾病综合征，肾功能正常或轻度异常。

（4）肾脏病理：光镜下可见肾小球体积明显增大，伴或不伴FSGS，电镜检查可见上皮细胞足突融合且范围局限。

（5）应除外其他肾脏疾病。

2.鉴别诊断

（1）糖尿病肾脏疾病：有糖尿病史，伴有糖尿病其他并发症，尤其是糖尿病视网膜病变。主要病理改变为肾小球肥大、肾小球基底膜增厚、系膜区增宽、基质增多，有特征性的K-W结节。可见毛细血管袢微血管瘤、入球小动脉透明变性及动脉硬化等。

（2）特发性FSGS：可表现为肾病综合征，发病年龄较轻。在病理上FSGS患者非硬化的肾小球直径小于ORG患者的肾小球直径。

（3）高血压肾病：多见于中老年人，有多年的高血压病史，一般先出现夜尿增多等肾小管功能受损的症状，尿中蛋白尿一般不超过2 g/L。合并高血压其他靶器官损害。病理表现为良性小动脉硬化症、小动脉内膜增厚、玻璃样变性（以入球小动脉最明显）及管腔狭窄。

六、肥胖及肥胖相关性肾病、阻塞性睡眠呼吸暂停低通气综合征的治疗

ORG尚无特效治疗方法，应采取综合治疗措施。肥胖是导致ORG的根本原因，也是肾脏损伤的独立危险因素，因此对肥胖的干预是本病的治疗关键。另外，减轻蛋白尿、控制血压以及干预其他的代谢异常也有利于延缓甚至逆转肾病的进展。

1. 肥胖的治疗

研究证实体重下降越明显，越有助于尿蛋白的缓解。体重的减轻可从多方面带来肾脏保护作用，包括改善肾脏的血流动力学；抑制全身性慢性炎症；适度的饮食限制使脂肪细胞因子水平趋于正常；提高胰岛素敏感性。荟萃分析显示，减轻体重可明显改善蛋白尿，且与GFR无关。随着BMI的下降，体循环和肾小球囊内压都能有所降低，肾小球高滤过随之改善，有利于逆转肾小球基底膜结构和功能的损伤。此外，减重还能降低血浆肾素、血管紧张素和醛固酮水平。研究证实经饮食控制、运动干预减轻BMI后，ORG患者的尿蛋白排泄率下降了51.33%。

（1）饮食：能量的摄入多于消耗是肥胖的根本原因，因此肥胖患者的营养治疗首先要强调总能量摄入的控制，同时要保证机体蛋白质及其他各种营养要素的供给。维持机体能量的负平衡状态，并持续一定的时间，使BMI逐渐降低，接近目标体重，达到减重的目的。调节饮食习惯是ORG最简单也是最基本的治疗方法，应根据患者的性别、年龄、肥胖类型和程度、体力活动水平等个体化权衡，控制好营养成分间的比例。肥胖患者膳

食模式主要包括低能量饮食、低碳饮食、生酮饮食等，饮食方式和时间的调整包括辟谷、轻断食、间歇性禁食等手段。上述特殊膳食均具有减重作用，但对于不同的患者效果不同，应根据具体情况合理选择，避免不良反应。比如地中海饮食适用于各类人群，特点是多摄入蔬果、豆类、全谷物食品、坚果、橄榄油，适量摄入红酒，少量食用精加工食品、乳制品、红肉及植物油，达到降低心血管疾病风险的目的。而低能量饮食通过减少脂肪和碳水化合物的摄入，使日常饮食的能量减少30%～50%，在医生指导下用于需要减重的人群。另外，ORG患者还需要特别注意控制饮食中的盐摄入量。低盐饮食有利于减少尿蛋白和延缓CKD的进展。已有研究证实低能量饮食可以改善实验性肥胖和糖尿病动物的肾脏组织学变化，还能明显改善血压、血脂以及胰岛素抵抗。饮食能量限制也已被证实有利于提高eGFR和降低UAER。但还没有实质性的试验数据支持特定的饮食模式在促进CKD受试者减重方面的优势。

（2）运动：合理运动是减轻体重所必需的，也有利于肾脏健康。研究发现，适量运动可改善血流动力学、减少肾脏的脂质沉积，促进血液循环，延缓动脉粥样硬化斑块的形成和进展，降低血栓形成风险，从而改善肾功能、减少尿蛋白。但应注意，过度的运动可能导致肌细胞损伤，发生横纹肌溶解，诱发AKI。常见的运动模式包括有氧运动、抗阻运动、有氧合并抗阻运动等。要根据患者的肥胖原因、程度和健康状况来确定安全有效的运动强度，制定科学有效的减重运动处方。中、重度以上肥胖患者常合并2型糖尿病、高血压和冠心病等并发症，首选运动为时间长、强度中等的有氧运动；运动能力较差者也可选择低强度的有氧运动，辅以每周2～3次的抗阻运动。对于有氧运动，建议每周进行150分钟的中等强度或75分钟高强度运动，或者两者相结合，最好是平分在不同日进行。肌肉训练项目建议进行所有肌群的锻炼，中高强度，一周至少2次。因为运动量与降低心血管疾病风险之间存在剂量依赖关系，所以在身体可以耐受的情况下，建议适当增加运动量以获取最大的健康受益。糖尿病患者因在运动过程中、运动后可能出现低血糖，应合理调整降糖药的使用时间和剂量。一旦发生低血糖症状，立即停止运动并及时处理。

（3）肠道菌群调节：近年来的研究发现肠道菌群在肥胖的发生机制中发挥重要作用。肥胖与特定的肠道菌群互为因果，正常菌群的失调会影响能量的代谢平衡，促使肥胖的发生；而肥胖又是肠道菌群多样性下降的一个重要诱因。饮食、运动等生活方式改变，药物、手术等减重措施都可以部分达到纠正肠道菌群紊乱的效果。另外，有研究发现高膳食纤维饮食通过促进肠道菌群的生长，可部分改善肾脏功能。

（4）心理及行为治疗：肥胖人群中焦虑、抑郁、进食障碍等心理问题的发生率明显高于正常人群，而这些心理问题反过来又可能引起压力性进食，进一步加重肥胖或者导致减重效果不佳。因此，肥胖的治疗不仅仅局限于生活方式的干预、手术减重等生理层面，更应关注患者的心理干预，包括心理评估及心理、行为治疗。在治疗过程中，患者还要寻求来自家庭成员、亲朋好友、医护人员或其他一些社会群体的支持，以巩固积极的心态、行为和治疗效果。

（5）药物治疗：当超重或肥胖患者通过生活方式干预无法达到减重目标时，可采用药物治疗减重。目前，国内获得批准的减重药物仅有奥利司他。FDA批准用于减重的药物有奥利司他、利拉鲁肽等。以利拉鲁肽为代表的GLP-1受体激动剂可调节脂质代谢通路以抑制肾脏脂质积累，是ORG的潜在治疗方法。研究显示GLP-1通过降低足细胞自噬水平恢复ORG动物的胰岛素敏感性并改善肾损伤。许多新型的减重药物正在进行上市前的临床试验。①奥利司他：特异性胃肠道脂肪酶抑制剂，通过抑制胃肠道的脂肪酶和胰酶，减少肠腔黏膜对脂肪的吸收。推荐剂量为120 mg，每天3次，随餐服用，服药1年的减重幅度为2.9～3.6 kg。常见不良反应有腹痛、脂肪泻、肛门排气增多等，影响脂溶性维生素的吸收，需要做相应的补充。②利拉鲁肽：GLP-1受体激动剂，作用于下丘脑，增加饱食信号，减少饥饿信号，通过抑制食欲和延缓胃排空来减少食物摄入。一天一次皮下注射用药，起始每日0.6 mg，最大剂量每日3 mg。用药1年的减重幅度为4.8～8.4 kg。常见不良反应有恶心、呕吐、腹痛、腹泻、便秘等。目前中国国家药品监督管理局仅批准用于2型糖尿病的治疗，尚未批准用于肥胖的治疗。③司美格鲁肽：属于长效GLP-1受体激动剂，2021年FDA批准其用于减重，剂量为每周2.4 mg。在一项纳入了1961例患者的研究中，司美格鲁肽的减重效果显著。减重≥10%、≥15%和≥20%的比例分别为75%、55%和35%。除此以外，与安慰剂组相比，司美格鲁肽组患者的收缩压（降低5.9 mmHg）、舒张压（降低2.4 mmHg）、HbA1c（降低0.3%）都更低，并且C反应蛋白和生活质量均有所改善。主要不良反应是胃肠道反应和肝胆并发症。④替尔泊肽注射液（tirzepatide）：一种双重葡萄糖依赖性促胰岛素多肽（GIP）和GLP-1受体激动剂。在SURMOUNT-1研究中，纳入了2539例成人非糖尿病肥胖患者，证实与安慰剂比较，替尔泊肽注射液减重效果明显。在高剂量组，分别有78%、63%和40%的患者减轻了≥15%、≥20%和≥25%的基线体重。⑤芬特明/托吡酯：拟交感神经胺类厌食药物，促进下丘脑释放儿茶酚胺，通过减少食欲减重。托吡酯可增强γ-氨基丁酸神经递质活性、调节电压门控离子通道、抑制兴奋性谷氨酸受体或碳酸酐酶，抑制食欲和增强饱腹感。口服用药，芬特明、托吡酯最大剂量分别为15 mg、92 mg，一天一次。药物副作用较多，包括心率较快、情感障碍、自杀倾向、青光眼等。禁用于甲状腺功能亢进及心血管疾病患者。⑥安非他酮/纳曲酮：安非他酮是去甲肾上腺素、5-羟色胺、多巴胺再摄取的弱抑制剂，可增加大脑中特定受体的多巴胺水平，抑制食欲。纳曲酮是阿片样受体拮抗剂，两种药物协同抑制下丘脑饥饿中枢，减少食物摄入。口服用药，安非他酮、纳曲酮最大剂量分别为180 mg、16 mg，一天2次。不良反应包括恶心、头痛、便秘、头晕、呕吐、口干、血压升高、心率加快等。禁用于高血压未控制的患者。

（6）减重手术：对饮食、运动等生活方式调节后，减重效果不佳的过度肥胖患者，可以考虑减重手术。研究已证实减重手术能够使体重下降至少30%，是严重肥胖患者长期减重最有效的措施。减重手术可改善肥胖相关的心血管代谢危险因素，也能减少ORG患者的肾小球高滤过状态，显著降低尿蛋白，提高合并2型糖尿病的ORG患者的生存率。另外，减重手术可通过降低血清尿酸、TG水平及血压进一步延缓ORG的发展。针对治疗效果，减重代谢手术后多余体重减少率（percentage of excess weight loss, %EWL）可＞70%，肥胖相关糖尿病、高血压、多囊卵巢综合征、睡眠呼吸暂停低通气综合征等缓解率均≥80%，手术远期收益，如代谢疾病的缓解及心脑血管疾病受益也得到了循证医学的证明。目前国内最常用的手术方式为腹腔镜袖状胃切除术，占减重手术的95%以上。其他手术方式包括腹腔镜胃旁路术及各种胃肠转流手术。一例表现为肾病综合征的ORG患者在施行减重手术后的第3周，尿蛋白就从术前的4.8 g/24 h降到了1.8 g/24 h。Serra等的研究显示，肾功能正常或轻度异常的ORG患者在进行减重手术后，患者的BMI和蛋白尿同步下降，并且在随访9年后没有出现病情的反复。由此可见减重手术对ORG的长期有效性。减重手术可同时减少脂肪组织和肌肉组织，后者可导致血清肌酐降低和eGFR下降速度减缓。一些研究表明，在减重手术10年后，不同类型手术组新发白蛋白尿率无差异。减重手术后24个月进展为肾衰竭的风险可降低70%，5年后可降低60%。

在手术治疗前应首先明确减重手术的治疗目的是纠正代谢异常、改善生活质量、减少肥胖相关死亡风险，切忌盲目手术。2018年美国代谢和减重外科学会（ASMBS）声明：对于BMI 30～35 kg/m^{2}并伴有肥胖相关疾病的患者，非手术治疗不能有效减轻体重、改善代谢性疾病，需考虑手术治疗。而对于亚太人群，BMI＞27.5 kg/m^{2}的2型糖尿病患者在必要的时候可考虑手术治疗。根据《中国肥胖及2型糖尿病外科治疗指南（2019版）》的意见，单纯性肥胖患者的手术适用范围为：①27.5 kg/m^2≤BMI＜32.5 kg/m^{2}患者经生活方式改变和内科治疗难以控制，且至少符合2项代谢综合征指标，或存在合并症，经综合评估后可考虑手术；②32.5 kg/m^2≤BMI＜37.5 kg/m^{2}患者推荐手术；③BMI≥37.5 kg/m^{2}患者建议积极手术。

少数患者在减重手术后可能发生比较严重的并发症，如肾结石、草酸盐肾病以及AKI，需要加以警惕。对于儿童、青少年、老年、合并严重器官功能障碍的肥胖患者，须经多学科综合诊疗讨论明确是否手术。以下情况是减重手术的禁忌：①明确诊断为非肥胖型1型糖尿病者；②以治疗2型糖尿病为目的的患者，其胰岛β细胞功能基本丧失；③BMI＜25.0 kg/m^{2}的患者；④妊娠期糖尿病及某些特殊类型糖尿病患者；⑤滥用药物或酒精成瘾或患有难以控制的精神疾病者；⑥智力障碍或智力不成熟，行为不能自控者；⑦对手术预期不符合实际者；⑧不愿承担手术潜在并发症风险者；

⑨不能配合术后饮食及生活习惯的改变，依从性差者；⑩全身状况差，难以耐受全身麻醉或手术者。

（7）肥胖治疗新技术和新设备：近年来临床医生、营养学家、医学工程技术人员联合开发了一系列帮助限制摄食量、减少营养吸收的新技术或新设备，其中部分已获批进入临床使用，部分仍处于临床试验阶段。①胃内球囊技术：通过吞咽方式或胃镜在胃腔内置入一定容积的外源性填充物（球囊），占据胃部分容积，以减少进食量、增加饱腹感，达到减重目的。适用人群为BMI＞24 kg/m²的超重和肥胖患者。禁忌人群：各种原因导致的胃肠道功能异常和正在治疗胃肠道疾病的服药患者，对球囊材料过敏者及妊娠期女性等。②Aspire Assist胃造瘘装置：经皮向胃腔内置入造瘘导管，在进食20分钟后，以动力水泵向胃腔内注水，将胃内的食物及时淘洗出体外，以达到不影响进食，但减少有效摄食量的目的。目前该装置已获得FDA正式批准，用于BMI为35～55 kg/m²、经保守治疗未能有效降低体重的患者。术后一般不良事件主要为皮肤切口处粗糙、腹痛和恶心、呕吐，偶见胃溃疡、造瘘导管真菌感染和胃瘘。③VBloc迷走神经阻断器：通过腹腔镜将脉冲发射电极环绕胃迷走神经，电极与体外脉冲控制器进行无线对接，体外脉冲控制器通过发射电脉冲至电极，干扰、阻断胃迷走神经传导，使胃肠蠕动减缓变弱、消化液分泌减少，从而维持饱腹感，并降低胃肠消化吸收功能，以达到减重效果。④Revita十二指肠黏膜热消融技术：通过胃镜将热消融探极置入十二指肠黏膜下层，通过加热作用使部分十二指肠黏膜细胞变性，从而失去吸收功能，降低葡萄糖吸收，达到降低血糖和减重效果。适用于合并2型糖尿病的肥胖患者。⑤胃左动脉栓塞：通过血管介入对胃左动脉进行栓塞，使胃黏膜相对性缺血从而减少胃促生长素的分泌，以减少胃饥饿感并达到减重效果。

（8）肥胖的中医药治疗：在中医学理论中，肥胖的主要病机为本虚标实，本虚多为脾肾气虚，标实多为痰湿膏脂内停。结合患者的形体表征、代谢水平及中医证候特征，将肥胖分为"脂人、肥人、膏人、肉人"等类型。在药物治疗上推荐使用功效为益气健脾、祛湿、消食化积的单味中药、中成药或者复方。针灸也被用作减重的补充疗法，但目前还缺乏充分的长期有效性的证据。

2. 肥胖相关性肾病的治疗

（1）RAAS抑制剂：肥胖本身是一种RAAS过度激活和高醛固酮状态。目前关于RAAS抑制剂对ORG的疗效认识并不一致。理论上讲，ACEI/ARB可发挥减少蛋白尿、改善胰岛素抵抗、延缓肾脏病变的进展的作用。来自于不同研究的结果显示使用ACEI/ARB治疗肥胖伴蛋白尿的患者或者活检证实为ORG的患者后，尿蛋白的下降幅度可为30%～80%，血清肌酐无明显变化。一项研究将雷米普利用于慢性蛋白尿的肾病患者，结果显示，与非肥胖患者相比，肥胖患者对雷米普利的降尿蛋白和肾保护作用更为敏感。另有随访性研究显示，如果不同时采取减重措施或者BMI进一步增加，RAAS抑制剂的降尿蛋白作用可逐渐减弱。由此可见，减重仍然是ORG治疗持续获益的前提条件。目前的研究结果表明，随RAAS抑制剂的剂量增加，其降尿蛋白的作用更显著。另外，醛固酮抑制剂也能减轻ORG患者的蛋白尿。

（2）利尿剂：肥胖患者通常合并高血压、睡眠呼吸暂停和CKD，这些情况大多合并水钠潴留。利尿剂可能在减少夜间液体再分配、降低睡眠呼吸暂停的严重程度和改善血压的多种机制中发挥有利作用。噻嗪类利尿剂配合每日饮食钠限制在1.5～2.0 g，被认为可以促进RAAS抑制剂减少尿蛋白排泄的效果。对于更晚期的CKD G4～G5期，噻嗪类药物效果减弱，建议首选袢利尿剂。当使用利尿剂时，应严格评估患者的容量情况、血压、AKI或电解质紊乱，尤其是警惕低镁血症和低钾血症的发生。

（3）改善胰岛素抵抗：增强机体对胰岛素的敏感性是治疗ORG的关键环节。有文献报道，胰岛素增敏剂可减轻肾功能障碍，防止肾功能进一步恶化。

TZD：是常用的胰岛素增敏剂，通过激活过氧化物增殖物激活受体γ起作用，增加外周组织对胰岛素的敏感性、改善胰岛素抵抗。除此之外，TZD可增加HDL水平，降低TG水平，同时促进LDL由小颗粒LDL向较大颗粒LDL转化，减少动脉粥样硬化发生的风险。同时，TZD还可降低炎性标志物如C反应蛋白等水平，延迟动脉粥样硬化的发生，对脂肪肝具有改善作用。需要注意的是TZD导致的水钠潴留可能加重心力衰竭风险，存在心功能不全的患者应谨慎使用。Miyazaki等的研究显示，2型糖尿病患者在连续使用罗格列酮3个月后，胰岛素敏感性增强、血清的脂联素水平增高且UAER下降。

SGLT-2抑制剂：可改善胰岛素抵抗、高血压和血脂异常，同时增加尿葡萄糖排泄、降低尿微量白蛋白排泄、减少肾脏氧化应激，从而改善肾损伤。上述作用不依赖于药物的降糖效应，主要通过降低交感神经的张力，增加管球反馈，收缩入球小动脉来提供肾脏保护作用。在CKD人群中，SGLT-2抑制剂显示出特殊的效果，比如在已经使用RAAS抑制剂的糖尿病患者中使用可进一步延缓疾病向ESRD的进展，降低透析、肾脏疾病导致的移植或死亡的风险，对不同阶段的CKD，甚至是eGFR基线值较低的患者，都表现出肾脏保护作用。然而，尽管有这些显著的有益作用，并且有一些报道称这类药物可轻度减轻体重，目前还没有SGLT-2抑制剂被专门批准用于CKD肥胖患者的治疗。事实上，在DAPA-CKD试验中，使用达格列净的非糖尿病受试者的平均BMI为（29.4 ± 6.0）kg/m^2，这表明SGLT-2抑制剂即使是在患有肥胖和CKD的非糖尿病人群中使用也发挥阻碍肾脏疾病进展的作用。

二甲双胍：二甲双胍也可通过增加机体对胰岛素的敏感性、改善高胰岛素血症来治疗ORG。另外，二甲双胍还具有抗纤维化、抗炎作用。动物实验发现，二甲双胍能改善代谢紊乱，上调肾脏AMPK活性，减少TNF-α的表达以及肾脏脂质沉积，从而减轻肾脏损伤、降低UAER。

GLP-1受体激动剂：前文已提到GLP-1受体激动剂已被广泛证明其在改善体重控制和血糖方面的有益作用，然而，还缺乏在CKD人群中以减重作为主要结果的研究。在ORG治疗方面，动物研究已证实利拉鲁肽可以明显改善高脂饮食诱导的肥胖大鼠肾组织病理损伤，如肾小球肥大、硬化及肾间质纤维化，并使24小时尿蛋白显著下降

非奈利酮：非奈利酮是一种新型的非甾体盐皮质激素受体拮抗剂。它作为一种治疗肥胖相关CKD的药物的作用尚未确定，但最近来自FIDELIO-DKD和FIGARO-DKD试验的数据发现，在选定的一组患者中，使用非奈利

酮可减少心血管事件和肾衰竭结局。有趣的是，服用芬烯酮的患者的平均BMI高于25 kg/m²，这意味着非奈利酮在DKD人群中的益处也存在于肥胖的受试者中。在小鼠模型上，非奈利酮显示出直接激活肩胛间棕色脂肪组织的作用，这提示该药物可被用于治疗CKD背景下的肥胖。

（4）抗氧化剂：近些年的研究结果显示，抗氧化剂可减轻线粒体功能紊乱，已成为治疗ORG的潜在药物。如抗氧化剂SS-31，是一种靶向心磷脂的四肽，可保护线粒体嵴结构，减轻肾小球内皮细胞和足细胞的丢失，抑制巨噬细胞浸润和促炎因子、促纤维化细胞因子的上调。此外SS-31还可以恢复肾脏的AMPK活性。番茄红素可能通过抑制NF-κB和TNF-α来预防和治疗ORG中的氧化应激反应。褪黑激素是阻止线粒体氧化损伤的关键因子，对维护线粒体的形态和动力学产生益处。有研究报道称，这种激素可能对血脂调节和胰岛素抵抗产生有益影响，也影响肠道微生物群和炎症。另外还有学者发现小剂量的对乙酰氨基酚可减少肾脏的脂质沉积，抑制内质网应激相关的信号传导，进而减轻细胞凋亡和蛋白尿。然而，上述药物基本都还处于动物研究阶段，需要进行更多的研究来评估它们在人体治疗中的有效性和安全性。

（5）代谢异常的治疗：针对ORG患者同时伴发的高血压、高脂血症、高尿酸血症和高凝状态，需要同时有针对性地治疗。调脂以他汀类药物为主，降脂的同时还能抑制内皮细胞炎症反应、抑制系膜细胞增生和细胞外基质的分泌，减轻肾小管间质炎症和纤维化。

（6）中医治疗：ORG的中医发病机制是脾肾双亏，痰浊瘀阻，治疗以健脾、补肾、调肝为主。有文献报道，黄连可以减轻ORG大鼠肾组织中肾小球肥大、系膜增生和足细胞的消失并降低肾脏质量，同时还可以缓解ORG小鼠的血脂异常并降低尿蛋白。此外，有研究表明大黄素可以使肥胖小鼠的肾皮质过氧化物酶体增殖物激活受体γ表达增加，从而降低肥胖小鼠肾皮质的氧化应激水平。

3. 阻塞性睡眠呼吸暂停低通气综合征的治疗

OSAS包括睡眠期间上呼吸道肌肉塌陷、呼吸暂停或口鼻气流量大幅度降低，导致间歇性低氧、睡眠片段化、交感神经过度兴奋、神经体液调节障碍等。该类患者中高血压的发病率为35%～80%。首先，患者应进行生活方式的改变，包括减重、戒烟、适当运动、侧卧位睡眠等。对轻度OSAS的患者，建议行口腔矫正器治疗；轻度OSAS但症状明显（如白天嗜睡、有认知障碍、抑郁等），或并发心脑血管疾病和糖尿病等的患者，以及中、重度OSAS患者（AHI>15次/小时），建议给予无创通气（CPAP）治疗。持续气道正压可显著降低难治性OSAS合并高血压患者的收缩压和舒张压，并有助于恢复血压夜间下降的生理模式。此外，使用盐皮质激素受体拮抗剂螺内酯已被证明可以显著改善通气，缓解低氧血症，降低血压以及血浆醛固酮水平。

（陈肖蕾）

参考文献

［1］PREBLE W E. Obesity: Observations on one thousand cases[J].Boston Med Surg J,1923,188: 617-621.

［2］KAMBHAM N, MARKOWITZ G S, VALERI A M, et al. Obesity-related glomerulopathy: An emerging epidemic[J]. Kidney Int, 2001, 59(4): 1498-1509.

［3］XU T, SHENG Z, YAO L. Obesity-related glomerulopathy: pathogenesis, pathologic, clinical characteristics and treatment[J]. Front Med, 2017, 11(3): 340-348.

［4］MALLAMACI F, RUGGENENTI P, PERNA A, et al. REIN study group.ACE inhibition is renoprotective among obese patients with proteinuria[J]. J Am Soc Nephrol, 2011, 22(6): 1122-1128.

［5］TSUBOI N, KOIKE K, HIRANO K, et al. Clinical features and long-term renal outcomes of Japanese patients with obesity-related glomerulopathy[J]. Clin Exp Nephrol, 2013, 17(3): 379-385.

［6］宗慧敏，王霞，刘春蓓. 肥胖相关性肾病的研究进展 [J]. 中国全科医学，2019, 22(17): 2030-2035.

［7］ELSAYED E F, SARNAK M J, TIGHIOUART H, et al. Waist-to-hip ratio, body mass index, and subsequent kidney disease and death[J]. Am J Kidney Dis, 2008, 52(1): 29-38.

［8］SHEN W W, CHEN H M, CHEN H,et al.Obesity-related glomerulopathy: body mass index and proteinuria[J]. Clin J Am Soc Nephrol, 2010, 5(8): 1401-1409.

［9］中华医学会内分泌学分会，中华中医药学会糖尿病分会，中国医师协会外科医师分会肥胖和糖尿病外科医师委员会，等 . 基于临床的肥胖症多学科诊疗共识 (2021 年版)[J]. 中华内分泌代谢杂志，2021, 37(11): 959-972.

［10］AMINIAN A, CHANG J,BRETHAUER S A, et al. ASMBS updated position statement on bariatric surgery in class Ⅰ obesity（BMI 30 ～35 kg/m^2）[J]. Surg Obes Relat Dis, 2018, 14(8): 1071-1087.

［11］SCHAUER P R, NOR HANIPAH Z, RUBINO F.Metabolic surgery for treating type 2 diabetes mellitus: now supported by the world's leading diabetes organizations[J]. Cleve Clin J Med, 2017, 84(7 Suppl 1): S47-S56.

［12］中华医学会外科学分会甲状腺及代谢外科学组，中国医师协会外科医师分会肥胖和糖尿病外科医师委员会 . 中国肥胖及 2 型糖尿病外科治疗指南 (2019 版)[J]. 中国实用外科杂志，2019, 39(4): 301-306.

［13］REN Y, WANG D, LU F, et al.Coptidis Rhizoma inhibits NLRP3 inflammasome activation and alleviates renal damage in early obesity-related glomerulopathy[J]. Phytomedicine,2018,49:52-65.

［14］张丽，孙耀，刘宝华，等 . 大黄素对高脂饮食小鼠肾皮质氧化应激的影响 [J]. 山西医科大学学报，2019, 50(3): 271-275.

［15］KE B, SHEN W, FANG X, et al. The NLPR3 inflammasome and obesity-related kidney disease[J]. J Cell Mol Med, 2018, 22(1): 16-24.

［16］贺丹丹，张雅茹，贾俊亚，等 . 肥胖相关性肾小球病治疗研究进展 [J]. 实用医学杂志，2019, 35(7): 1181-1184.

［17］HUAN Y, TOMASZEWSKI J E, COHEN D L. Resolution of nephrotic syndrome after successful bariatric surgery in patient with biopsy-proven FSGS[J]. Clin Nephrol, 2009, 71(1): 69-73.

［18］SERRA A, ESTEVE A, NAVARRO-DÍAZ M, et al. Long-term normal renal function after drastic weight reduction in patients with obesity-related glomerulopathy[J]. Obes Facts, 2015, 8(3): 188-199.

［19］KIORTSIS D N, CHRISTOU M A. Management of Obesity-Induced Kidney Disease: A Critical Review of the Literature[J]. Obes Facts, 2012, 5(6): 821-832.

［20］LAKKIS J I, WEIR M R. Obesity and Kidney Disease[J]. Prog Cardiovasc Dis, 2018, 61(2): 157-167.

［21］RAO B B, BHATTACHARYA A, AGRAWAL V.Renal outcomes of bariatric
     surgery in obese adults with diabetic kidney disease[J]. J Nephrol, 2014, 27(4):
     361–370.

［22］GRIFFIN K A, KRAMER H, BIDANI A K. Adverse renal consequences of
     obesity[J]. Am J Physiol Renal Physiol, 2008, 294(4): F685–F696.

［23］SARAN R, ROBINSON B, ABBOTT K C, et al. US Renal Data System 2017
     annual data report: epidemiology of kidney disease in the United States[J]. Am J
     Kidney Dis, 2018, 71(3 Suppl 1):1–2.

［24］MEIER–KRIESCHE H U, ARNDORFER J A, KAPLAN B. The impact of
     bodymass index on renal transplant outcomes: a significant independent risk
     factor for graft failure and patient death[J]. Transplantation, 2002, 73(1): 70–74.

［25］KAMBHAM N, MARKOWITZ G S, VALERI A M, et al. Obesity–related
     glomerulopathy: an emerging epidemic[J]. Kidney Int, 2001, 59(4): 1498–1509.

［26］MIYAZAKI Y, CERSOSIMO E, TRIPLITT C, et al. Rosiglitazone decreases
     albuminuria in type 2 diabetic patients[J]. Kidney Int, 2007, 72(11): 1367–1373.

［27］SANDINO J, MARTÍN–TABOADA M,MEDINA–GÓMEZ G, et al. Novel Insights
     in the Physiopathology and Management of Obesity–Related Kidney Disease[J].
     Nutrients, 2022, 14(19): 1–12.

［28］WANG Y, CHEN X, SONG Y, et al. Association between obesity and kidney
     disease: a systematic review and meta–analysis[J]. Kidney Int, 2008, 73(1): 19–
     33.

第六章
血脂异常和肾脏疾病

第一节　脂代谢异常和慢性肾脏病

高脂血症是由血脂摄入和（或）代谢异常引起的，导致高胆固醇血症、高甘油三酯血症或两者兼有（合称高脂血症）。CKD患者多伴发脂代谢异常，一方面肾脏疾病本身可引起血脂异常，另一方面脂代谢紊乱又会加重肾脏疾病的恶化，是CKD进展的独立危险因素。CKD患者由于参与脂质代谢的关键酶活性降低、脂质转移蛋白和受体的减少及尿毒症毒素的影响，常合并脂质代谢的异常，表现为血清胆固醇、TG水平的升高以及HDL的降低。并且，血脂水平随着肾脏病变的进展而持续升高，表现出与胰岛素抵抗患者相似的继发性血脂异常。反过来，高脂血症也在CKD的发生、发展中起重要作用。当能量摄入逐渐超过身体在脂肪组织（白色脂肪组织）中储存脂肪的能力时，各种来源的循环脂质溢出到非脂肪组织，如肌肉、肝脏、肾脏和胰腺，形成"异位脂质堆积"。在肾脏中，脂质可以沉积在几乎所有类型的细胞中，包括系膜细胞、足细胞和近端小管上皮细胞。在喂食高脂肪饮食（high-fat diet, HFD）的小鼠中，高水平的中性脂类

（如胆固醇）和磷脂将导致近端小管脂质化。研究发现，CKD的发病率和血清胆固醇、TG水平升高显著相关，并且高脂血症引起的心血管疾病风险增加又严重影响了CKD患者的预后。一项长达10年的随访研究发现，伴有高胆固醇血症、低HDL水平和高TG水平的CKD患者的蛋白尿风险比增加。日本的一项针对社区的横断面研究也显示高血脂血症与低GFR相关。一项荟萃分析显示，90%的CKD患者总胆固醇水平高于6.2 mmol/L，超过80%未接受血液透析治疗的CKD患者LDL水平高于3.4 mmol/L。除了总胆固醇、TG（酯化脂肪酸）水平外，过量的非酯化脂肪酸（也称游离脂肪酸、NEFAs或FFAs）和长多不饱和复合脂类也会加重CKD患者的病情。目前已有足够的流行病学证据支持脂质累积和CKD的进展之间的因果联系。通过CT定量的肾窦脂肪显示与Framingham 心脏研究参与者的CKD 风险增加有关。

一、脂质性肾损害的机制

高脂血症导致肾损害的机制尚未完全阐明，目前的研究结果显示主要与脂质的代谢异常、肾组织脂质沉积以及脂质引起的炎症反应有关。早在20世纪80年代，Moorhead等学者就提出了"脂质肾毒性"假说，并得到了较多的认同。支持这一假说的学者认为高脂血症可导致炎症、ROS产生和内源性电应激。有证据表明，肾脏细胞内脂质沉积导致内质网氧化应激、细胞骨架改变和炎症因子激活，可引起系膜细胞、足细胞和近端小管细胞的结构和功能改变。高水平的白蛋白结合长链饱和脂肪酸可促进肾小管损伤和肾间质纤维化的进展；过量的氧化HDL（ox-HDL）诱导炎症因子，包括TNF-α、CC基序趋化因子2和IL-6，并增加ROS的产生。肾近端小管细胞是肾脂质沉积的主要部位之一。肾小管全基因组分析显示，在小鼠和人肾间质纤维化模型中，许多重要的线粒体酶和脂肪酸氧化调节因子PPAR α和PPAR γ的表达降低，导致细胞内脂质沉积增加。TG的积累也被发现加速肾小管纤维化。近端小管细胞似乎比肾脏的其他细胞群更容易受到脂质毒性的影响，可能归因于它们的代谢需要更高的能量消耗，而这些能量只能由线粒体水平的氧化磷酸化提供。因此，脂质诱导的线粒体损伤可能对近端小管细胞造成灾难性的影响。脂质诱导的毒性也促进肾小球硬化的发展。喂食高能量食物32周的大鼠肾脏表现为慢性炎症、高ROS水平和肾小球纤维化。

1. 脂蛋白

脂蛋白根据密度大小可分为乳糜微粒、VLDL、LDL和HDL。脂蛋白极易氧化成脂质过氧化物和二次氧化产物，刺激单核细胞和巨噬细胞释放促炎因子和趋化因子，导致炎症反应，从而加速CKD的进展。HDL具有保护LDL免受氧化损伤的能力，故而可能通过减少血管损伤来发挥肾脏保护作用。多种因素造成了CKD患者的IDL和LDL的清除和代谢率降低，比如脂蛋白脂肪酶的生成减少、内皮细胞功能障碍、IDL和LDL的结构变化使其不易被代谢，以及介导脂蛋白再摄取的受体减少等。在逆向胆固醇转运方面，HDL分子不会随着肾衰竭的进展而衍化成熟，从而将富含TG的新生HDL分子留在体循环中。此外，与健康人相比，CKD患者中的HDL分子也由于对氧磷酶活性的降低而损失了抗氧化能力。ox-LDL在慢性肾脏病患者的循环及肾间质中累积，通过促进巨噬细胞募集、增强氧化应激及促进促炎因子的表达而引起肾脏损害。另外，ox-LDL还可通过激活ERK和NF-κB而降低肾小管细胞中保护性蛋白Klotho的表达。

2. 载脂蛋白

多个载脂蛋白在肾小球中滤过，并在肾单位中被近端小管细胞分解。测量CKD患者载脂蛋白水平的研究表明载脂蛋白A-Ⅳ和载脂蛋白B通过肾脏排泄，其血清水平往往随着GFR的下降而升高。在胰岛素抵抗和CKD患者中，HDL降低，主要是由于载脂蛋白A-Ⅰ的分解代谢率增加。载脂蛋白M在肾脏中有表达，通过调节前β-HDL的形成和胆固醇反向转运来调节脂质代谢，在高脂血症患者中水平升高。在近端肾小管细胞中，载脂蛋白M通过与巨蛋白结合而阻止巨蛋白介导的胞饮作用，引起蛋白尿。

3. CD36

CD36是一种多功能跨膜糖蛋白，介导ox-LDL的摄取，在肾近端和远端小管上皮细胞、足细胞、系膜细胞、微血管内皮细胞和间质巨噬细胞中高度表达。CD36是肾脏中主要的脂肪酸摄取系统，似乎在CKD的进展中发挥核心作用。肾损伤的患者和动物中的肾脏CD36水平升高。在CKD合并

DKD患者中，肾脏CD36表达水平较高，并与肾脏脂质的异常沉积有关。与相应的野生型动物相比，缺乏CD36的小鼠显示出较少的肾脏脂质沉积，并且更不容易发生肾损伤和相关并发症。在巨噬细胞中，CD36水平被证明与细胞内ox-LDL水平相关。ox-LDL被代谢为9-羟基十八烯酸和13-十八烯酸，它们激活PPARγ，后者是一种参与脂肪形成的转录因子。PPARγ激活也通过反式激活CD36基因启动子形成正反馈，从而增加CD36的表达。在足细胞中，CD36介导的棕榈酸摄取导致ROS水平、线粒体膜电位去极化、ATP消耗和凋亡途径的激活呈剂量依赖性增加。此外，在动物实验中显示，脂肪酸可以通过诱导CD36配体——血栓反应蛋白1的表达来触发肾小管上皮细胞和足细胞的凋亡。除了ox-LDL，已知促进炎症和动脉粥样硬化的晚期氧化蛋白产物（AOPPs）和AGEs也被CD36识别为底物。CD36还可以与Na^+/K^+- ATP酶相互作用，并在与各种循环配体结合后促进炎症和氧化应激。高脂肪饮食增加了某些CD36的配体水平，增强了近端小管细胞和巨噬细胞之间$CD36/Na^+/K^+-ATP$酶依赖的炎症旁分泌环，从而促进了慢性炎症、氧化应激和肾脏纤维化的发展。另外，CKD本身的慢性炎症状态也会诱导CD36的表达，从而加重肾脏损害并加速疾病的进展。

4. 脂肪酸转运蛋白

脂肪酸转运蛋白（fatty acid transport protein，FATP）的功能为促进细胞摄取游离脂肪酸。最近的研究表明，异常的FATP介导的转运直接影响脂质稳态，进而引发肥胖、血脂异常、糖尿病和其他疾病。虽然关于FATP生理作用的知识主要来自对脂肪组织的研究，但该家族的一些成员，特别是FATP1（SLC27A1）、FATP2（SLC27A2）和FATP4（SLC27A4）也在肾脏中高表达。在大鼠肾脏疾病模型中，高水平的L-FATP（肝型FATP）促进了大鼠小管上皮细胞的增殖，加重了间质炎症。

5. 其他

脂质诱导的肾小球硬化也可能是固醇调节元件结合蛋白1（SREBP-1）、TGF-β₁、VEGF和炎症通路协同激活的结果。另外，脂质积累可以启动内质网应激，增加系膜细胞和肾小管上皮细胞中的TNF-α

或IL-6的水平，导致ROS的产生增加，对肾脏产生直接毒性作用。最近的一项研究工作发现，脂肪甘油三酯脂肪酶（ATGL）催化脂肪细胞TG水解的初始步骤，可影响肾脏脂质含量。与相应的野生型动物相比，缺乏ATGL的小鼠肾脏中TG水平显著升高，并伴有蛋白尿，足细胞的凋亡比率增高。另外，肾脏中脂质沉积的其他潜在机制可能与多能间充质组细胞（MMPCs）的失调有关。MMPC分化障碍被推测与继发于肾功能损害的尿毒症环境相关。

二、慢性肾脏病的抗高脂血症治疗

针对高脂血症导致的肾脏脂毒性，目前临床上还缺乏相应的治疗方法和药物，在治疗上仍以降脂治疗为主。

1. 3-羟基-3-甲基戊二酸单酰辅酶A还原酶抑制剂

目前临床用于治疗高胆固醇血症的经典药物是HMG-CoA还原酶抑制剂，即他汀类药物。该类药物是有效的降脂药物，可降低心血管疾病患者的死亡率。它们的作用机制较复杂，但最显著的是效应是竞争性抑制HMG-CoA还原酶，减少胆固醇的合成，同时增加肝脏表面的LDL受体的数量，优化对循环LDL的提取。几项主要研究表明，他汀类药物治疗在CKD患者中有积极的心血管保护作用。然而在透析患者中使用他汀类药物是否获益尚存争议。4D（die deutsche diabetes dialyse）研究揭示了阿托伐他汀对血液透析患者的心血管死亡、非致死性心肌梗死或非致死性卒中的复合主要终点无统计学意义。AURORA试验显示，透析患者开始使用瑞舒伐他汀可降低LDL-C水平，但对心血管死亡、非致死性心肌梗死或非致死性卒中的复合主要终点无统计学显著影响。因此，还需要更多的大型随机对照研究来明确抗高脂血症治疗在CKD中的作用。另有多项研究探讨了CKD患者在他汀类药物治疗下蛋白尿和GFR的进展。有研究已证实他汀类药物具有不依赖于降脂作用的肾脏保护效应，可减轻蛋白尿，但不能改善GFR。但也有大规模随机对照试验显示，在适当的药物治疗（ACEI或ARB）和优化的血压控制下，再加用他汀类药物对CKD患者的蛋白尿没有明显改善；

且随机接受阿托伐他汀和非他汀类降脂治疗的患者之间CKD的进展率没有差异。KDIGO指南建议在CKD患者中使用他汀类药物主要是针对有心血管风险因素的患者，包括：已知的冠状动脉疾病（心肌梗死或冠状动脉血管重建术），糖尿病，既往缺血性卒中，或估计基于Framingham风险评分的冠状动脉死亡/非致命性心肌梗死的10年发生率＞10%。他汀类药物的风险和益处应在开始使用前向患者说明，常见的副作用包括他汀相关肌肉症状、糖尿病、中枢神经系统不适、横纹肌溶解和罕见的他汀诱导的坏死性自身免疫性肌病。此外，慢性血液透析患者不应起始他汀类药物的治疗，但在透析开始前已经接受治疗的患者可以继续使用。总的说来，因为没有足够的证据推荐他汀类药物单独用于肾脏保护，因此CKD患者是否需要使用他汀类药物应取决于是否有动脉粥样硬化疾病的危险因素。

2. 前蛋白转化酶枯草杆菌蛋白酶Kexin-9抑制剂

前蛋白转化酶枯草杆菌蛋白酶Kexin-9（PCSK9）是一种编码在1号染色体上的丝氨酸蛋白酶，可降低肝脏和肝外LDL受体水平。结合PCSK9后，细胞膜上的LDL受体被靶向进行溶酶体降解，从而阻止了全身LDL的摄取，使血液中LDL不能清除，导致高胆固醇血症。目前，有两种被批准使用的针对PCSK9的人单克隆抗体——阿莫罗布单抗（alirocumab）和依洛尤单抗（evolocumab），与PCSK9结合后，抑制循环型PCSK9与LDL受体的结合，从而阻止PCSK9介导的LDL受体降解。最终结果是LDL受体水平增加，尤其是在肝细胞表面，从而有利于机体更有效地去除循环LDL分子。此外，在接受PCSK9抑制剂治疗的患者中，致动脉粥样硬化的脂蛋白a［lipoprotein（a），Lp（a）］颗粒的血清水平可呈剂量依赖性方式降低达30%。PCSK9抑制剂治疗患者Lp（a）减少的机制尚不清楚，推测可能由LDL受体介导。研究显示，在他汀类药物治疗中加入依洛尤单抗可进一步降低LDL水平并诱导冠状动脉粥样硬化消退。除了2%的受试者出现注射部位反应外，PCSK9抑制剂治疗通常具有良好的耐受性，不良事件较少。PCSK9在CKD中的生理学效应还需要进一步探索，有证据表明PCSK9血浆浓度与GFR无关，但在蛋白质消耗的情况下（如肾病综合征或腹膜透析）升高。从FOURIER研究的事后分析中得出的初步结果表明，PCSK9抑制剂可能在CKD各阶段提供心血管益处。

3. 反义载脂蛋白（a）靶向治疗和其他降脂药物

目前的研究认为，Lp（a）是一个具有前途的治疗血脂异常和动脉粥样硬化的靶点，特别是在CKD患者中。目前最受关注的是针对apo（a）——Lp（a）的主要结构载脂蛋白的特定反义寡核苷酸（ASO）。使用ASO对抗Lp（a）转基因小鼠apo（a）的研究表明，ASO显著降低Lp（a）水平。ISIS-APO（a）Rx是针对于人的ASO，它与成熟的人apo（a）转录本的外显子24～25剪接位点结合。ISIS-APO（a）Rx在人体实验中进行了评估，结果显示，与基线Lp（a）水平无关，使用最高剂量时平均Lp（a）减少78%，最大减少92%。因此，虽然尚在研发之中，但ASO为血脂异常患者提供了一种新的治疗策略。ASO在CKD人群中的作用尚未确定。

4. 依折麦布

美国心脏病协会推荐使用依折麦布作为已在服用他汀类药物进行二级预防且LDL为1.81～4.90 mmol/L的ASCVD患者的辅助治疗。依折麦布可以安全地用于CKD患者，并且如SHARP试验所示，当与他汀类药物一起服用时，显示出明显的降低心血管疾病风险的益处。

5. 降低甘油三酯治疗

贝特类药物是PPARα的激活剂，通过分解代谢富含TG的颗粒和减少VLDL的分泌，降低血清TG水平。贝特类药物已被证明可以改善心血管结局，以及减少蛋白尿和保护CKD患者的GFR。然而，它们在ESRD患者中的使用受到限制。ω-3 PUFA具有众所周知的降低血清TG的作用，但作用机制仍然不清楚，可能与脂蛋白脂肪酶活性增加，进而增加脂肪分解有关。在血液透析患者中进行的研究证实ω-3 PUFA的补充显著降低了血清TG水平，但对其他脂蛋白有不同的影响。

（陈肖蕾）

第二节　载脂蛋白E相关肾小球疾病

近些年，由载脂蛋白E（apolipoprotein E，apoE）组成的脂蛋白异常引起的各种肾小球疾病逐渐被大家认识。apoE是一种重要的载脂蛋白，在脂蛋白代谢中起核心作用。apoE突变引起的脂蛋白代谢异常与多种疾病有关，包括心血管疾病、神经系统疾病和感染性疾病等。其中，与肾脏疾病相关的有几种值得注意的病理改变，这些改变被归类为apoE相关肾小球疾病，主要包括apoE2纯合子肾小球病和伴杂合子apoE突变的脂蛋白肾病（lipoprotein glomerulopathy，LPG）。目前对LPG的研究较为深入和成熟。

一、载脂蛋白

载脂蛋白分子与脂质结合，形成脂蛋白，并参与脂蛋白代谢。apoE是一种多功能蛋白，主要在肝脏内合成，也存在于其他一些组织和细胞，包括大脑、肾脏、脂肪细胞和巨噬细胞。apoE与TG和胆固醇一起组成VLDL、IDL和HDL，在脂蛋白的清除中发挥关键的调节作用。apoE是一种由317个氨基酸组成的糖蛋白，由19号染色体上的一个基因编码。它在N端分化出一个由18个氨基酸组成的信号肽，并在细胞外分泌一个由299个氨基酸（分子量约34 000 Da）组成的成熟蛋白。apoE可分为2个主要结构域，每个结构域具有不同的结构和功能。N端结构域（氨基酸1～191）由4个α螺旋组成，包括LDL受体结合区（氨基酸136～150）和硫酸乙酰肝素蛋白多糖（HSPG）结合区（氨基酸142～147）。C端结构域构成1/3的apoE分子（氨基酸216～299），对脂质的结合至关重要。尤其是氨基酸244～272区域内的残基形成两个α-螺旋，介导apoE与脂蛋白的结合。此外，铰链区（氨基酸192～215）中的蛋白酶敏感环可能在这两个结构域的结合中起着不可或缺的作用。人apoE基因有3个等位基因（ε2、ε3和ε4），分别表达为apoE异构体E2、E3和E4。apoE3是最常见的亚型，存在于70%以上的普通人群中。与apoE3的氨基酸残基相比，在*apoE2*基因的158位，一个半胱氨酸取代精氨酸；在*apoE4*基因的112位，一个半胱氨酸和一个精氨酸取代半胱氨酸。apoE1、apoE5和apoE7被称为小异构体，是具有不同氨基酸取代基的几种变体。目前已证实，apoE不同亚型与人类疾病的不同易感性有关。E2亚型与LDL受体的亲和力仅为E3亚型与LDL受体亲和力的1%，导致脂质清除紊乱和Ⅲ型高脂血症；E4亚型主要与中枢神经系统疾病相关，如阿尔茨海默病；E5亚型参与了肾损伤，而*apoE3*携带者通常血脂正常。

apoE主要在内源性脂代谢中发挥重要作用。当外源性脂质从肠绒毛进入血液时，形成新的乳糜微粒，从HDL中获得apoC和apoE。一些乳糜微粒被身体组织利用，而剩余的乳糜微粒通过与apoE和低密度脂蛋白受体相关蛋白（LRP）相互作用进入肝脏。肝细胞分泌含apoE的VLDL，这些VLDL转化为IDL。IDL的后续代谢可分为apoE与LRP相互作用或代谢成LDL两种途径。因此，IDL和VLDL的降解部分依赖于apoE，这也许可以解释为什么它们在apoE相关疾病的患者血液中的浓度会升高。

除*apoE*突变外，最近的研究表明，巨噬细胞在涉及*apoE*的脂蛋白代谢中发挥着各种作用，它们的过度活跃或抑制也参与了apoE相关肾小球疾病的发生，是导致了不同类型肾脂质沉积病的重要因素。具体见"脂蛋白肾病"部分内容。

二、载脂蛋白E2纯合子肾小球病

1974年，Amatruda等人详细描述了一例Ⅲ型高脂血症患者伴有泡沫细胞的肾小球病变，基因检测显示该患者为*apoE2*纯合子。此后，*apoE2*纯合子被确定为Ⅲ型高脂血症的病因，全球相继报告了10例与此相关的肾小球病变的病例。Kawanishi等人在一篇综述文章中将这些病例总结为apoE2纯合子肾小球病。这些病例的组织学特征为肾小球硬化伴明显的泡沫状巨噬细胞浸润，当合并糖尿病时往往难以与DKD相鉴别。然而，由于其中一些患者并没有糖尿病，因此可以推测，这种以泡沫状巨噬细胞为特征的肾小球病变与Ⅲ型高脂血症的异常脂质沉积有关。据Sakatsume等报道，一些*apoE2*纯合子肾小球病病例显示脂蛋白血栓或非免疫性内皮下和上皮下电子致密物沉积，但在这些脂蛋白血栓中未检测到类似于脂蛋白肾小球病变中的板层样结构。考虑到*apoE2*纯合子肾小球病的发生是基于血清TG、VLDL和IDL升高的Ⅲ型高脂血症，因此有人推测apoE2参与了这些不含板层样结构的肾脏脂蛋白血栓的形成，具体机制可能不同于LDL-C引起动脉粥样硬化的发生。另有研究结果显示，apoE2确实与一些肾小球疾病的发生、进展相关。比如DKD很可能受到apoE2异常脂代谢的影响。此外，Yorioka等人报道血清apoE2水平与IgA肾病的严重程度相关，还有一些研究提示*apoE2*等位基因可能参与了ESRD的进展。

三、膜性肾病样载脂蛋白E2沉积病

最近，在非近亲携带者中发现了一种新的肾小球疾病，这些携带者拥有一种新的突变apoE Toyonaka（Ser[197]Cys）和apoE2纯合子的组合。电镜显示大量电子致密物沉积于肾小球基底膜的上皮下区、内皮下区和系膜区。这些病理表现类似于与自身免疫性疾病相关的继发性膜性肾病，如狼疮性肾炎Ⅴ型，而非特发性膜性肾病。然而，在高倍电子显微镜图像上的微泡或微囊的出现，以及免疫荧光染色非特异性IgG和C3的沉积，驳斥了这种疾病系免疫相关性的推测。同时，免疫组化研究和串联质谱检测发现肾小球中有apoE的沉积，血清中apoE水平极高，但却不合并高脂血症。这些结果均提示*apoE*突变与本病相关。在对*apoE*基因进行分析后发现，*apoE* Toyonaka位于一个等位基因的铰链区，并与*apoE2*纯合子结合。目前除了几种非侵入性单核苷酸多态性外，铰链区域的突变还未见报道。因此，*apoE* Toyonaka可能是铰链区域内第一个在apoE相关疾病中发现的起病理作用的突变。由于apoE的结构和功能稳定性是由连接两端的铰链区域介导的，因此变形的铰链区域可能显著影响了apoE的三维结构，这不仅导致N端结构域与LDL受体之间的连接断开，还导致C端结构域与脂质之间的连接断开。而当*apoE* Toyonaka导致铰链损伤时，*apoE2*纯合子的与脂质连接的C端结构域将发生功能障碍，从而阻止了由N端结构域与LDL受体结合缺陷引起的

Ⅲ型高脂血症。突变后的不含脂质的apoE反而可能沉积在肾小球内，并在上皮下区诱导电子致密物沉积。这与apoE分子相对较小并富含精氨酸，而精氨酸是一种带正电的氨基酸，可以穿过肾小球基底膜有关。因此，*apoE* Toyonaka可能在有钉突形成的非免疫膜性肾病样损伤中起关键作用。

四、载脂蛋白E5相关性肾病

apoE5是apoE的小亚型之一，与apoE4相比，在等电聚焦实验中，apoE5被检测到具有更高的正电荷。在遗传方面，世界范围内已经报道了几种*apoE5*的变异，比如*apoE5*（Glu3Lys）在日本总人口中的相对频率约为0.1%。有人认为，尽管*apoE5*携带者的LDL受体结合活性比野生型*apoE3*携带者的LDL受体结合活性高2倍，但他们仍具有发生高脂血症和动脉粥样硬化的风险，这是因为含有apoE5的脂蛋白的高摄取导致LDL受体下调，进而可能诱发高胆固醇血症。然而，目前关于apoE5的研究很少，其作用的确切机制尚不清楚。

第一例与apoE5相关的肾脏疾病是Miyata等报道的一例脂蛋白肾病。研究者在该患者中鉴定了*apoE2*和*apoE5*的杂合*apoE*突变（Glu3Lys）。Takasaki等也报道了一例*apoE* Sendai和*apoE5*（Glu3Lys）组合的脂蛋白肾病。从文献报道看来，*apoE5*杂合子相关的脂蛋白肾病病例数似乎在增加，而且这些病例都表现出高甘油三酯血症（＞400 mg/dL）。虽然在这些病例中都发现了*apoE5*的特异性突变体，如*apoE* Chicago或*apoE* Sendai，但目前仍不清楚apoE5在脂蛋白肾病的发病机制中发挥了怎样的致病作用。不过，apoE5引起的高甘油三酯血症很可能是脂蛋白肾病的诱因。

五、脂蛋白肾病

脂蛋白肾病是一种与脂质代谢紊乱密切相关的肾脏疾病，以肾小球毛细血管袢内脂蛋白栓子形成及血脂代谢异常为主要表现。该疾病是一种少见肾病，目前全世界已有200多例病例报道，大多数发现于我国、日本和其他东亚国家。不同文献报道的发病年龄在4～69岁，平均年龄30岁，男女患病比例约为3∶2。目前关于脂蛋白肾病的报道主要是个案报告，发病率尚不清楚，多为散发，少数为不完全外显的显性家族性遗传发病。患者均有高脂血症和明显蛋白尿，多数为肾病综合征水平的蛋白尿。本病目前尚无特效治疗手段，预后较差，约50%的患者在疾病发展的后期会进入到ESRD。

1. 疾病认知历史

日本学者Saitô在1988年的日本肾脏病年会上报道了2例具有相似临床表现的肾损害患者，肾脏病理都显示肾小球毛细血管中脂蛋白沉积。1989年病例报道首次发表在英文学术期刊上。该疾病不累及其他器官，肾脏病理的特征性改变明显区别于其他类型的脂代谢紊乱。由于在肾小球沉积物中存在脂蛋白，并且血脂异常特点与Ⅲ型高脂血症相似，所以该疾病被命名为脂蛋白肾病。Ⅲ型高脂血症以胆固醇和TG升高、不完全分解的富含TG的脂蛋白沉积、浆状黄瘤和快速进展的动脉粥样硬化为特征。过去认为Ⅲ型高脂血症基本见于apoE纯合子突变（apoE2/2）的个体，在杂合型突变中罕见。1991年，Oikawa等人报道了脂蛋白肾病患者的apoE水平异常升高，而且所有患者都有罕见的apoE亚型（5例为E2/3，1例为E4/4）。这些发现首次证明了apoE高血脂血症与特殊的apoE亚型相关并最终导致了脂蛋白代谢紊乱。此后，又陆续报道了家族性的脂蛋白肾病。迄今，共有17种与脂蛋白肾病相关的apoE突变被鉴定出来，这也表明了apoE基因的DNA分析是鉴定脂蛋白肾病最重要的手段。

2. 脂蛋白肾病的流行病学

由于对该疾病认识的提高和基因检测技术的进步，近些年被检测出了脂蛋白肾病的病例数逐渐增多。据文献报道，估计到2022年初，至少有274例病例报道。脂蛋白肾病具有明显的区域性和家族聚集性。中国和日本报道的病例数最多，主要集中在中国西南部和东南部以及日本中部和中北部。从全世界范围看，apoE Kyoto（Arg25Cys）是最常见的突变，在中国、日本、法国和美国都有报道。apoE Sendai（Arg145Pro）突变主要分布在日本中北部，但却从未见于中国的报道。2014年来自中国的一篇文献报道了

35例经肾活检证实的脂蛋白肾病，这些患者来自31个无血缘关系的汉族家庭，均居住在四川盆地的一个县城。作者推测这些患者很可能都源自共同的基因祖先，即"始祖效应"，由此显示出脂蛋白肾病具有在相同遗传背景的区域人群中聚集的特点。另一些研究也报道了脂蛋白肾病家族聚集的病例，从而支持该疾病单基因遗传的特点。相关文献数据显示，大约60%的病例明确诊断时的年龄较轻，在18～45岁。

3. 脂蛋白肾病的病因和发病机制

脂蛋白肾病的发病机制尚未完全明确，目前认为主要是LDL受体结合位点或其周围的*aopE*的突变导致脂蛋白代谢异常所致。

多数脂蛋白肾病患者可检出*apoE*突变，提示该疾病与*apoE*突变有密切关联。目前已发现约17种与脂蛋白肾病相关的*apoE*突变，其中较多的是*apoE* Sendai突变：455 CGT→CCT，即Arg被脯氨酸（Pro）取代。国内LPG相关突变多数为*apoE* Maebashi（Arg142–Leu144→0）和*apoE* Kyoto（Arg25→Cys）。目前发现的脂蛋白肾病患者*apoE*突变中，除了*apoE* Chicago（Arg147→Pro）为纯合子E3/3突变外，其余基因型均为杂合子病变。与Ⅲ型高脂血症的系统性脂质沉积不同，脂蛋白肾病的脂蛋白沉积仅局限于肾脏，造成这种现象的病理生理机制尚不明确，可能与*apoE*突变导致脂蛋白与肾小球结合及黏附能力增强、清除和吸收障碍有关。*apoE* Sendai突变改变了分子中间的α螺旋结构，使蛋白质的三维结构变异，导致脂蛋白颗粒变小，只沉积于肾小球。有研究发现*apoE* Sendai与LDL受体结合力下降的同时，与肾小球细胞表面和基质的硫酸乙酰肝素蛋白多糖的结合能力增强，从而使肾小球对脂蛋白的清除能力受损，诱发*apoE* Sendai在肾小球聚集形成脂蛋白栓塞。*apoE* Kyoto突变虽然发生在LDL受体结合区域之外，但其与脂蛋白受体结合的能力依然下降，原因可能是第25位的Arg残基暴露在apoE表面，相互之间形成二硫键，导致apoE的聚集。另外，*apoE* Kyoto的脂蛋白受体活性仅为正常的10%，与肾小球内皮细胞表面富含TG的脂蛋白亲和力增高30%～50%，但脂蛋白的吸收能力却没有增强，导致脂蛋白更倾向于肾小球内皮下沉积。肝脏apoB/E受体结合apoE2的能力低于apoE3，从而导致了携带*apoE2*基因型的LPG患者血清apoE水平升高。同时apoE2比apoE3多带一个负电荷，肾小球基底膜的阴离子屏障使apoE2的清除率降低，进而导致脂蛋白更易黏附于肾小球基底膜并沉积于毛细血管腔中。目前关于其他*apoE*突变导致脂蛋白肾病的发病机制研究很少，是否与上述机制相同仍是未知。

（1）apoE蛋白结构稳定性降低：正常的apoE蛋白具有高度螺旋化结构，能够在不同的三级结构之间转化以结合脂质或蛋白质。研究发现，不同的突变蛋白表现出不同的蛋白结构稳定性。值得注意的是，这几种常见突变的共同结果特征是精氨酸被脯氨酸残留物所取代。目前普遍认为脯氨酸残基可以破坏跨膜螺旋，已知在 α 螺旋结构中间插入脯氨酸残基会使其不稳定性超过3 kcal/mol。这些突变的apoE蛋白都表现出螺旋度降低，导致结构稳定性下降，即使在37℃的生理温度下也表现为蛋白质变性。变性的蛋白质表现出稳定性下降和聚集趋势增加，当疏水表面暴露时，apoE可能更容易聚集并形成较大的脂蛋白颗粒。

（2）apoE与不同受体的结合能力降低：研究发现，突变的apoE与不同受体的结合能力降低。与野生型相比，*apoE* Kyoto和*apoE* Sendai对LDL受体的结合能力显著降低，分别仅为10%和5%。apoE结合能力的降低导致脂蛋白的降解和积累受损，这与观察到的在LPG中很常见的高脂血症，特别是VLDL和IDL升高是一致的。值得注意的是，apoE2与LDL受体的结合能力仅为正常值的1%以下，而apoE2诱导的Ⅲ型高脂血症仅存在血脂异常而无病理性肾脏改变，这表明LDL受体结合能力受损可能不是肾损害的决定因素。虽然*apoE* Sendai突变使ApoE与LDL受体的结合能力降低到5%，但与硫酸乙酰肝素蛋白多糖的结合能力降低到66%。有研究提出猜想，保留的硫酸乙酰肝素蛋白多糖结合活性可以使富含apoE的脂蛋白进入Disse空间并附着在Disse空间上，这在脂蛋白的初始快速清除步骤中至关重要。硫酸乙酰肝素蛋白多糖在Disse空间中的含量也很丰富，可能在介导这种增强的结合中发挥重要作用。当apoE到达Disse空间聚集时，在正常情况下会通过与LDL受体相互作用进入肝脏，但突变后的apoE失去了与LDL受体的结合能力，无法进入肝脏进行代谢。由于硫酸乙酰肝素蛋白多糖在肾小球基底膜高度表达，它可能在脂蛋白的肾脏沉积中起作用。与上述猜想相印证的是，有证据表明，*apoE* Chicago与肾小球毛细血管的结合能力增强，*apoE* Kyoto与人脐静脉内皮细胞的结合能力增强。

（3）Fc受体γ和巨噬细胞的功能缺陷：既往家系调查研究显示，脂蛋白肾病是一种具有不完全外显率的显性遗传性疾病，这提示*apoE*突变可能并非导致LPG的唯一原因，而是一种多因素调控的过程。目前认为巨噬细胞的Fc受体γ（FcRγ）缺陷也参与了脂蛋白肾病的致病机制。正常巨噬细胞通过其表面FcRγ摄取与免疫复合物或C反应蛋白结合的LDL，使LDL不在正常组织中沉积。动物研究结果显示FcRγ缺陷的巨噬细胞LDL受体活性降低，摄取LDL的功能障碍，从而使得巨噬细胞清除脂蛋白的能力下降，大量的脂蛋白在细胞外区域聚积，并发展成脂蛋白血栓，而无巨噬细胞的泡沫化。研究发现，在FcRγ链基因敲除小鼠中，肾小球中出现了以脂蛋白血栓为特征的LPG样病理改变。FcRγ功能障碍诱发的清道夫受体缺乏可能抑制巨噬细胞摄入脂类，并促进脂蛋白血栓的形成。在正常情况下，巨噬细胞具有几种不同的途径来识别和清除ox-LDL，包括依赖清道夫受体和Fc受体。研究者在LPG中观察到清道夫受体CD36的急剧下降，巨噬细胞对ox-LDL摄取的部分减少可能导致脂蛋白沉积在肾脏中。

研究者还从动物实验中获得了更直接的证据。当将*apoE3*基因型或*apoE* Sendai突变引入FcRγ和*apoE*双敲除小鼠时，两种小鼠都发生了脂蛋白血栓形成，并且具有*apoE3*的小鼠比具有*apoE* Sendai基因型的小鼠在肾脏中显示出更多的脂蛋白血栓。这种现象在野生型*apoE*小鼠中是不存在的。在FcRγ缺陷小鼠和FcRγ野生型小鼠中引入*apoE3*均显示脂蛋白血栓形成，并且在FcRγ缺陷小鼠中表现更加严重。研究结果还发现，由FcRγ缺乏引起的巨噬细胞损伤不足以导致LPG的发生，因为FcRγ缺乏且apoE正常的小鼠没有脂蛋白血栓形成。然而，在异种*aopE*，特别是*aopE3*引入的条件下，FcRγ缺陷小鼠可能发生严重的LPG。

另外，巨噬细胞也能产生少量apoE，被认为在抑制高脂血症和动脉硬化中发挥作用。研究表明，在接受骨髓移植的小鼠中，产生*apoE* Sendai的巨噬细胞的表达在诱导LPG时可以防止动脉粥样硬化的发生。由此可见，巨噬细胞可能在apoE相关脂蛋白代谢中发挥多种作用，它们的过度活跃或抑制可能是不同类型肾脂质沉积的重要原因。

（4）肾内因素可能促进肾小球脂蛋白沉积：*apoE*突变和巨噬细胞功能缺陷仍然不足以解释为什么LPG中脂蛋白只沉积在肾小球毛细血管中，而与动脉粥样硬化等其他疾病沉积表现不同。研究者推测内源性肾小球因子可能与*apoE*突变和脂蛋白异常相互作用而诱发LPG。一方面因结构的特殊性，肾小球毛细血管网内血液的剪切力极高，血液循环中的乳糜微粒或VLDL被冲向管壁，造成毛细血管的狭窄甚至栓塞，而肾脏之外脏器的血管几乎不受累。另一方面，与正常蛋白质相比，突变的apoE蛋白可能呈现不同的电荷，使得它们对带负电荷的肾小球基底膜具有更高的亲和力。另外，肾小球毛细血管的弯曲结构也可能有助于脂蛋白的沉积。

（5）氧化应激：氧化应激在脂蛋白肾病发病机制中也起到一定作用。正常apoE具有抗氧化作用，作用位点位于apoE与受体的结合区域。*apoE*突变后其抗氧化作用受到损害，可造成氧化应激损伤，导致脂蛋白在肾小球毛细血管内沉积，进而引起系膜增殖，加剧血管袢内腔的阻塞。有研究对脂蛋白肾病患者肾小球内聚集的脂蛋白进行成分分析发现了不同脂质过氧化反应蛋白。长期以来，人们一直认为高脂血症可能通过炎症、ROS产生、内源性电应激等途径直接或间接地在肾脏病理中发挥有害作用。在这些途径中，氧化应激可能是特别重要的机制。据报道，在一名LPG患者的肾脏中发现了羧甲基赖氨酸（CML）、4-羟基壬烯醛（HNE）蛋白和丙二醛（MDA）赖氨酸。这些物质是脂质过氧化的产物，可以与基质组织蛋白共价交联，并进一步改变其结构和功能。它们也可能通过交联细胞表面蛋白对肾脏实质细胞产生直接影响，以减少细胞内反应。由于apoE的抗氧化结构域与LDL受体结合区域重叠，LDL受体结合区域的突变可能会对其抗氧化能力产生不利影响。此外，LPG中氧化应激和高脂血症的作用也间接得到了临床证据的支持，一些患者在使用抗氧化剂普罗布考和降脂药物非诺贝特治疗后症状获得了缓解。

（6）其他机制：有报道称，在一些LPG患者（87例）中未发现*apoE*突变，可能的解释包括其他未知基因的变化、内含子或调控序列的突变、表观遗传学和环境影响。例如，最近的一项研究表明，在动脉粥样硬化小鼠中，一种名为B类清道夫受体1型（SR-B1）的HDL受体缺陷与石蜡样病变有关，使用普罗布考可缓解其严重程度。另外，影响CKD进展的因素，如纤维化、细胞凋亡、局部组织损伤和免疫细胞浸润，也可能参与LPG的发生。

4.脂蛋白肾病的病理表现

脂蛋白肾病的早期肾脏可轻微增大，表现为"大白肾"，终末期阶段转变为颗粒性萎缩肾。光镜下早期病变局限于肾小球，表现为肾小球体积明显增大，毛细血管呈微血管瘤样扩张，管腔内充满淡染的颗粒状和空泡状血栓样物质，经苏丹Ⅲ或油红O染色后呈强阳性。内皮细胞和足细胞肿胀伴空泡样变性，其间也可见少量脂滴。疾病后期系膜细胞和系膜基质增生，可有轻重不等的系膜插入现象，导致基底膜增厚和双轨征形成，最终出现肾小球硬化。肾小管在早期仅见上皮细胞空泡状和颗粒状变性，后期出现肾小管萎缩、肾间质单核细胞浸润和纤维化。肾小动脉病变多为管壁轻度增厚、管腔狭窄，偶见透明样变性。免疫荧光染色显示免疫球蛋白和补体阴性，肾小球系膜区和毛细血管襻内apoB和apoE阳性。电镜下可见肾小球毛细血管扩张，其间充满呈指纹状、簇状或板层状排列的低电子密度的物质，内含大小不等的颗粒和空泡；内皮细胞和足细胞中溶酶体增多，胞质内也可见类脂空泡；红细胞、内皮细胞被挤压紧贴毛细血管壁。部分患者肾小球毛细血管襻的脂蛋白栓塞表现不典型，仅有肾小球系膜增生和系膜插入导致的基底膜双轨征，易误诊为膜增生性肾小球肾炎。

脂蛋白肾病的病理表现应与其他出现血栓或血栓样物质的肾小球疾病相鉴别。如巨球蛋白血症肾病的肾小球毛细血管腔内也可见血栓样物质，但免疫荧光染色显示IgM强阳性，电镜下仅见毛细血管腔内的高密度血浆蛋白。冷球蛋白血症肾病的肾小球毛细血管腔内可见嗜酸性透明样"假血栓"（冷球蛋白沉积所致），但系膜细胞、内皮细胞和单核巨噬细胞反应明显；免疫荧光染色可见免疫球蛋白和补体阳性；电镜下除血栓内的纤维蛋白外，可见特殊结晶。

5.脂蛋白肾病的临床表现

就诊时几乎所有患者都存在不同程度的蛋白尿，多数为肾病综合征水平的大量蛋白尿，少数表现为轻微蛋白尿。据报道，肾脏活检时患者的平均尿蛋白排泄量为4.8 g/d（0.3～18 g/d）。一般无镜下血尿。血脂增高易被忽略为肾病综合征的低蛋白血症所致。血脂异常主要表现为apoE水平明显升高，多为正常值2倍以上；也可有血浆胆固醇、TG、VLDL升高，类似于Ⅲ型高脂血症，但无其他脏器脂质沉积的临床表现，如角膜浑浊、黄色瘤、跟腱增厚等。持续存在的蛋白尿、血尿、肾性高血压进一步加重肾小球、肾小管间质及间质血管的慢性病变，使肾脏功能进一步破坏。当出现肾功能不全时，血脂异常通常更加明显。脂蛋白肾病患者肾脏活检时的平均肌酐清除率为90 mL/（min·1.73 m²）[35～143 mL/（min·1.73 m²）]，约一半会在诊断后7.5年最终发展为ESRD。总的说来脂蛋白肾病缺乏特征性的临床表现，肾活检病理是诊断的重要依据。脂蛋白肾病以散发病例为主，部分患者有家族史，但家族中部分成员即使携带与先证者相同的*apoE*突变基因，也可无任何临床表现或实验室检查异常。脂蛋白肾病也可同时合并其他肾小球疾病，如IgA肾病、膜性肾病、狼疮肾炎等。

大多数患者的全身性表现较轻微，可伴有高血压、动脉粥样硬化、肝功能异常等。严重蛋白尿患者会出现白蛋白水平降低和水肿。

6.脂蛋白肾病的诊断

目前临床上诊断脂蛋白肾病多参考日本肾脏病学家Saitô等人在2006年推荐的诊断标准，该标准主要基于以下四个方面：

（1）不同程度的蛋白尿。

（2）光镜下可见肾小球毛细血管腔扩张，腔内含淡染物质。

（3）电镜下可见指纹状、簇状或板层状结构。

（4）伴有高apoE浓度的Ⅲ型高脂血症，并通过等电聚焦电泳（IEF）鉴定为杂合*apoE*表型E2/3或E2/4；偶尔也可能是不常见的表型，如E1/3或其他。

专家建议，虽然基因检测不是明确LPG诊断的必要条件，但只要有可能，就应该对疑似LPG的患者进行基因检测以确认诊断。

7.脂蛋白肾病的治疗

迄今还没有针对脂蛋白肾病病因的治疗措施，也缺少有效的延缓疾病进展的治疗方法，患者预后较差。糖皮质激素、免疫抑制剂、抗血小板药物、纤溶剂等的治疗效果均不理想。临床上主要以降低血脂、减少蛋白尿、延缓肾功能进展等对症治疗为主。由于缺乏临床试验，目前的数据大多来自病例报告或观察性研究。目前对脂蛋白肾病的治疗包括以下几个方面：

（1）一般治疗：和其他CKD一样，脂蛋白肾病的治疗原则仍是降低尿蛋白、延缓肾功能恶化和控制并发症。对于大量蛋白尿、严重水钠潴留患者应严格控制水、盐摄入，进食优质低蛋白饮食。肾病综合征患者应适当利尿、给予抗凝治疗。对合并高血压的患者，首选RAAS抑制剂降压，血压控制在130/80 mmHg以下。虽然目前还没有足够的证据表明RAAS抑制剂可有效治疗脂蛋白肾病，但根据这类药物对其他CKD蛋白尿的疗效，仍推荐使用。一些病例报告表明，抗血脂药物联合ACEI和ARB是治疗LPG的有效方法。SGLT-2抑制剂被证明对伴有或不伴有糖尿病的蛋白尿性CKD患者有益。有研究表明，SGLT-2抑制剂在遗传性肾脏疾病（如Alport综合征）中可能是安全有效的。SGLT-2抑制剂是否可能成为LPG的潜在治疗方法仍有待进一步探索。

（2）降脂治疗：在患者和动物模型中都观察到重度高甘油三酯血症会使脂蛋白肾病的临床表现加重，因此控制高甘油三酯血症是治疗的重点。既往的研究提示，非诺贝特和苯扎贝特可以通过作用于PPARα来激活LPL，从而降低TG和LDL，显著降低血液VLDL水平。一项基于35例患者的小型临床对比研究支持贝特类药物治疗LPG的疗效。在治疗12个月后，他们的血脂、蛋白尿和血清白蛋白改善，血清apoE水平显著降低，肾功能稳定，重复肾活检可观察到肾小球病理损伤减轻和脂蛋白栓子减少。对照研究发现，贝特类药物治疗组的3年患者存活率和肾脏存活率更高。HMG-CoA还原酶抑制剂（如他汀类药物）的作用尚有争议。即使他汀类药物能缓解血脂异常，也似乎不能降低尿蛋白排泄量。普罗布考可以降低总TC和LDL水平，广泛用于高胆固醇血症的治疗。普罗布考也是一种抗氧化剂，可减轻突变蛋白氧化应激引起的肾小球损伤。早在1994年，一名54岁的LPG女性病例就使用了该药物，有效降低了高脂血症、蛋白尿，并完全消除了其肾小球脂蛋白血栓。后来，不同的病例报告证实了普罗布考治疗的疗效。尼硝利醇（niceritrol）是一种烟酸衍生物，已被用于降低与高脂血症相关的CKD患者的脂蛋白水平和减少蛋白尿，但其在LPG中的治疗作用尚不明确。

（3）抗氧化治疗：一些抗氧化剂，包括维生素C、多酚、N-乙酰半胱氨酸、别嘌呤醇、天然多糖、己酮木酚和甲基巴多索隆，在其他抗氧化研究中明显抑制了CKD的进展，在未来可能成为治疗LPG的候选药物。

（4）血液净化治疗：近年来有研究尝试在脂蛋白肾病中应用血浆置换和免疫吸附等血液净化治疗，但例数均较少，效果存在争议。有报道采用双重血浆置换清除脂蛋白肾病患者体内的apoE和LDL，结果显示能改善患者的血脂异常，清除肾小球毛细血管中的脂蛋白血栓，减轻蛋白尿，但长期预后仍不确定。免疫吸附治疗也可在短期内降低患者的apoE和尿蛋白水平，长期治疗可维持肾功能稳定，但重复治疗的可行性较低。葡萄球菌蛋白A免疫吸附剂也可能是一种治疗选择。葡萄球菌蛋白A氨基末端有4个高度同源的Fc段结合区，可与免疫球蛋白的Fc段紧密结合，从而清除apoE。该技术此前已被证明可以降低各种肾病患者的尿蛋白水平，包括DKD、IgA肾病和淀粉样变。在中国，13例LPG患者接受了葡萄球菌蛋白A免疫吸附剂治疗。结果观察到，血清aopE水平迅速下降，6例患者的尿蛋白在12个月内恢复到基线水平，12例患者在重复活检中肾小球内的脂蛋白血栓几乎消失。该治疗方法的优点是起效快和具有相对稳定的效果。然而，其缺点包括有侵入性手术并发症、费用高和感染风险高。另外，在一些LPG病例中尝试了单采治疗，但其效果尚不清楚。在一个意大利病例中，为避免对ACEI的过敏性反应，治疗没有采用通常的葡聚糖硫酸盐柱的LDL单采，而是使用肝素诱导体外脂蛋白沉淀系统进行单采。这种治疗方法在很短的时间内使病情完全缓解。作者认为，肝素诱导体外脂蛋白沉淀系统中的肝素激活了LPL和肝甘油三酯脂肪酶，容易去除LPG普遍升高的富含TG的脂蛋白，如VLDL和IDL。

（5）肾移植：文献报道LPG患者接受肾移植后，均在术后7个月内复发，表现为移植肾失功或大量蛋白尿。推测原因系受体apoE异常引起了移植肾脂蛋白血栓形成。并且，免疫抑制剂并不能推迟移植肾肾病复发的时间。

（6）中医药治疗：目前尚无针对脂蛋白肾病的中医药治疗手段，有个案报道以中医辨证论治理论为指导，给予活血化瘀、祛痰化浊等治疗。薛汝群等针对一例脂蛋白肾病，辨证为脾肾亏虚为本，热盛血瘀夹湿为标，施以补肾健脾，活血化湿，随证加减的治疗方案。方中以黄芪、白术益气健脾；黄精、杜仲、桑寄生补益肾元；葛根、川芎、丹参、当归、茯苓活血化湿；如兼热盛，则加紫花地丁、半枝莲清热解毒。最终取得较满意的临床疗效。中医理论认为蛋白尿属"虚病"，应祛邪扶正，祛邪重在疏风、清热、利湿、活血，扶正重在健脾益肾，可给予益肾活血利湿汤、玉屏风散、六味地黄汤等。另外，血脂康、绞股蓝、银杏叶、灯盏细辛注射液、黄芪、水蛭等单药或复方制剂对改善高脂血症可起到一定的疗效。

（7）免疫抑制剂：在LPG的早期认知历史中，患者经常使用糖皮质激素治疗，与其他肾病综合征相似。然而，这种方法很快被证明是无效的。此外，在20世纪，有报道称，几乎所有由LPG引起的CKD患者即使接受强化免疫抑制治疗，也不能逆转病情，肾移植患者都会复发。因此，鉴于罪魁祸首是血液中异常的脂蛋白成分，而不是肾脏本身疾病，不建议使用免疫抑制剂和进行肾移植。在一些病例报告中，来氟米特被报道可以改善一些患者的蛋白尿。它最初用于替代泼尼松，在治疗方案中加入来氟米特后，发现肾脏症状完全消失。原作者推测来氟米特的确切作用机制可能与其免疫抑制作用无关。

（8）基因治疗：因为人们普遍认为脂蛋白肾病是一种由*apoE*基因异常引起的遗传性疾病，因此未来可以通过CRISPR/Cas9技术尝试基因治疗。然而目前在这方面的研究尚属空白。

六、治疗和预后

如上所述，与apoE相关的肾小球疾病是由基于*apoE*突变的脂蛋白变性引起的，即使病理类型不同，也往往发展为ESRD。针对这一类疾病，目前还没有发现确切有效的治疗方法。由于脂蛋白肾病通常与Ⅲ型高脂血症有关，表现为富含TG的脂蛋白如VLDL和IDL明显增高，并且高脂血症会加剧肾脏的损害，因此，高甘油三酯血症的预防和治疗在LPG治疗中非常重要。Hu等人比较了非诺贝特治疗组和对照组在3年后的患者生存率和肾脏生存率，证实了非诺贝特治疗LPG的有效性。然而，在*apoE2*纯合子肾小球病中，一些病例使用了贝特类药物，但治疗效果并不确切。

（陈肖蕾）

参考文献

［1］TSURUYA K, YOSHIDA H, NAGATA M, et al. Impact of the triglycerides to high-density lipoprotein cholesterol ratio on the incidence and progression of CKD: a longitudinal study in a large Japanese population[J]. Am J Kidney Dis, 2015, 66(6): 972–983.

［2］SASTRE C, RUBIO-NAVARRO A, BUENDÍA I, et al. Hyperlipidemia-associated renal damage decreases klotho expression in kidneys from ApoE knockout mice[J]. PLoS One, 2013, 8(12): 1–13.

［3］HAN S, VAZIRI N D, GOLLAPUDI P, et al. Hepatic fatty acid and cholesterol metabolism in nephrotic syndrome[J].Am J Transl Res, 2013, 5(2): 246–253.

［4］FOSTER M C, HWANG S J, PORTER S A, et al. Fatty kidney, hypertension, and chronic kidney disease: the Framingham Heart Study[J]. Hypertension, 2011, 58(5): 784–790.

［5］KANG H M, AHN S H, CHOI P, et al. Defective fatty acid oxidation in renal tubular epithelial cells has a key role in kidney fibrosis development[J]. Nat Med, 2015, 21(1): 37–46.

［6］GAI Z, WANG T, VISENTIN M, et al. Lipid Accumulation and Chronic Kidney Disease[J]. Nutrients, 2019, 11(4): 1–21.

［7］SUDHAKARAN S, BOTTIGLIERI T, TECSON K M, et al. Alteration of lipid metabolism in chronic kidney disease, the role of novel antihyperlipidemic agents, and future directions[J]. Rev Cardiovasc Med, 2018, 19(3): 77–88.

［8］SAITO T, MATSUNAGA A, ITO K. Topics in lipoprotein glomerulopathy: an overview[J]. Clin Exp Nephrol, 2014, 18(2): 214-217.

［9］MIYAHARA Y, NISHIMURA S, WATANABE M, et al. Scavenger receptor expressions in the kidneys of mice with lipoprotein glomerulopathy[J]. Clin Exp Nephrol, 2012, 16(1): 115-121.

［10］STRATIKOS E, CHRONI A. A possible structural basis behind the pathogenic role of apolipoprotein E hereditary mutations associated with lipoprotein glomerulopathy[J]. Clin Exp Nephrol, 2014, 18(2): 225-229.

［11］何娅妮, 林利容. 脂蛋白肾病的诊断与治疗 [J]. 中华肾病研究电子杂志, 2015, 4(5): 227-231.

［12］薛汝群, 陈万佳, 钟逸蜚, 等. 中药治疗 1 例脂蛋白肾病 [J]. 复旦学报（医学版）, 2017, 44(3): 392-394.

［13］LI M S, LI Y, LIU Y, et al. An Updated Review and Meta Analysis of Lipoprotein Glomerulopathy[J]. Front Med(Lausanne), 2022, 9: 1-17.

［14］SAITO T, MATSUNAGA A, OIKAWA S. Impact of lipoprotein glomerulopathy on the relationship between lipids and renal diseases[J]. Am J Kidney Dis, 2006, 47(2): 199-211.